JN300365

専門医のための
眼科診療クオリファイ

◇シリーズ総編集◇
大鹿哲郎
筑波大学
大橋裕一
愛媛大学

5

全身疾患と眼

◇編集◇
村田敏規
信州大学

中山書店

シリーズ刊行にあたって

　21世紀はquality of life（生活の質）の時代といわれるが，生活の質を維持するためには，感覚器を健康に保つことが非常に重要である．なかでも，人間は外界の情報の80％を視覚から得ているとされるし，ゲーテは「視覚は最も高尚な感覚である」（ゲーテ格言集）との言葉を残している．視覚を通じての情報収集の重要性は，現代文明社会・情報社会においてますます大きくなっている．

　眼科学は最も早くに専門分化した医学領域の一つであるが，近年，そのなかでも専門領域がさらに細分化し，新しいサブスペシャリティを加えてより多様化している．一方で，この数年間でもメディカル・エンジニアリング（医用工学）や眼光学・眼生理学・眼生化学研究の発展に伴って，新しい診断・測定器機や手術装置が次々に開発されたり，種々のレーザー治療，再生医療，分子標的療法など最新の技術を生かした治療法が導入されたりしている．まさにさまざまな叡智が結集してこそ，いまの眼科診療が成り立つといえる．

　こういった背景を踏まえて，眼科診療を担うこれからの医師のために，新シリーズ『専門医のための眼科診療クオリファイ』を企画した．増え続ける眼科学の知識を効率よく整理し，実際の日常診療に役立ててもらうことを目的としている．眼科専門医が知っておくべき知識をベースとして解説し，さらに関連した日本眼科学会専門医認定試験の過去問題を"カコモン読解"で解説している．専門医を目指す諸君には学習ツールとして，専門医や指導医には知識の確認とブラッシュアップのために，活用いただきたい．

　　　　　　　　　　　　　　　　　　　　　　　　　　　大鹿　哲郎
　　　　　　　　　　　　　　　　　　　　　　　　　　　大橋　裕一

序

　全身疾患と眼というテーマは，一般的な眼科医にとって，実は避けて通りたい苦手分野のうちに入ることが多い．網膜剥離，眼球破裂，角膜潰瘍から急性網膜壊死など，どんなに困難な眼疾患にも適切に対処できる眼科専門医が，その患者が発熱した途端に途方にくれることもある．しかし，総合病院などでは内科医から確定診断がつかない髄膜炎の症例に，「原田病はありませんか？」という診察依頼を受けることがある．また，「Fabry病を疑いますが，角膜混濁は？」とか，「小脳に血管腫がありますが，眼底はどうですか？」など，眼科医が全身疾患の診断にかかわることは避けて通れない．

　本巻では，全身疾患がベースにあり，その部分症状として眼症状がでてくる疾患をとりあげる．一部の疾患は眼科医が日常的に診察をする機会が少なく，執筆に必要なデータや症例をまとめていただくことが難しいのではないかと心配した．しかし，それは編者の杞憂に過ぎず，珍しい臨床の写真や，役に立つ情報が満載の便利な一冊となった．さらに本シリーズの特徴として，日本眼科学会の専門医認定試験の過去問題の解説がついている．ていねいで納得できる解説が準備されているので，種々の疑問が氷解することは間違いない．

　本巻の内容は，周産期，代謝，中枢神経，循環器，血液疾患および悪性腫瘍，膠原病や自己免疫疾患，感染症，内分泌疾患など多岐にわたる．"6. 糖尿病"は，眼科医の扱うことの多い疾患だけに，とくに力を入れた記載がなされている．また，ぶどう膜炎は全身疾患を伴うことが多く，10章にひとつ章を設けた．また，皮膚疾患，腎・泌尿器疾患，サリン事件などで記憶に残る薬物・化学物質中毒，AIDS，心因性視覚障害にも焦点を当てた．病因解析や遺伝子治療などで話題豊富な網膜色素変性と類縁疾患は，章を改め17章に詳述されている．進歩の著しい遺伝性眼疾患とその遺伝形式にも触れ，最終章では眼症状がみられる全身疾患・症候群を一覧にまとめた．

　本書を一読の後に診察室においていただき，全身疾患を伴う眼疾患の診察・治療の一助にしていただければ幸いに思う．

2011年5月

信州大学医学部眼科学教室／教授
村田　敏規

専門医のための眼科診療クオリファイ
5 ■ 全身疾患と眼
目次

1 周産期異常

- 未熟児網膜症と鑑別疾患　カコモン読解　18 一般 1　18 一般 88　19 一般 38　21 一般 42 ………… 直井信久　2
- 先天感染／産道感染 ……………………………………………………………………………… 根岸貴志　9
- 染色体異常（21，13，18 トリソミーなど）……………………………………………………… 宮原照良　15

2 代謝異常

- 脂質代謝異常　カコモン読解　18 一般 86 ……………………………………………………… 布施昇男　20
- 糖代謝異常とムコ多糖症　カコモン読解　20 一般 23 ………………………………………… 加治優一　23
- アミノ酸代謝異常とその他の疾患 ……………………………………………………………… 中村　誠　31
- Wagner 病，Stickler 症候群　カコモン読解　19 一般 52 ……………………………………… 池田恒彦　37

3 中枢神経疾患

- 脳血管障害 ………………………………………………………………………………………… 中澤　満　42
- 脳腫瘍 ……………………………………………………………………………………………… 石川　弘　44
- 多発性硬化症 ……………………………………………………………………………………… 黒川　徹　47

4 神経・筋肉疾患

- 重症筋無力症　カコモン読解　20 一般 68 ……………………………………………………… 加島陽二　52
- 筋ジストロフィ ………………………………………………………………………… 山崎仁志，中澤　満　59
- Leber 遺伝性視神経症　カコモン読解　18 一般 52　19 一般 68 …………………………… 中馬秀樹　62

カコモン読解　過去の日本眼科学会専門医認定試験から，項目に関連した問題を抽出し解説する"カコモン読解"がついています．（凡例：21 臨床 30 → 第 21 回臨床実地問題 30 問，19 一般 73 → 第 19 回一般問題 73 問）
試験問題は，日本眼科学会の許諾を得て引用転載しています．本書に掲載された模範解答は，実際の認定試験において正解とされたものとは異なる場合があります．ご了承ください．

5 循環器疾患

- 高血圧・動脈硬化　カコモン読解 20 臨床 19 …………………………… 石田　晋　68
- 眼虚血症候群（内頸動脈閉塞） ……………………………… 高橋淳士，石子智士　74
- 片頭痛 …………………………………………………………………… 久冨智朗　78

6 糖尿病

- 診断，指標，分類，治療 ……………………………………………… 京本敏行　84
- 網膜症　カコモン読解 18 臨床 26 …………………………………… 村田敏規　89
- 網膜症以外の合併症 …………………………………………………… 千葉　大　98

7 血液疾患および悪性腫瘍

- 白血病と悪性リンパ腫　カコモン読解 21 一般 48 …………………… 吉川　洋　102
- 悪性腫瘍随伴網膜症　カコモン読解 21 一般 45 ………… 平岡美紀，大黒　浩　110

8 膠原病・自己免疫疾患

- 膠原病 …………………………………………………………………… 大島裕司　114
- 自己免疫疾患　カコモン読解 19 一般 51 …………………………… 福島敦樹　117

9 感染症

- ヒトヘルペスウイルス感染症 ………………………………………… 井上幸次　124
- 梅毒 ……………………………………………………………………… 福島敦樹　129
- 結核 ……………………………………………………………………… 齋藤　航　132
- トキソプラズマ症 ……………………………………………… 香留　崇，三田村佳典　137
- 風疹 ……………………………………………………………………… 仁科幸子　140
- 視神経網膜炎 …………………………………………………………… 吉田茂生　142

10 全身症状を伴うぶどう膜炎

- サルコイドーシス ……………………………………………………… 朱　さゆり　146
- Vogt-小柳-原田病 …………………………………………… 園田康平，近藤由樹子　154
- Behçet 病　カコモン読解 18 一般 38 ……………………………… 後藤　浩　159

関節リウマチ，若年性関節リウマチ ･･･ 薄井紀夫　164
　HLA-B27 関連疾患 ･･･ 川野庸一　169

11 内分泌疾患

　甲状腺・副甲状腺疾患 ･･･ 岡本史樹　176
　副腎疾患，Cushing 症候群 ･･･ 髙村　浩　182

12 皮膚疾患

　アトピー性皮膚炎 ･･･ 宮崎勝徳　188
　Stevens-Johnson 症候群，多形滲出性紅斑，天疱瘡／類天疱瘡 ･･････ 相馬剛至，西田幸二　190
　網膜色素線条を伴う皮膚疾患　カコモン読解　20 臨床 25 ･･････････････････････ 吉田紀子　195
　Werner 症候群　カコモン読解　21 一般 57 ････････････････････････････････････ 永原　幸　200
　母斑症　カコモン読解　19 一般 54 ･･ 三木篤也　205
　白子症　カコモン読解　18 臨床 5 ･･･ 松橋正和　210

13 腎・泌尿器疾患

　腎疾患に合併する眼疾患（腎性網脈絡膜症，尿細管間質性腎炎を伴うぶどう膜炎，
　　Reiter 症候群，妊娠高血圧症候群）･･････････････････････････････････････ 高橋京一　216

14 薬物・化学物質中毒

　薬剤の副作用　カコモン読解　18 一般 41　18 一般 83　19 一般 8　21 一般 69 ･･････････ 近間泰一郎，山田直之　224
　化学物質中毒 ･･･ 野原雅彦　232

15 免疫不全

　AIDS　カコモン読解　19 一般 49 ･･･ 永田洋一　236

16 心因性視覚障害

　非器質的視覚障害 ･･･ 若倉雅登　242

17 網膜色素変性とその類縁疾患

全身症状を伴う網膜色素変性　カコモン読解　18 臨床 19 ……………………………… 池田康博　248

18 遺伝性眼疾患の遺伝形式

遺伝性眼疾患の遺伝形式　カコモン読解　18 一般 22　18 一般 87　20 一般 54　21 一般 15 …………… 堀田喜裕　254

19 その他，眼症状がみられる全身疾患・症候群一覧

精神発達遅滞を伴う頻度が高い疾患，水晶体偏位を起こす疾患，虹彩異色が
みられる疾患，網膜分離症がみられる疾患　カコモン読解　19 一般 56　21 一般 56 …………… 平野隆雄　264

文献*　271

索引　283

---

*"文献"は，各項目でとりあげられる引用文献，参考文献の一覧です．

編集者と執筆者の紹介

シリーズ総編集	大鹿　哲郎	筑波大学大学院人間総合科学研究科（臨床医学系）疾患制御医学専攻眼科学分野
	大橋　裕一	愛媛大学大学院医学系研究科視機能外科学分野（眼科学講座）
編集	村田　敏規	信州大学医学部眼科学教室
執筆者 （執筆順）	直井　信久	宮崎大学医学部感覚運動医学講座眼科学分野
	根岸　貴志	浜松医科大学医学部眼科学／順天堂大学医学部眼科学研究室
	宮原　照良	信州大学医学部眼科学教室
	布施　昇男	東北大学大学院医学系研究科神経感覚器病態学講座眼科学分野
	加治　優一	筑波大学大学院人間総合科学研究科（臨床医学系）疾患制御医学専攻眼科学分野
	中村　誠	中村眼科医院
	池田　恒彦	大阪医科大学眼科学教室
	中澤　満	弘前大学大学院医学研究科眼科学講座
	石川　弘	日本大学医学部視覚科学系眼科学分野
	黒川　徹	信州大学医学部眼科学教室
	加島　陽二	日本大学医学部視覚科学系眼科学分野
	山崎　仁志	弘前大学大学院医学研究科眼科学講座
	中馬　秀樹	宮崎大学医学部感覚運動医学講座眼科学分野
	石田　晋	北海道大学大学院医学研究科眼科学分野
	髙橋　淳士	旭川医科大学眼科学教室
	石子　智士	旭川医科大学医工連携総研講座
	久冨　智朗	国立病院機構九州医療センター眼科／九州大学大学院医学研究院眼科学
	京本　敏行	信州大学医学部眼科学教室
	村田　敏規	信州大学医学部眼科学教室
	千葉　大	信州大学医学部眼科学教室
	吉川　洋	九州大学大学院医学研究院眼科学分野
	平岡　美紀	札幌医科大学医学部眼科学教室
	大黒　浩	札幌医科大学医学部眼科学教室
	大島　裕司	九州大学大学院医学研究院眼科学
	福島　敦樹	高知大学医学部眼科学講座
	井上　幸次	鳥取大学医学部附属病院眼科
	齋藤　航	北海道大学大学院医学研究科眼循環代謝学講座
	香留　崇	徳島大学大学院ヘルスバイオサイエンス研究部眼科学分野
	三田村佳典	徳島大学大学院ヘルスバイオサイエンス研究部眼科学分野
	仁科　幸子	国立成育医療研究センター眼科
	吉田　茂生	九州大学大学院医学研究院眼科学
	朱　さゆり	信州大学医学部眼科学教室
	園田　康平	山口大学大学院医学系研究科眼科学分野
	近藤由樹子	山口大学大学院医学系研究科眼科学分野
	後藤　浩	東京医科大学病院眼科
	薄井　紀夫	総合新川橋病院眼科
	川野　庸一	福岡歯科大学総合医学講座眼科学分野
	岡本　史樹	筑波大学大学院人間総合科学研究科（臨床医学系）疾患制御医学専攻眼科学分野

髙村　　浩	公立置賜総合病院眼科
宮崎　勝徳	九州大学大学院医学研究院眼科学
相馬　剛至	大阪大学大学院医学系研究科眼科学講座
西田　幸二	大阪大学大学院医学系研究科眼科学講座
吉田　紀子	信州大学医学部眼科学教室
永原　　幸	東京大学大学院医学系研究科眼科学
三木　篤也	大阪大学大学院医学系研究科眼科学講座
松橋　正和	東邦大学医学部卒後臨床研修／生涯教育センター
高橋　京一	たかはし眼科クリニック
近間泰一郎	広島大学大学院医歯薬学総合研究科視覚病態学
山田　直之	山口大学大学院医学系研究科眼科学
野原　雅彦	丸子中央総合病院眼科
永田　洋一	鷹の台眼科／東京大学医科学研究所附属病院眼科
若倉　雅登	井上眼科病院
池田　康博	九州大学大学院医学研究院眼科学
堀田　喜裕	浜松医科大学医学部眼科学
平野　隆雄	信州大学医学部眼科学教室

1．周産期異常

未熟児網膜症と鑑別疾患

未熟児網膜症の発症

　未熟児網膜症（retinopathy of prematurity；ROP）は，未熟児にみられる網膜血管の閉塞とそれに続発する眼内増殖性疾患である．現在までの研究から，その発症は二つのステージに分けられる．

発症の第1のステージ：胎児では血液中の酸素濃度は低く，一般に酸素飽和度（Sa_{O_2}）は20％以下であるとされている．血管が十分発達していない未熟な胎児が未熟児として出生し，肺呼吸を始めると血中酸素濃度は急激に上昇する．血中酸素濃度の上昇に呼応して網膜血管は閉塞し始める．特に高濃度の酸素をこの段階で投与すると，この網膜血管の閉塞を促進する．また未熟児網膜症の発症にはサイトカインである血管内皮増殖因子（vascular endothelial growth fac-

表1　未熟児網膜症の活動期分類

厚生省分類			国際分類	
I型（Type I）				
1期（Stage 1）　網膜血管新生期				
2期（Stage 2）　境界線形成期			Stage 1　demarcation line	
3期（Stage 3）硝子体内滲出と増殖期	初期	わずかな硝子体への滲出，発芽	Stage 2　ridge	
	中期	明らかな硝子体への滲出，増殖性変化	Stage 3　ridge with extraretinal fibrovascular proliferation	
	後期	中期の所見，牽引性変化		
4期（Stage 4）　部分的網膜剝離期			Stage 4 partial retinal detachment	4A　no macular detachment
				4B　including macular detachment
5期（Stage 5）　網膜全剝離期			Stage 5 total retinal detachment	anterior：open or narrow
				posterior：open or narrow
中間型				
II型（Type II）			"plus" disease	

表2　未熟児網膜症の瘢痕期分類

1度（Grade 1）	後極部に著変なく，周辺部に軽度の瘢痕性変化がある（網膜あるいは硝子体の白色瘢痕組織の遺残，境界線の痕跡，色素沈着，網膜脈絡膜萎縮巣）
2度（Grade 2） 　弱度 　中等度 　強度	牽引乳頭がある わずかな牽引乳頭，黄斑部に変化なし 明らかな牽引乳頭と黄斑部の外方偏位 中等度の所見と黄斑部に器質的変化がある
3度（Grade 3）	後極部に束状網膜剥離がある
4度（Grade 4）	瞳孔領の一部に後部水晶体線維増殖がある
5度（Grade 5）	完全な後部水晶体線維増殖がある

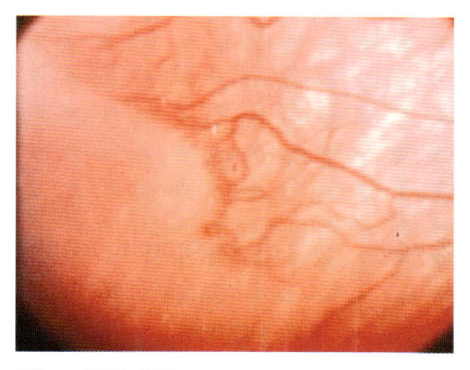

図1　国際分類 Stage 1

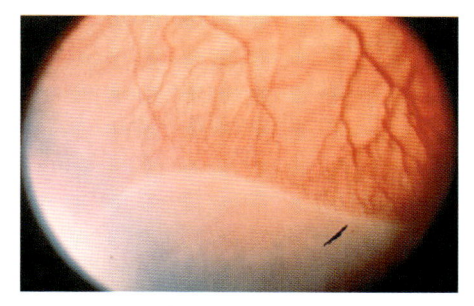

図2　国際分類 Stage 2

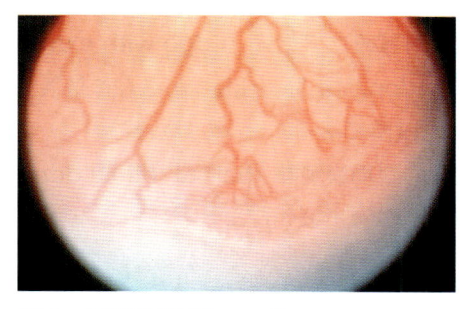

図3　国際分類 Stage 3

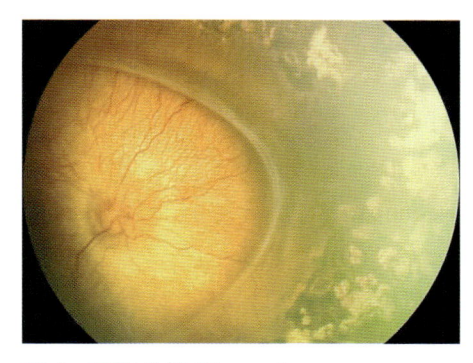

図4　国際分類 Stage 4

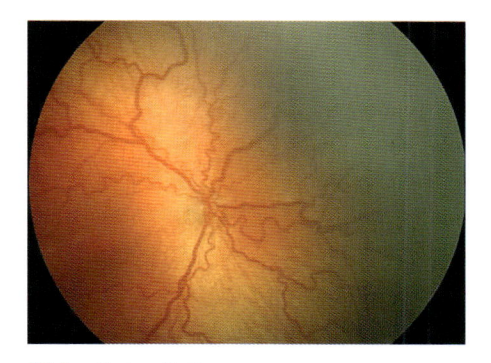

図5　"plus" disease

tor；VEGF）が密接に関与していることが知られているが，この段階では眼内のVEGF濃度は高濃度の酸素に抑制され低い．この段階では酸素投与をできるだけ控え，血中酸素飽和度を85〜92％程度に保つのがよいとされている．第1のステージは出生から修正33週までとされているが，極小未熟児[*1]ではその限りではない．

発症の第2のステージ：修正34週を超えると網膜の代謝が高まり，酸素要求量が増大してくる．第1のステージで血管が閉塞した網膜は，その需要に応じることができず眼内のVEGF濃度が上昇する．

[*1] はp.4参照．

VEGF濃度の上昇とともに眼内の増殖性変化が起こり未熟児網膜症が進行する．

発症後の進行

未熟児網膜症の活動期分類は厚生省分類，国際分類の二つがある（表1, 2）．ここでは国際分類を中心に説明する．

Stage 1 境界線（demarcation line）の形成（図1）：網膜の血管がすでにある部分と無血管領域とが明瞭に線状に境されるようになった場合，それを境界線という．これは比較的平坦で，白色である．

Stage 2 隆起（ridge, 図2）：ridgeとは境界線が幅と厚みをもってきたものをいう．色調は白色からややピンクがかってくる．

Stage 3 網膜外線維血管増殖（ridge with extraretinal fibrovascular proliferation, 図3）：ridgeがさらに進展し，網膜外に増殖を起こしてきた段階である．

Stage 4 部分的な網膜剥離（partial retinal detachment, 図4）：この剥離の原因は，滲出液の貯留と増殖による牽引である．4Aは黄斑剥離がない段階，4Bは黄斑剥離がある段階である．

Stage 5 網膜全剥離

急速に進展するタイプ

網膜血管の伸びが非常に悪く，後極血管の拡張，蛇行がみられ，上記の分類に従わずに急速に増殖性変化が進行し網膜剥離に至る症例があり，これを厚生省分類でⅡ型，国際分類では"plus" diseaseと呼んでいる（図5）．これとは別にaggressive posterior retinopathy of prematurity（APROP）という概念ができつつあり，主として在胎週数22～25週の極小未熟児にみられる比較的速やかに網膜剥離に至る劇症型をいう．APROPは基本的に"plus" diseaseであるが，血管の伸展が後極部に限られる（後に述べるZone Iおよびposterior Zone II）症例では，Stage分類に従わず光凝固のタイミングを逃しやすいことから"頻回の観察，速やかな光凝固の準備"を要する網膜症と考えてつくられた概念である．

Zone分類（図6）

国際分類では，血管がどこまで伸展しているかの基準としてZone分類を取り入れている．Zoneの中心は黄斑ではなく，視神経乳頭である．Zone Iの定義は乳頭を中心として乳頭-黄斑中心間距離の2倍

＊1 極小未熟児
最近は未熟児という言葉を避け，低出生体重児という言葉を使う傾向がある．低出生体重児は，その出生体重によりさらに以下のように分類される．

狭義の低出生体重児
出生体重 2,500 g 未満
極低出生体重児
出生体重 1,500 g 未満
超低出生体重児
出生体重 1,000 g 未満

したがって極小未熟児は現在，極低出生体重児と呼ぶのが適当である．

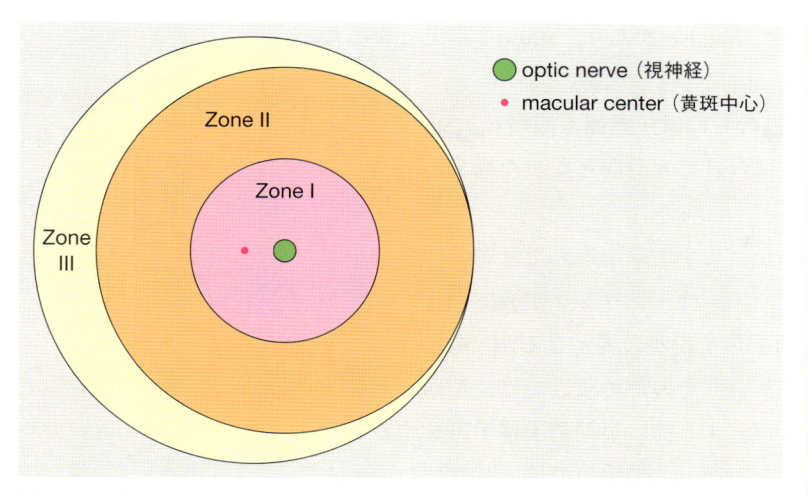

図6 国際分類のZone分類

を半径とした円である．Zone II の範囲は乳頭を中心として鼻側の鋸状縁を半径とする円内である．実際には乳頭と鋸状縁以外は，はっきりわかりにくいので Zone I と II の境界はあくまでも目分量である．Zone II と III の境界も同様であるが，いったん鼻側血管が鋸状縁まで達した症例では，ほかの部分にみられる網膜症はすべて Zone III とする．国際分類委員会では疑問がある場合には，より後極と考えることを奨めている．

治療

活動期未熟児網膜症の治療は，光凝固が主として用いられる．光凝固にはアルゴンレーザー光凝固あるいは半導体レーザー光凝固が用いられ，それぞれ単眼式あるいは双眼式倒像鏡に組み込まれたものと接触型レンズを用いる方法がある．

光凝固のタイミング：従来，米国の CRYO-ROP study に基づいて threshold ROP（光凝固が適応となる閾値）が決定され光凝固の適応とされてきたが，極小未熟児の生存率が上昇するにつれてさらに早期に光凝固を行うほうが成績がよいことが報告された（Early Treatment for ROP study；ETROP）．現在は，基本的にこの基準に従って光凝固は行われている．その適応を以下にまとめる．

① Zone I 病変では，Stage にかかわらず "plus" disease がある場合．
② Zone I 病変であるが，"plus" disease がない場合は Stage 3 となったもの．

③Zone II 病変では "plus" disease があり，Stage 2 以上となったもの．

　Zone I，II 病変で上記以外のものは注意深く観察し，Stage 3 病変が連続して 5 時間，あるいは合計で 8 時間となった場合に光凝固とする．

観血的治療：光凝固にもかかわらず増殖が進んだり剝離を来たしてきた場合は，強膜バックル，エンサークリングが適応となることがある．Stage 5 となると，硝子体手術が必要となるが，網膜が復位しても視機能は不良なことが多い．そのため最近では，増殖組織が立ち上がって硝子体基底部に付着する前に早期硝子体手術をすることが必要である，と提唱されている．この手術の適応時期はたいへん短いので，増殖が進行する場合には速やかに硝子体手術が可能な施設と連絡をとることが望ましい．

抗 VEGF 抗体：硝子体内にベバシズマブを代表とする抗 VEGF 抗体を注入することにより，未熟児網膜症を抑制する試みがある．この治療には，硝子体手術の前処置として投与する場合と単一治療として本剤のみを投与する場合，さらには光凝固の補助として同時に投与する場合がある．副作用としては，すでに増殖膜がある場合に膜が収縮し網膜剝離が増強することがある．未熟児への全身的な副作用は，今までは報告されていないが注意が必要である．

鑑別を要する疾患

家族性滲出性硝子体網膜症（familial exudative vitreoretinopathy；FEVR）：網膜血管が未熟な状態で発育を停止したことにより未熟児網膜症に類似の眼底を示す．遺伝形式は常染色体優性遺伝が多い．

色素失調症（incontinentia pigmenti）：Bloch-Sulzberger 症候群．体の色素沈着（100％），歯牙異常（90％），骨異常（40％），中枢神経系異常（40％），眼異常（35％）などを起こす症候群で，網膜では微小血管閉塞を起こし，網膜剝離や硝子体出血など未熟児網膜症類似の所見を示すことがある．

その他：以上のほかには，PHPV[*2] や Eales 病なども類似の眼底を示すことがある．

[*2] **PHPV**
第 1 次硝子体過形成遺残（persistent hyperplastic primary vitreous）．通常は発生の過程で透明な硝子体に入れ替わる第 1 次硝子体が遺残したもので，視神経乳頭から水晶体後面にかけての混濁を生じる．白色瞳孔，牽引性網膜剝離の原因となる．小眼球を伴う．

カコモン読解 第18回 一般問題1

網膜血管が視神経乳頭から成長を始める胎生期はどれか．
a 5週　　b 10週　　c 15週　　d 30週　　e 40週

解説　だいたい胎生4か月ごろにBergmeister乳頭部[*3]の硝子体動脈付近に網膜中心動脈の原基となる紡錘形細胞塊が出現し，血管内皮細胞に分化しながら神経線維層に進入し，周辺部に発育しはじめる．したがって，正解はcである．

模範解答　c

[*3] Bergmeister乳頭
硝子体血管遺残はCloquet管に沿って見られるが，その一部のみ残っているもので，乳頭側に残っているものがあり，Bergmeister乳頭という．

カコモン読解 第18回 一般問題88

色素失調症で正しいのはどれか．3つ選べ．
a 男児に多い．
b 歯牙異常がある．
c 多くは，片眼性である．
d 皮膚の色素沈着が特徴的である．
e 未熟児網膜症に類似の眼底を示す．

解説　a．色素失調症はX連鎖性遺伝を示す疾患で，男性に遺伝した場合には致死的であるので，患児は女児である．
b．歯牙異常は90％の患児にみられる．
c．眼病変は約1/3の患児にみられるが，両眼性が多い．
d．皮膚の色素沈着はほぼすべての患児にみられる．
e．網膜微小血管の閉塞を来たし，網膜剥離や硝子体出血を起こすことがあり，未熟児網膜症類似の眼底を示すことがある．ただ，通常は未熟児ではなく出生することが多い．

模範解答　b, d, e

カコモン読解 第19回 一般問題38

未熟（児）網膜症で鑑別すべき疾患はどれか．2つ選べ．
a Grönblad-Strandberg症候群　　b 色素失調症
c 朝顔症候群　　d 脈絡膜欠損　　e 家族性滲出性硝子体網膜症

解説　a．Grönblad-Strandberg症候群は，眼底に加齢黄斑変性様の新生血管を来たすangioid streaks（網膜色素線条）と弾力線維性仮性黄色腫を合併する疾患であり，子どもの疾患ではない．

b. 色素失調症は Bloch-Sulzberger 症候群とも呼ばれ，微小血管の閉塞による網膜剥離や硝子体出血を起こし，未熟児網膜症との鑑別が問題となる．
c. 朝顔症候群は視神経乳頭の異常であるが，未熟児網膜症とは異なる眼底である．
d. 脈絡膜欠損は下方にみられることが多く特徴的な眼底であるが，未熟児網膜症とは異なる．
e. FEVR は末梢の血管異常を伴い，未熟児網膜症と時に鑑別が必要となる．

［模範解答］ b，e

［カコモン読解］第 21 回 一般問題 42

未熟児網膜症（国際分類）で網膜剥離が始まるのはどれか．
a Stage 1　b Stage 2　c Stage 3
d Stage 4　e Stage 5

［解説］ 国際分類では（厚生省分類でも同じだが），Stage 4 で部分的な網膜剥離が始まるので d が正しい．

［模範解答］ d

（直井信久）

先天感染／産道感染

母子感染症の種類を図1に示す．垂直感染の胎児への影響は，母体の感染形態や感染時期と妊娠週数の関係によるが，母体が初感染であった場合の影響が最も大きい．胎児奇形，胎児発育異常，胎内死亡などの発生に関与し，流早産，前期破水などの病態にも関係する．眼疾患を呈する主な母子感染症を表1に示す．

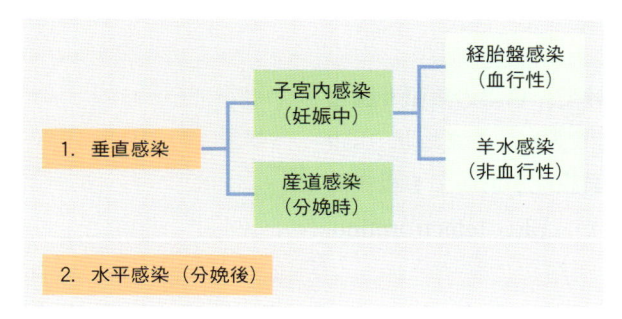

図1 母子感染症の種類

1. 垂直感染
   - 子宮内感染（妊娠中）
     - 経胎盤感染（血行性）
     - 羊水感染（非血行性）
   - 産道感染（分娩時）
2. 水平感染（分娩後）

表1 眼疾患を呈する主な母子感染症

TORCH症候群
- トキソプラズマ（Toxoplasma）
- 梅毒（Treponema）
- 風疹（Rubella virus）
- サイトメガロウイルス（Cytomegalovirus）
- 単純ヘルペス（Herpes simplex）
- その他（Others）による奇形症候群

ウイルス性肝炎

HIV

ヒトT細胞白血病ウイルス

パルボウイルス

子宮内感染による眼疾患（1）先天性風疹症候群

風疹（rubella）は，発熱，発疹，リンパ節腫脹を特徴とするウイルス性発疹症である．風疹ウイルスはTogavirus科Rubivirus属に属するRNAウイルスで，飛沫感染により伝播される．弱毒生ワクチンの予防接種により減少傾向にある．生後12～90か月未満の者は，予防接種法に基づく定期接種の対象者に定められている．

先天性風疹症候群（congenital rubella syndrome）は，妊娠初期に母体が風疹に感染し，胎児に経胎盤感染を起こした場合に起きる．妊娠初期に初感染を起こした場合は発生頻度が高く，妊娠20週までの期間に初感染した場合には20～25％の割合で発症する[*1]．

三大症状は，先天性心疾患，難聴，白内障であり，ほかに低体重，脳性麻痺，脾腫，血小板減少，糖尿病，小眼球などを合併する．

診断として，母親の風疹罹患歴，風疹ウイルス抗体価の上昇，および患児における風疹ウイルス抗体価の上昇，風疹ウイルスIgM，IgG抗体価を調べる[*2]．

[*1] 年間発症数
五類感染症として全数把握疾患に定められているが，1999（平成11）年から2007（平成19）年の発症数はわずかに16例で，風疹の流行がない年は0例の年が多い．

[*2] 確定診断
IgM抗体は胎盤通過をしないので，臍帯血や患児血からの風疹ウイルスIgM抗体価が陽性であれば，診断はほぼ確定的である．また，白内障手術時に得られる水晶体から風疹ウイルスが同定できれば診断確定となる．

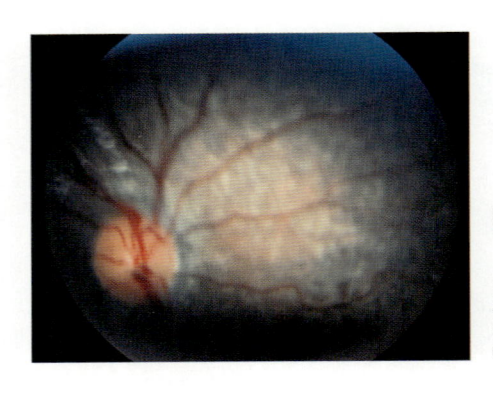

図2 風疹網膜症のごま塩状眼底
（根岸貴志ら：周産期異常 先天感染．眼科専門医に必要な「全身疾患と眼」のすべて．臨床眼科 2007；61：18-22．）

眼障害としては，白内障，網膜症，小眼球，緑内障，虹彩異常，角膜混濁，斜視，眼振などがみられる．特に白内障は本症候群の約50％にみられるが，水晶体混濁自体は生後数週ないし数か月後に生じることもある．

風疹網膜症は眼底後極部から赤道部にかけて，色素の集積と脱色素病変を伴った広範囲な網膜色素上皮萎縮であり，ごま塩状（salt and pepper）眼底を呈する（**図2**）．通常，網膜症があっても視機能には影響を及ぼさないことが知られているが，ERG（electroretinogram；網膜電図）は約半数が異常を示す．

治療として，風疹白内障の手術では術後合併症が多く，生後12〜18か月以上経過後に施行したほうが予後良好とされているが，形態覚遮断弱視を来たした場合は視力予後が不良となるため，全身状態と合わせ，生後数か月以内に治療を行うことが望ましい．

子宮内感染による眼疾患（2）先天性サイトメガロウイルス感染症

先天性サイトメガロウイルス感染症（congenital cytomegalovirus infection）は，ヘルペスウイルス科に属するサイトメガロウイルス（CMV）により起こる．日本人の約90％前後は出生時の経産道感染とその後の水平感染により，成人までに不顕性初感染を受けている．抗体陽性の母体から胎児に経胎盤感染する頻度は0.2〜2.2％であるが，妊娠中に初感染した場合は20〜40％にのぼり，うち5〜10％が先天性サイトメガロウイルス感染症[*3]を来たす．わが国での発症例は年間約500例である．

眼科領域では網脈絡膜炎が主症状である（**図3**）．初期の網脈絡膜炎は網膜後極部の血管走行に沿って滲出性の白色斑が出現する．また，顆粒状の小滲出斑が周辺部に多発することもある．進行に伴い白色病変は癒合し萎縮するが，さらに新たな滲出斑が出現すること

[*3] **全身症状**
主な症状は低出生体重，黄疸，肝脾腫，肝機能異常，血小板減少，出血斑，播種性血管内凝固（disseminated intravascular coagulation；DIC）など，激烈な全身症状を示す．特に中枢神経が侵され，小頭症，頭蓋内石灰化，脳室拡大，筋緊張低下，けいれんが認められる．

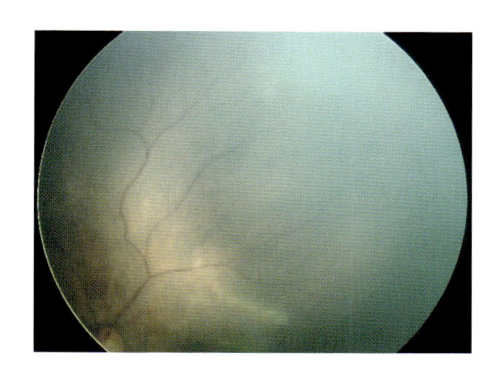

図3　先天サイトメガロウイルス網膜症
血管に沿って滲出性白斑がみられる.
(根岸貴志ら：周産期異常　先天感染. 眼科専門医に必要な「全身疾患と眼」のすべて. 臨床眼科 2007；61：18-22.)

もあり新旧の病巣が混在するようになる．末期には網膜萎縮に至るほか，視神経萎縮や網膜剝離を来たすこともある．まれに無眼球，小眼球，乳頭形成異常，白内障などがみられることがある．

診断としては生後2～3週間以内の尿からウイルスが分離培養されると確定される．ただし判定に1～4週間かかる．臍帯血や新生児血のCMV IgMを診断に用いることもあるが，陰性の場合もある．PCR（ポリメラーゼ連鎖反応）によるCMVのDNA検出は感度が高い[*4]．

治療には，CMVのDNAポリメラーゼ活性を阻害しウイルスの増殖を抑制する抗ウイルス薬として，ガンシクロビルとホスカルネットがある．重症例に用いるが，副作用の影響もあり確立した治療法はない[*5]．

子宮内感染による眼疾患（3）先天性トキソプラズマ症

先天性トキソプラズマ症（congenital toxoplasmosis）は，トキソプラズマ原虫（*Toxoplasma gondii*）が原因である．獣肉類に含まれる囊子（cyst）かネコ糞に由来する胞子体（oocyst）により，妊娠中の母親が経口初感染した場合，経胎盤感染により胎児が先天性トキソプラズマ症を罹患する確率が発生する．経胎盤感染が成立しても発症はきわめて少なく，不顕性感染のことが多い．発症率は約10万人に1人の割合である．

症状は脳症，水頭症，頭蓋内石灰化，網脈絡膜炎，黄疸などがみられる．また，精神・身体の発育不全を引き起こすこともある．妊娠初期の初感染の場合，症候性となる確率は少ないが重篤な場合が多く，妊娠後期になると経胎盤感染の確率は高いが比較的軽症である．

眼症状としては，黄斑部の網脈絡膜炎がみられる（図4）．両眼性のことが多く，眼振，小眼球，瞳孔膜遺残，斜視などを併発する．

[*4] **その他の診断法**
生検，細胞診，気管支肺胞洗浄液（bronchial alveolar lavage fluid；BALF），尿沈渣の細胞塗抹標本よりCMV感染細胞を検索する．CMV感染細胞は径10～15μmに腫大し，核内には"ふくろうの目（owl's eye）"と呼ばれる径10μm前後の明瞭なhalo（輪）を有する好塩基性封入体が認められる．細胞質内にも抗酸性ないし抗塩基性の粗大顆粒状の封入体がみられる．全身性播種性感染症の場合，末梢血の多形核白血球にCMVp65抗原が検出されることがある．本法は定量性があり，早期診断や治療効果判定に有用である．

[*5] **抗ウイルス薬の副作用**
ガンシクロビルの副作用として骨髄抑制があり，30～50％に白血球減少がみられる．また長期投与により耐性ウイルスが出現することがある．ホスカルネットはガンシクロビル耐性株に対しても有効であるが，腎機能障害の副作用に注意する必要がある．なお，チミジンキナーゼを有さないウイルスのため，アシクロビルは有効ではない．

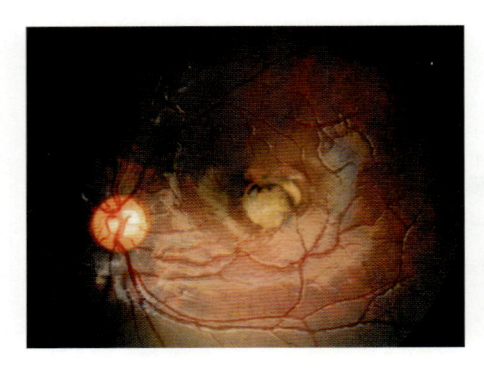

図4 先天トキソプラズマ網膜炎
黄斑部の瘢痕性網脈絡膜炎.
(根岸貴志ら：周産期異常 先天感染. 眼科専門医に必要な「全身疾患と眼」のすべて. 臨床眼科 2007；61：18-22.)

網脈絡膜炎は活動期では白色の滲出斑に始まり硝子体混濁を伴うが，初診時には瘢痕病変となっていることが多い．瘢痕病変は色素沈着を伴う．瘢痕病変の約 30％ に再発が起こる．隣接部に白色滲出斑が生じ，同様の瘢痕病変を形成する．

　診断として，臨床的に CT で頭蓋内石灰化を確認するほか，血清 IgM 抗体測定や，羊水・胎盤・脳脊髄液などからの原虫の確認や PCR 法が用いられる．原虫が証明されても抗体価が陰性である症例も多く報告されている．

　治療としては，瘢痕期の網脈絡膜炎に対しては行わず，再発時には抗トキソプラズマ薬とステロイドの内服を行う．

子宮内感染による眼疾患 (4) 先天梅毒

　梅毒はグラム陰性菌である *Treponema pallidum* による全身感染症であり，先天梅毒 (congenital syphilis) と後天梅毒に分けられる．先天梅毒は，主に経胎盤性に感染し，流産・死産，胎児水腫の原因となる．後天梅毒は，梅毒病変から粘膜や小外傷のある皮膚を介して感染する．梅毒の母親から先天梅毒児が生まれる確率は，母親の感染期間が長く，未治療の場合に高まる．胎児に感染するのは胎生 5 か月以降で，それ以前には胎盤を通過しにくい．

　早発性先天梅毒は早産児や低出生体重児が多く，2 歳以前に粘膜皮膚症状 (粘膜疹・水疱，手掌・足底の発疹)，骨病変 (骨軟骨炎・骨膜炎)，肝脾腫，リンパ節腫脹などを認める．鼻中隔が侵されると鞍鼻となる．口周囲の病変後には放射状の浅い瘢痕 (Parrot 徴候) が残る．晩発性先天梅毒では 2 歳以降に Hutchinson 三徴候 (Hutchinson 歯，実質型角膜炎，内耳性難聴) がみられる．骨病変，神経病変や肝脾腫を伴うこともある．

　眼症状としては，学童期以降にびまん性角膜実質炎が起こる (図

表2 梅毒の検査法

STS 法
VDRL 法 (ガラス板法)
RPR 法 (凝集反応法)
補体結合反応法
TP 抗原法
TPHA 法
TPPA 法
FTA-ABS 法
化学発光法

STS：standard test for syphilis
VDRL：venereal disease research laboratory test
RPR：rapid plasma reagin test
TPHA：treponema pallidum hemagglutination assay
TPPA：treponema pallidum particle agglutination
FTA-ABS：fluorescent treponema antibody absorption test

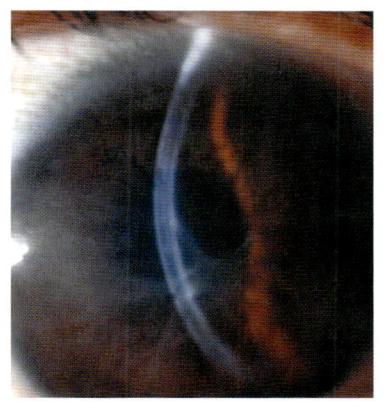

図5 先天梅毒による角膜実質炎
（写真提供：金井 淳 順天堂大学名誉教授．）

表3 検査法の解釈

		TP抗原法	
		陽性	陰性
STS法	陽性	早期〜晩期梅毒 治療必要	生物学的偽陽性 治療不要 （まれに感染初期：要治療）
	陰性	梅毒治癒後の抗体保有者 治療不要	非梅毒 治療不要 （まれに感染初期：要治療）

5）．角膜周辺の実質に生じる斑状混濁から始まり，角膜全体に及びスリガラス状となる．また前部ぶどう膜炎症状を来たし，豚脂様角膜後面沈着物（mutton-fat keratic precipitates）を伴うこともある．虹彩には網細血管拡張や結節を形成することがある．

主な検査法と，その解釈法を表2, 3に示す．先天梅毒では，母体からの移行したIgG抗体があるため，IgM-FTA-ABS抗体測定が診断に必要となる．IgM抗体は梅毒感染後2〜3週ころに陽性となり，4〜5週にピークとなるため，出生直後の診断には向かない．IgM抗体は治療によっても低下するため，治療の必要性，効果判定の指標となる．

治療基準（表4）のいずれかを認めた場合は，先天梅毒としてペニシリン投与による治療を行う．実質性角膜炎合併例にはステロイド点眼を行い，前部ぶどう膜炎に対し散瞳薬の併用を行う．

表4 先天梅毒の治療基準

1. 児の臨床症状・所見，胸部・骨X線に梅毒の活動性所見がある．
2. 髄液細胞数・蛋白増加・STS陽性
3. 児STS抗体価が母体の4倍以上
4. 児のIgM-FTA-ABS抗体が陽性

産道感染による眼疾患（1）クラミジア結膜炎

クラミジア結膜炎（chlamydial conjunctivitis）の原因である *chlamydia trachomatis* は尿性器感染を起こす病原体である．経産道感染または前期破水による上行性子宮内感染によって，新生児に結膜炎を来たす*6．母親が子宮頸部に罹患している場合，児に発生する頻度は18〜50％である．呼吸器感染を来たした場合は，クラミジア肺炎を発症することもある．

症状としては，粘液膿性の眼脂，結膜充血，眼瞼腫脹，乳頭増殖がみられ，しばしば偽膜を形成する*7．片眼に始まり両眼になることが多く，生後5〜12日ころに発症する．

*6 トラコーマ
流行地で感染を繰り返した場合，トラコーマとして角膜混濁を来たすことがあるが，垂直感染で重症化することは少ない．

*7 成人との比較
成人のクラミジア結膜炎では濾胞を形成し，連なって堤防状となるが，新生児では濾胞組織が未成熟なため，充血と混濁がビロード状に起こることが特徴である．

診断は，ギムザ染色による封入体の証明や，モノクローナル蛍光抗体による抗原検出法，PCR法，分離培養が有用である．

治療はエリスロマイシンとテトラサイクリン系，ニューキノロン系の抗生物質が有効である[*8]．結膜炎が消退した後に呼吸器症状を来たすこともあるため，小児科医と連携して治療を行うことが必要である．

産道感染による眼疾患（2）淋菌性結膜炎

淋菌性結膜炎（gonococcal conjunctivitis）の原因となる *Neisseria gonorrhea* はグラム陰性双球菌であり，淋病の病原体である．成人女性では子宮頸管炎を来たすが，成人男性の尿道炎に比べて症状が軽く，治療されないまま経過することが多い．新生児には産道感染により生後1～3日で結膜炎を来たす．

症状はほとんどが両眼性で，ビロード状の結膜充血，浮腫，眼瞼の発赤，腫脹，偽膜形成がみられ，クリーム状の膿性眼脂が多量に出現する．治療が遅れた場合，角膜穿孔を来たすことがある．

診断は，擦過標本のグラム染色が有効である[*9]．

治療は従来ペニシリン系薬剤とされていたが，耐性が数多く報告されており，セフェム系やマクロライド系点眼薬の頻回点眼を行う．感受性が高ければ数日で症状が改善するが，耐性の場合には重篤な角膜穿孔につながるため，随時薬剤の変更を行うよう注意する．

（根岸貴志）

[*8] **処方例**
投与回数や期間を多くとらないと陰性化しにくい．具体的には軟膏として1日5回8週間，点眼として1～2時間ごと8週間の投与を行う．

[*9] **標本の取り扱い**
淋菌自体が温度変化や乾燥に弱いため注意が必要である．分離培養時には専用の培地を用い，採取後直ちに炭酸ガス環境下におく．擦過物のPCRも有用である．

染色体異常（21，13，18 トリソミーなど）

染色体異常が起こるしくみ

染色体[*1]異常は，両親の生殖細胞形成時，または卵割時の染色体の異常な分離に起因し，構造の異常と数の異常がある．

原因は不明な場合が多いが，母親の年齢が高くなるにつれて卵細胞の損傷の機会が増すとされる．

構造の異常：染色体が分離するときに発生する欠失・転座・逆位・重複などがある．重篤な全身症状を示すことが多い．眼合併症が問題になるのは，4p−（Wolf-Hirschhorn 症候群）で虹彩コロボーマ（虹彩欠損），緑内障など，5p−（猫鳴き症候群）で両眼隔離など，13q− で網膜芽細胞腫[*2]などがみられる．

数の異常：常染色体において，数の異常は致死的なことが多く，生存が可能なのはトリソミー（1 本余分にある）のみである．眼合併症が問題になるのは，21 トリソミー（Down 症候群），13 トリソミー（Patau 症候群），18 トリソミー（Edwards 症候群）などがある．

性染色体はトリソミーやテトラソミーになっても不活性化するため，常染色体トリソミーと比較して症状は軽く，一生発見されないこともありうる．たとえば，XXY，XXXY などの Klinefelter 症候群がある．眼科的に問題になることは少ないが，小眼球症，無眼球症の報告がある．XO（性染色体モノソミー）などの Turner 症候群では，緑内障，白内障，斜視などを合併することがある．

以下に，先天眼奇形の代表的な染色体異常である 21 トリソミー，13 トリソミー，18 トリソミーについて示す．

21 トリソミー（Down 症候群）

1866 年に Down が初めて報告した[1]．21 トリソミーに起因し，発生頻度は 1/800〜1,000 である．高齢妊婦ほど発生頻度が高い傾向がある．

全身合併症：特徴的顔貌（両眼隔離，瞼裂斜上，内眼角贅皮〈図 1〉，鼻根部扁平，巨舌，短頭，小耳介），成長障害，筋緊張低下，難聴，

[*1] **染色体について**
染色体には，短腕（p）と長腕（q）があり，たとえば 5 番染色体の長腕が欠失することを 5q モノソミーといい，5q− と表記する．ヒトは 22 対の常染色体と 1 対の性染色体をもつ．

[*2] **網膜芽細胞腫**
通常は，癌抑制遺伝子である一対の *RB1*（13q14.1-q14.2 に局在）の両方がともに機能しなくなり，腫瘍が発生すると考えられている．13q− の場合，一つの *RB1* が機能しなくなるだけで，腫瘍が発生することになる．*RB1* 遺伝子は細胞分裂に重要な働きをもつため，将来骨肉腫などの悪性腫瘍の発生頻度が高くなる．

文献は p.271 参照．

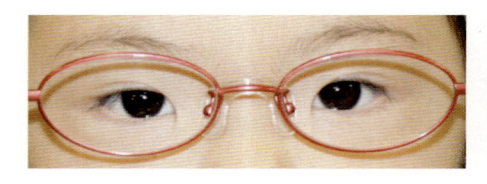

図1 内眼角贅皮（21トリソミー症例）
蒙古ひだ，内眼角ひだ（epicanthal fold）．両側鼻側で涙丘を覆っている垂直のひだ．幼児では鼻梁が完成する前にみられ，東洋人では健常者の成人にもみられる．偽内斜視の原因になる．染色体異常の診断上，重要な所見になる．

短指，先天性心疾患，閉塞性消化器奇形，泌尿器・生殖器異常，歯芽異常，甲状腺機能低下など多彩である．
眼合併症：斜視，屈折異常，白内障，円錐角膜のほかに，眼瞼内反症，眼振，鼻涙管閉塞，後部円錐水晶体，水晶体亜脱臼，視神経低形成，偽乳頭浮腫，小眼球，無眼球などがある．
診断・治療：特徴的なDown症候群様顔貌により診断は容易だが，確定診断には核型分析を要する．自覚的視力検査は困難なことが多く，アトロピン点眼などの調節麻痺薬を用いた他覚的屈折検査をもとに眼鏡を処方する必要がある．白内障，斜視，円錐角膜の手術時には，心肺機能などの全身状態を他科と連携して把握することが必要で，全身麻酔下に施行することが多い．

13トリソミー（Patau症候群）

1960年にPatauが初めて報告した[2]．13トリソミーに起因する症候群で，発生頻度は1/5,000〜12,000である．高齢妊婦ほど発生頻度が高い．
合併症：胎児期からの成長障害，生存児における重度の発達遅滞，中枢神経合併症（前脳・嗅神経・視神経の低形成を伴う全前脳症，けいれん），無呼吸発作，頭蓋顔面の特徴（前額の後方傾斜を伴った小頭症，口唇裂，口蓋裂），難聴，手指の重なり，多指症，先天性心疾患，泌尿器・生殖器異常，頭頂・後頭部の皮膚欠損などを呈する．
眼合併症：小眼球，無眼球が多く認められる．コロボーマ（虹彩，毛様体，網膜，脈絡膜，視神経），前眼部形成異常，白内障，角膜混濁，第1次硝子体過形成遺残，瞼裂狭小，眼瞼内反症，眼瞼下垂，両眼隔離，内眼角贅皮，眉毛欠損などがある．
診断・治療（図2〜4）：臨床像から疑い，眼合併症が診断の一助となる．核型分析で確定診断する．生存期間が短いために，眼科的治療は考慮されないことが多かった．臨床像には幅があり，10歳以上の長期生存例も報告されている．気管切開・胃瘻などを行うことで生命予後が期待できるようになり，合併した早発型発達緑内障に対して線維柱帯切開術が奏効したとする報告がある．

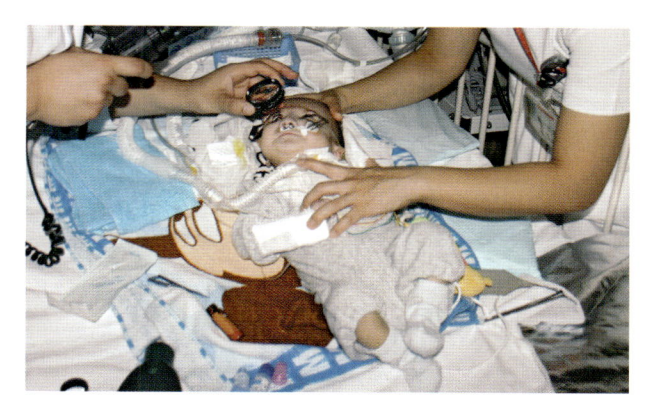

図2 Patau 症候群患児の診察の様子
気管切開してあり，鎮静下での診察が可能．

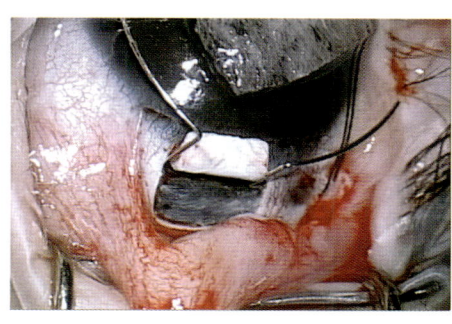

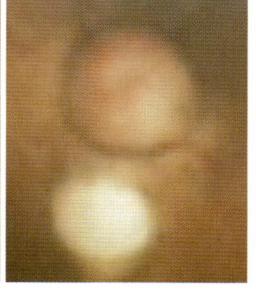

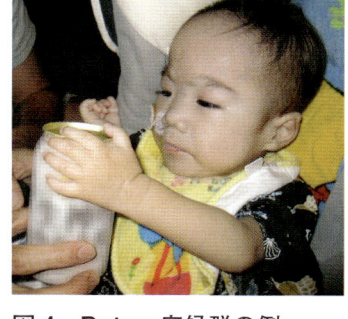

図3 Patau 症候群の症例
a. 緑内障に対して線維柱帯切開術が奏効した．
b. 脈絡膜コロボーマが認められる．

図4 Patau 症候群の例
2歳児．生命予後が悪く，眼科的な治療は積極的に行われないことが多い．図3の線維柱帯切開術を施行した症例であるが，見えていそう．

18 トリソミー（Edwards 症候群）

　1960年に Edwards が初めて報告した[3]．18トリソミーに起因する症候群で，発生頻度は 1/3,500～8,500 であり，女性に多い．高齢妊婦ほど発生頻度が高い．

全身合併症：胎児期からの成長障害，生存児における重度の発達遅滞，難聴，手指の重なり，先天性心疾患，肺高血圧症，呼吸器合併症，消化器合併症，泌尿器系合併症，骨格系合併症，悪性腫瘍（Wilms 腫瘍，肝芽腫）などを呈する．

眼合併症：小眼球，視神経低形成，角膜混濁，瞼裂狭小，眼瞼内反症，斜視，眼瞼下垂，両眼隔離，内眼角贅皮などがある．

診断・治療：臨床像，および核型分析で確定診断する．生命予後は不良であるので，通常，眼科的治療は行われない．13トリソミーと同様に，長期生存例の報告も散見される．小児外科の発達もあり，患児の病状や両親の心情を考慮し，個別に対応しなければならない．

　　　　　　　　　　　　　　　　　　　　（宮原照良）

2．代謝異常

脂質代謝異常

　質的，量的に酵素の異常があると，異常な物質の組織への蓄積が起こる．そのため種々の眼症状，全身症状が引き起こされる．以下の表に記したような異常眼所見があるかどうか，検査を行うことが重要である．また，全身症状が軽く，眼科で最初に発見されることがあり，眼所見の有無は早期発見，病型分類に有用となる．

　脂質代謝異常は，スフィンゴリピドーシス，ムコリピドーシス，その他の脂質代謝異常に分けられる．

スフィンゴリピドーシス

　スフィンゴリピドーシス（sphingolipidosis）は，先天脂質代謝異常症のなかで，各種の臓器に脂質が蓄積する病気を総称する．**表1**に主な疾患の原因酵素と症状を示す．

Niemann-Pick病：スフィンゴミエリナーゼの欠損により，スフィンゴミエリンが蓄積する．cherry red spot を来たす．

Tay-Sachs病（G_{M2} ガングリオシドーシスI型）：ヘキソサミニダーゼAの欠損により，G_{M2} ガングリオシドが蓄積する．cherry red spot を来たす．

Gaucher病：家族性脾性貧血．β-グルコシダーゼの欠損により，全身の網内系に糖脂質が大量に蓄積する．リソソーム病の代表的疾患

表1　スフィンゴリピドーシスの疾患と原因酵素，症状

疾患	原因酵素	眼症状	全身症状
Niemann-Pick病	スフィンゴミエリナーゼ	cherry red spot 角膜，水晶体混濁	肝脾腫 知能発育低下 筋緊張低下
Tay-Sachs病 （G_{M2} ガングリオシドーシスI型）	ヘキソサミニダーゼA	cherry red spot 視神経萎縮	発達遅滞，知的障害
Gaucher病	β-グルコシダーゼ	斜視，結膜色素沈着 網膜出血	知的障害，肝脾腫
Fabry病	α-ガラクトシダーゼA	角膜表層渦巻状混濁 結膜血管の拡張蛇行	腎障害，皮膚血管拡張，四肢の疼痛

表2 ムコリピドーシス疾患と原因酵素，症状

疾患		原因酵素	眼症状	全身症状
G_{M1}ガングリオシドーシス	I型：乳児型	β-ガラクトシダーゼ	cherry red spot 視神経萎縮	骨障害，肝脾腫 特異顔貌
	II型：幼児型		網膜色素変性 視神経萎縮	知能障害
	成人型		角膜混濁，白内障	遅発性認知症 錐体外路症状
Farber病		酸性セラミダーゼ	cherry red spot 視神経萎縮	関節腫脹 腱反射減弱

表3 その他の脂質代謝異常の疾患と原因酵素，症状

疾患	原因酵素	眼症状	全身症状
Refsum症候群	フィタン酸-CoA ヒドロキシラーゼ[*1]	角膜上皮混濁 パンヌス 水晶体混濁 網膜色素変性	多発性神経炎 小脳性失調

[*1] **フィタン酸**
分鎖脂肪酸であり，ペルオキシソームにおいてα酸化を受ける．Refsum症候群では，α酸化活性の異常により組織および血液中にフィタン酸が蓄積する．

である．
Fabry病：α-ガラクトシダーゼA欠損のため，全身に脂質が蓄積する．このなかで，この疾患のみX連鎖劣性遺伝である．

ムコリピドーシス

表2にムコリピドーシス（mucolipidosis）の主な疾患と原因酵素，症状を示す．
G_{M1}ガングリオシドーシス（G_{M1}ガングリオシド蓄積症）：発症年齢，臨床症状により3型に分けられる．
1. I型：乳児型．生後6か月ごろ発症．骨症状を示すのはこれのみである．
2. II型：幼児型．生後2年までに発症．
3. 成人型：3歳以降発症．

Farber病：酸性セラミダーゼが欠損する．視神経萎縮を来たす．

その他の脂質代謝異常

Refsum症候群：フィタン酸の蓄積によって起こる．不均一な厚さの角膜と，上皮混濁，パンヌス，水晶体混濁，網膜色素変性などがみられる（表3）．

> **カコモン読解** 第18回 一般問題86
>
> cherry red spot を伴うのはどれか．3つ選べ．
> a Fabry 病　　b Gaucher 病　　c Niemann-Pick 病
> d Refsum 症候群　　e Tay-Sachs 病

解説　乳白色に変色した網膜の中心に中心窩が赤くみえる状態が，cherry red spot（桜実紅斑）である．cherry red spot を生じる代表疾患は網膜中心動脈閉塞症（虚血）と脂質代謝異常である．脂質代謝異常は，各種の臓器に脂質が蓄積する．Fabry 病は X 連鎖劣性遺伝であるが，他は常染色体劣性遺伝を示す．

Fabry 病は，真皮の小血管の拡張と角質過形成による皮疹を特徴とする．α-ガラクトシダーゼ A 欠損のため，全身に脂質が蓄積する．脳血管障害，腎障害を起こす．

Gaucher 病は，β-グルコシダーゼの欠損により，全身の網内系に糖脂質が大量に蓄積する．肝脾腫を起こす．核上性眼球運動障害，運動失調，不随意運動などがみられる．眼底には Gaucher 細胞が原因で白色の変化（多数の白点の蓄積），灰色黄斑を認めることがある．

Niemann-Pick 病は，スフィンゴミエリナーゼの欠損により，スフィンゴミエリンが蓄積する．肝脾腫を起こす．cherry red spot を伴う．

Refsum 症候群は，フィタン酸の分解酵素，フィタン酸 CoA-ヒドロキシラーゼの欠損による脂肪酸の代謝異常症である．慢性の多発性神経炎や小脳性失調などの症状がある．

Tay-Sachs 病は，ヘキソサミニダーゼ A の欠損により，G_{M2} ガングリオシドが蓄積する．発達遅滞，その他の中枢神経症状を示す．cherry red spot を伴う．

cherry red spot は，網膜視神経節細胞の変性による白濁によって起こる．cherry red spot は Tay-Sachs 病，Nieman-Pick 病には認め，Fabry 病は認めない．酸性セラミダーゼ欠損の Farber 病には認める．Tay-Sachs 病と同じ G_{M2} ガングリオシドーシスの Sandhoff 病，G_{M1} ガングリオシドーシスにも cherry red spot を認める．

模範解答　c, e（解答と思われるものは二つのみしかなく，三つ選ぶことはできない．）

（布施昇男）

糖代謝異常とムコ多糖症

体の構成要素としての糖

　糖は生体においてエネルギー代謝の中心となるため，生体にとって必須の物質である．糖はエネルギー源としての役割以外にも，蛋白質や脂質と結合して，生体の構造や機能に重要な役割を果たしている．本項ではエネルギー源としての糖ではなく，体の構成要素としての糖の代謝異常に伴う眼疾患について概説する．

ムコ多糖症

　ムコ多糖は，負に荷電した糖が重合した大きな複合体である[*1]．ムコ多糖は一般的に少量の蛋白質と結合して，プロテオグリカンを形成して，その重量の95％以上が糖鎖による[*2]．ムコ多糖は，糖鎖が水を保持する働きがあるのでクッションのような役割を果たし，さまざまな組織において生命現象に必須の役割を果たしている．そのため，ムコ多糖の合成・分解にかかわる障害は，数多くの臓器に合併症を引き起こすこととなる．具体的には，呼吸器症状・骨変形・精神発達遅延・心血管障害・消化器障害などを来たす[1]．

　ムコ多糖は細胞外に存在し，3〜120日程度の半減期で常に入れ替わっている．具体的には，古くなったムコ多糖は細胞に貪食され，リソソームに存在する消化酵素によって分解される．そのため，ムコ多糖の分解酵素が欠損すると，細胞内外にムコ多糖が蓄積し，ムコ多糖症（mucopolysaccharidosis；MPS）という一連の疾患の原因となる．ムコ多糖症は，原因となる酵素欠損の種類や全身所見の違いによって，表1のように分けることができる．これらの疾患における全身あるいは眼合併症の重症度は，互いに重複しているものが多い．

ムコ多糖症における眼合併症

　さまざまなタイプが存在するムコ多糖症であるが，基本的な病態はムコ多糖の沈着[*3]であるため，眼合併症の所見には共通したもの

[*1] 粘弾性物質に用いられるヒアルロン酸やコンドロイチン硫酸は，ムコ多糖の仲間である．

[*2] ヒアルロン酸は糖鎖からなり，蛋白質と結合していないという特徴がある．

文献は p.271 参照．

[*3] ムコ多糖の沈着は年齢とともに増えるため，眼合併症も増悪傾向を示す．

表1 ムコ多糖症に伴う眼合併症

欠損酵素	病名	角膜混濁	網膜変性	視神経乳頭異常	緑内障
MPS IH	Hurler症候群	+++	++	++	++
MPS IH/S	Hurler-Scheie症候群	++	++	++	++
MPS IS	Scheie症候群	+	++	+	+
MPS II	Hunter症候群	+	++	++	+
MPS III A-D	Sanfilippo症候群	+	+++	+	+
MPS IV	Morquio症候群	+	++	+	+
MPS VI	Maroteaux-Lamy症候群	+++		++	++
MPS VII	Sly症候群	++		++	
MPS IX	Natowicz症候群	?	?	?	?

ムコ多糖が全身の臓器に沈着するため，角膜混濁，網膜変性，視神経乳頭異常，緑内障など眼合併症には共通したものが多い．

が多い（表1）．

1. 角膜混濁：角膜実質にムコ多糖が沈着し，角膜実質がスリガラス状に混濁する．
2. 緑内障：線維柱帯へのムコ多糖の蓄積や，角膜実質の肥厚によって，開放隅角および閉塞隅角緑内障を合併する．
3. 白内障：皮質下に軽度の混濁を生じることがある．
4. 強膜肥厚：ムコ多糖の蓄積による．
5. 視神経乳頭浮腫や萎縮
6. 網膜色素変性症様の眼底変化
7. 眼球突出・眼球隔離症：眼窩の骨の形成不全に伴う．

ムコ多糖症の種類と全身および眼合併症

MPS IH（Hurler症候群）：α-イズロニダーゼ（iduronidase）の欠損で生じる病態の重症型．生後6か月から2歳ごろまでに著しい身体奇形，知能低下，肝脾腫，ヘルニアなどが認められる．1歳ごろまでに角膜実質が混濁しはじめ，徐々に進行していく．線維柱帯へのムコ多糖の沈着に伴う緑内障，色素沈着を伴う網膜変性，視神経乳頭浮腫，視神経萎縮なども生じやすい．

MPS IS（Scheie症候群）：α-イズロニダーゼの欠損によって生じる病態の軽症型．5歳以降に関節拘縮，大動脈弁の異常，角膜混濁，

肝脾腫などを生じる．

MPS IH/S（Hurler-Scheie 症候群）：α-イズロニダーゼの欠損によって生じる病態の中間型で，Hurler 症候群と Scheie 症候群の中間程度の身体所見を呈する．角膜のびまん性混濁や網膜変性が生じうる．

MPS II（Hunter 症候群）：日本人に最も多いムコ多糖症．イズロン酸スルファターゼの欠損による．特徴的な顔貌（ガルゴイリズム），骨変形，関節拘縮，低身長を生じる．眼所見として眼球突出，視神経乳頭浮腫，視神経萎縮，網膜変性などが生じうる．

MPS III（Sanfilippo 症候群）：A 型はヘパラン-N-スルファターゼ，B 型は α-N-アセチルグルコサミニダーゼ，C 型は α-グルコサミニダーゼ アセチルトランスフェラーゼ，D 型は N-アセチルグルコサミン-6-スルファターゼの欠損による．身体所見の変化は軽微であるものの，重度の神経変性障害が認められる．眼科的には網膜色素上皮の変性が生じる．角膜混濁はごく軽度であり，視神経乳頭浮腫や視神経萎縮が生じることもありうる．

MPS IV（Morquio 症候群）：A 型は N-アセチルガラクトサミン-6-スルファターゼの欠損，B 型は β-ガラクトシダーゼの欠損による．著しい骨変形，低身長，筋緊張低下，関節過伸展，角膜混濁，難聴などを生じる．知能は正常である．眼科的には角膜混濁は軽度なものが角膜周辺部で観察される．眼窩が浅いための眼球突出が生じうる．

MPS VI（Maroteaux-Lamy 症候群）：N-アセチルガラクトサミン-4-スルファターゼ（アリルスルファターゼ B）の欠損によって生じる．眼科的には著明な角膜混濁，ムコ多糖の蓄積による角膜厚増大，閉塞隅角緑内障，視神経乳頭浮腫や視神経萎縮を認める．

MPS VII（Sly 症候群）：β-グルクロニダーゼの欠損によって生じる．骨の変形が強いが，知能は正常である．

MPS IX（Natowicz 症候群）：ヒアルロニダーゼの欠損によって生じる．報告例が少なく，眼所見については不明．

ムコリピドーシス

　ムコリピドーシスは，ムコ多糖が蓄積するムコ多糖症と，糖脂質が蓄積するリピドーシスの両方の性質を兼ね備えているという意味で名づけられた．全身および眼所見はムコ多糖症と類似している．

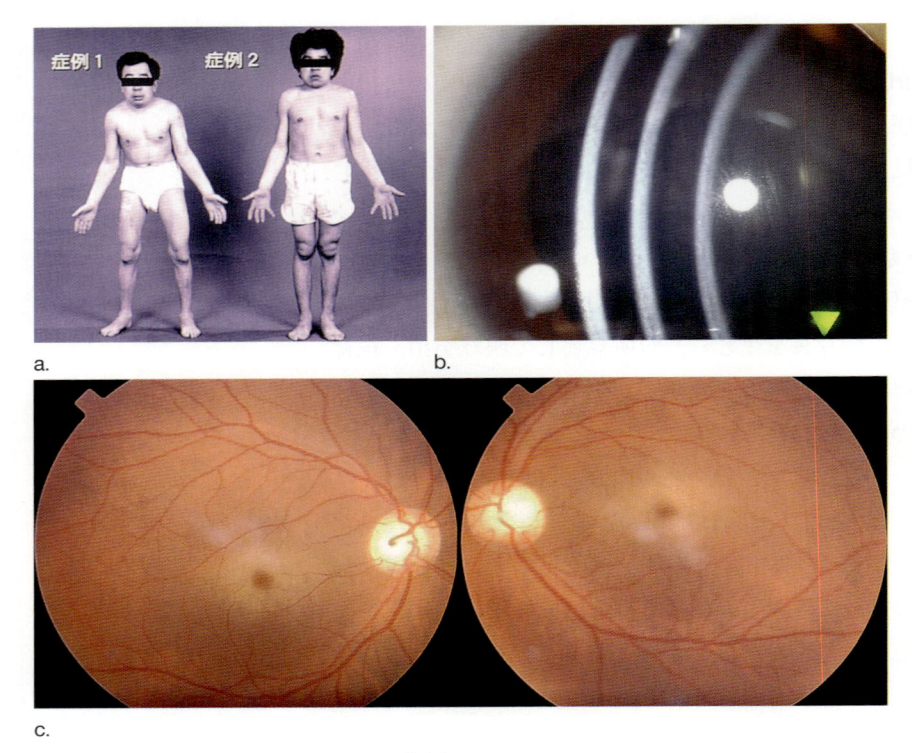

図1　ガラクトシアリドーシスの症例
ムコ多糖と脂質が全身の臓器に沈着することにより，全身の骨の変形や低身長（a），角膜実質の混濁（b），cherry-red spot（c）が観察される．
（木内貴博ら：Galactosialidosis 成人兄弟の長期経過．臨床眼科 1996；50：173-177．）

ムコリピドーシスの種類と全身および眼合併症

ムコリピドーシス I 型（mucolipidosis type I；ML I）：シアリダーゼという酵素が欠損するシアリドーシスと，シアリダーゼ・ガラクトシダーゼの両方の酵素活性が低下するガラクトシアリドーシスという疾患群のなかで，骨の変形や肝脾腫といったムコ多糖症に似た身体所見を伴っているものをいう（図1）[2]．骨の変形，肝脾腫，白内障，眼底の cherry-red spot，知能低下，血管腫などが生じてくる．

ムコリピドーシス II 型（mucolipidosis type II；ML II）：細胞内に封入体（inclusion body）が多数観察されるために，I-cell 病といわれることもある．ムコ多糖症である Hurler 病と類似した臨床所見である骨変形，関節拘縮，巨舌，肝脾腫，角膜混濁，精神運動発達遅延を生じる．さらに角膜混濁を認めることがあり，緑内障や巨大角膜を生じた例も報告されている．

ムコリピドーシス III 型（mucolipidosis type III；ML III）（pseudo-Hurler polydystrophy）：II 型と同じ酵素の欠損が認められるが，その程度が軽いものを III 型に分類している．眼科的には，遠視，軽度の角膜混濁，網膜血管の蛇行や視神経乳頭浮腫などが生じることがある．

ムコリピドーシス IV 型（mucolipidosis type IV；ML IV）：細胞膜を通したカルシウムイオンの移動など分子の移動にかかわる mucolipin（ムコリピン）-1 の欠損により，細胞内に多数の顆粒が沈着するようになる．角膜上皮の混濁，視神経乳頭蒼白，網膜色素上皮変性，眼位異常などが観察される．

スフィンゴリピドーシス

脳内には数多くのスフィンゴ脂質[*4]が大量に存在する．これらは大きくセラミド（最も単純なスフィンゴ脂質），スフィンゴミエリン（セラミドにホスホリルコリンやホスホリルエタノラミンが付加されたもの），グリコスフィンゴ脂質（セラミドに糖鎖が付加されたもの）に分けることができる．スフィンゴ脂質の分解や代謝にかかわる酵素の欠損により，スフィンゴリピドーシスが発症する（図2）[3]．

スフィンゴリピドーシスに伴う全身および眼合併症

G_{M1} ガングリオシドーシス：β-ガラクトシダーゼの欠損により，ガングリオシドやムコ多糖からガラクトースを切り出せなくなることで，中枢に G_{M1} ガングリオシド，骨を含む全身臓器にケラタン硫酸やオリゴ糖の蓄積が生じる．Hurler 病と似たような顔貌（ガルゴイリズム），骨変形，肝脾腫，知能低下を生じる．眼科的には，眼振，視神経萎縮，網膜細動脈狭小化，cherry-red spot，角膜実質の軽度の混濁を生じる．また血管内皮にガングリオシドが蓄積することが原因となって，結膜血管の血管瘤や蛇行も観察される．

G_{M2} ガングリオシドーシス：Tay-Sachs 病（G_{M2} ガングリオシドーシス B 異型）は β-ヘキソサミニダーゼ A の欠損，Sandhoff 病（G_{M2} ガングリオシドーシス O 異型）は β-ヘキソサミニダーゼ A および B の欠損により，G_{M2} 活性化蛋白質欠損症（G_{M2} ガングリオシドーシス AB 異型）は G_{M2} 活性化蛋白質の異常によって生じる．知能障害，視力障害，けいれんなどを生じる．Tay-Sachs 病においては cherry-red spot が 90％ 以上に観察され，視神経萎縮も早期に生じ，1 歳までに失明する．Sandhoff 病は，角膜の混濁を伴う．若年型 Tay-Sachs 病は視神経萎縮や色素沈着を伴う網膜変性を生じることがあ

[*4] スフィンゴ脂質は，発見当初，その役割がよくわからないために，"スフィンクス"からとった造語として名づけられた．

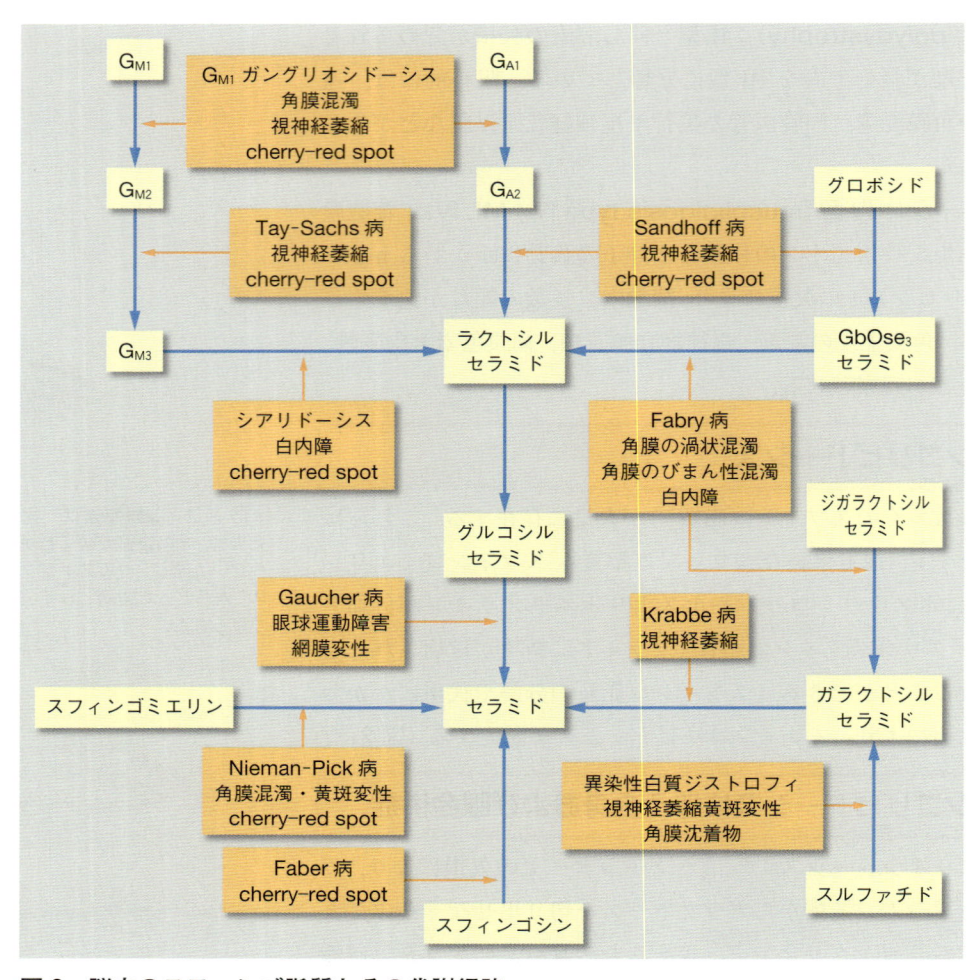

図2 脳内のスフィンゴ脂質とその代謝経路
(Jeyakumar M, et al：Glycosphingolipid lysosomal storage diseases：therapy and pathogenesis. Neuropathol Appl Neurobiol 2002；28：343-357.)

るが，cherry-red spot は観察されない．
異染性白質ジストロフィ：アリルスルファターゼ A の欠損により，脳皮質および腎臓にスルファチドが蓄積し，神経の脱髄を来たす．知能低下，痙性麻痺などを来たす．視神経萎縮，黄斑部の変性，視力低下が顕著である．角膜に沈着物を認める例もある．
Fabry 病：α-ガラクトシダーゼの欠損あるいは変異によりセラミドトリヘキソシドが蓄積する．毛細血管拡張，発熱，痛みなどが思春期より生じてくる．眼所見は 90％ 以上で観察される．最も顕著な眼所見は角膜上皮において渦が認められることである（渦状角膜）．結膜血管の血管瘤や蛇行も観察される．また，角膜全体のびまん性混濁を認めることもある．後嚢下や星状の白内障を 50％ に認める．

Farber病：セラミダーゼの欠損によりセラミドが蓄積する．その結果，中枢神経，皮膚，関節，喉頭部に脂肪肉芽腫が生じる．cherry-red spotや網膜周辺部における色素沈着を生じた例が報告されている．

Gaucher病：グルコセレブロシダーゼの欠損により，グルコセレブロシドが肝臓，脾臓，骨髄などの組織に蓄積する．肝脾腫，核上性眼球運動障害，不随意運動などが認められる．網膜変性やcherry-red spotの報告もある．

Niemann-Pick病：酸性スフィンゴミエリナーゼが欠損するA・B型と，NPC1蛋白の異常によって生じるC型，Nova Scotianの家系にのみ認められるD型，外見が正常なE型に分けられる．肝脾腫，精神運動発達遅延，眼球運動傷害などを生じる．cherry-red spot，黄斑部の変性，角膜のびまん性混濁，前嚢の色素沈着などが生じうる．

Krabbe病（globoid cell leukodystrophy）：ガラクトセレブロシダーゼの欠損によって，サイコシンが蓄積し，中枢と末梢神経の脱髄を来たす．精神運動発達遅延，痙性麻痺，難聴などを来たす．眼科的には，視神経萎縮が著明で，失明することが多い．

カコモン読解　第20回　一般問題23

眼窩骨の変形を伴うのはどれか．3つ選べ．
a Alport症候群　　b Batten病　　c Crouzon病
d Hurler病　　e Paget病

解説　さまざまな遺伝性・代謝性疾患のなかで，眼窩を含む骨の変形を伴う疾患を問う問題である．骨の変形は眼窩に限られるものではない．

　Alport症候群は，基底膜の主要な構成因子である4型コラーゲンのα3〜5鎖をコードする遺伝子に変異が生じ，基底膜が脆弱化する．そのため，血尿・難聴・球状水晶体を呈するようになる．

　Batten病は，エネルギー代謝の源であるミトコンドリアに異常を生じるまれな疾患である．ミトコンドリアにおけるATP合成酵素のcサブユニットがリソソームで分解されなくなることが原因といわれている．網膜色素変性症による視力障害・けいれん・精神発達遅延を呈する．

　Crouzon病は，骨の発達に重要な線維芽細胞増殖因子（fibroblast growth factor；FGF）の受容体であるFGFR2の点突然変異によって生じる骨変形性疾患である．特に頭蓋骨早期癒合症が生じるため，

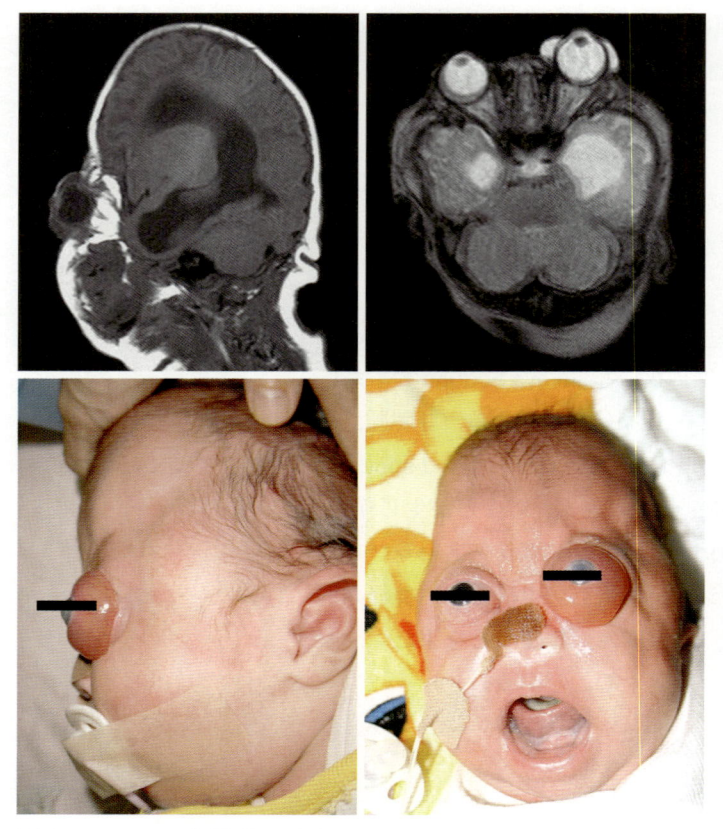

図3 Pfeiffer症候群の所見

　頭蓋骨の変形は著しく，眼球突出が生じる．頭蓋骨早期癒合症を生じる疾患としては，Crouzon病に加え，Apert症候群・Muenke症候群・Pfeiffer症候群（**図3**）などが知られている．

　Hurler病は，ムコ多糖を分解する酵素の一つである α-L-イズロニダーゼの欠損によりムコ多糖が多臓器に蓄積する疾患である．肝脾腫・低身長・骨変形・精神発達遅延などを呈し，10歳ころに死亡する．

　Paget病は，骨代謝回転が異常に亢進する，原因不明の成人の骨格異常を生じる疾患である．眼窩を形成する骨だけではなく，骨盤・大腿骨・頭蓋骨・脊椎を含め，すべての骨に罹患しうる．骨の変形や痛みを伴う疾患である．

　よって，設問に対する解答としてはCrouzon病，Hurler病，Paget病があてはまる．

模範解答　c，d，e

（加治優一）

アミノ酸代謝異常とその他の疾患

アミノ酸代謝異常にみられる眼症状

　先天アミノ酸代謝異常の疾患は，生体内でアミノ酸が吸収→代謝→排出される過程のどこかに障害があるために，アミノ酸の過剰あるいは欠乏が生じて発症する．主に遺伝的原因によって起こり，通常，全身症状を伴う．わが国では，フェニルケトン尿症，メープルシロップ尿症，ホモシスチン尿症，ガラクトース血症に対して，新生児マス・スクリーニングが実施され，早期発見，治療が施行されている[1]．

文献は p.271 参照．

　眼症状を伴う先天アミノ酸代謝異常の疾患を**表1**にまとめる．眼症状から疾患が見つかることもあるため，これらの眼症状がみられて先天アミノ酸代謝異常の可能性が考えられる場合は，他科の専門医にも相談する必要がある．本項では代表疾患としてホモシスチン尿症，高オルニチン血症，フェニルケトン尿症，シスチン症について解説する．加えて，Marfan 症候群と Lowe 症候群（眼脳腎症候群）は，先天アミノ酸代謝異常の疾患ではないことがわかっているが，Marfan 症候群はホモシスチン尿症とよく似た外観を呈し，Lowe 症候群はシスチン症同様，尿細管性アシドーシスを来たすことなど，先天アミノ酸代謝異常の疾患に類似した臨床症状を伴うため，本項でとりあげる．

先天アミノ酸代謝異常（1）ホモシスチン尿症

概念：酵素の異常によりメチオニンの代謝産物であるホモシスチンが体内に蓄積するため，眼症状，中枢神経，骨格系，血管系の異常を来たす常染色体劣性遺伝疾患．発生頻度は約 1/90 万人．

眼症状：水晶体偏位（脱臼）が 70〜90％ で両眼性にみられる．下方に偏位することが多い．合併症として，瞳孔ブロックによる緑内障や水晶体融解緑内障，水晶体融解性ぶどう膜炎，白内障，網膜剥離などがある．

全身症状：Marfan 症候群とよく似た骨格系異常（細長い長骨，漏斗

表1　先天アミノ酸代謝異常とそれに伴う眼症状

疾患	眼症状
ホモシスチン尿症	水晶体偏位
高オルニチン血症	脳回状脈絡網膜萎縮症
フェニルケトン尿症	白内障
シスチン症	角結膜結晶沈着
チロシン血症Ⅱ型	角膜潰瘍
晩発性シトルリン血症	乳頭浮腫
高グリシン血症	眼振
メープルシロップ尿症	視神経萎縮

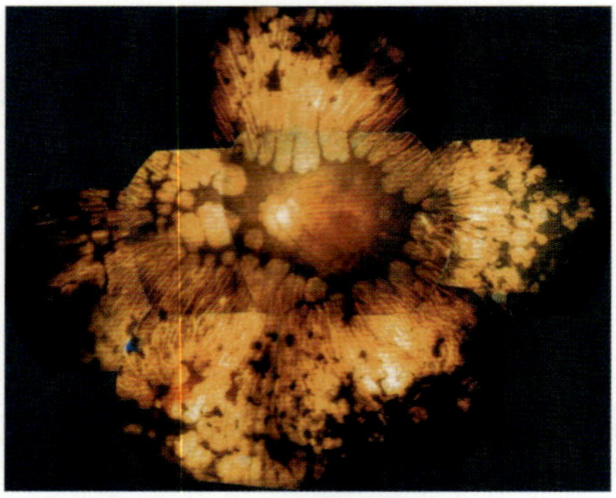

図1　オルニチンアミノトランスフェラーゼ（OAT）活性の欠損による高オルニチン血症の眼底
脳回状網膜脈絡膜萎縮がみられる．

胸，側彎，亀背，など）や心血管系異常（大動脈の奇形など），および精神発達遅滞，けいれん発作，血栓形成などがみられる．
病因：シスタチオニンβ合成酵素（CBS）遺伝子の異常による，CBSの欠損による場合（Ⅰ型）*1 が最も多い．水晶体偏位や骨格系の異常が起きる理由としては，システインに富むフィブリリンの合成がシステイン不足により障害されることや，蓄積したホモシステインによるフィブリリンの破壊が考えられている．
診断：血中，尿中にホモシスチンが増加していることと，末梢血リンパ球，線維芽細胞，肝組織などを用いた酵素活性の測定による．あるいはCBS遺伝子の異常の検出．
治療：低メチオニン・高システイン食による食事療法，ビタミンB_6療法，ベタイン療法．眼症状に対しては手術治療*2 など．

先天アミノ酸代謝異常（2）高オルニチン血症

概念：オルニチンアミノトランスフェラーゼ（ornithine aminotransferase；OAT）活性の欠損*3 により，脳回状網膜脈絡膜萎縮を発症する，まれな常染色体劣性遺伝疾患．遺伝子異常の種類により，ビタミンB_6大量投与で血中オルニチン濃度が低下するビタミンB_6反応性のものと，非反応性のものがある[3]．
眼症状：小児期から夜盲，視力低下，視野狭窄がみられる．赤道部を中心に小円形の白色を呈し，脳表面の脳回転を思わせる特徴的な眼底所見を呈するようになる（図1）[4,5]．進行すると萎縮巣は徐々に後極部に広がり，40〜50歳代までに高度の視力障害を来たす．高

*1 ホモシスチン尿症には，シスタチオニン合成酵素欠損症（Ⅰ型）以外に，メチルコバラミン合成障害（Ⅱ型）やメチレンテトラヒドロ葉酸還元酵素欠損症（Ⅲ型）による，ホモシステインの再メチル化によるメチオニン合成経路の障害によるものもある．血中メチオニン値はⅠ型では高値，Ⅱ型およびⅢ型では正常あるいは低値となる[2]．

*2 血栓症による心筋塞栓や肺梗塞を起こしやすいので，全身麻酔の手術時には注意を要する．

*3 高オルニチン血症を呈する疾患には，OAT欠損によるもの以外に，HHH（高オルニチン血症，高アンモニア血症，ホモシトルリン尿症〈hyperornithinemia-hyperammonemia-homocitrullinuria〉）症候群があるが，HHHではOAT活性は正常で，眼底所見は伴わない．

頻度に進行性の強度近視や白内障を合併する．
全身症状：全身的症状には乏しいが，一部の患者で近位筋の筋力低下を認めることがあると報告されている．
病因：*OAT* 遺伝子の異常．OAT は，ビタミン B_6 を補酵素として，オルニチンと α-ケトグルタル酸からグルタミン酸-γ-セミアルデヒドとグルタミン酸を生成する酵素であるが，OAT の異常により脈絡膜網膜萎縮病変が生じるメカニズムは明らかではない．
診断：特異的な眼底所見と体液中（血液，尿，脳脊髄液）のオルニチンの増加．培養線維芽細胞やリンパ芽細胞を用いた OAT 活性低下の検出．*OAT* 遺伝子異常の検出．
治療：ビタミン B_6 反応性では眼症状の進行を遅らせることができるため，ビタミン B_6 の大量投与を試みる．低アルギニン食事療法により血中オルニチン濃度を低下すると，一部の患者で進行が遅くなると報告されている．

先天アミノ酸代謝異常（3）フェニルケトン尿症

概念：フェニルアラニン水酸化酵素（phenylalanine hydroxylase；PAH）の欠損により，フェニルアラニンからチロシンへの変換ができないため，体内でフェニルアラニンの過剰とチロシンの欠乏を生じ，フェニルアラニンはフェニルケトンとして尿中に排出される．常染色体劣性遺伝．発生頻度約 1/7 万～14 万人．
眼症状：無治療の成人では白内障を合併する場合があると報告されている[6]．しかし一般的な症状ではなく，自傷により白内障を合併することがあるのであって，フェニルケトン尿症自体により発症するのではないとの考え方がある[7]．
全身症状：主症状は知能障害で，早期に適切な治療が行われず高フェニルアラニン血症が数か月続くと発達遅滞を生じる．ほかの中枢神経症状として，けいれん，脳波異常，情緒不安定，多動症など．また高フェニルアラニン血症では，チロシナーゼの作用が阻害されてメラニン産生が低下するため，毛髪が金褐色から赤くなり，色白の皮膚や湿疹様の皮膚所見がみられるが，血中フェニルアラニン濃度が低下するとこれらは改善する．かび臭いネズミの尿臭といわれる特徴的な体臭を呈する．
病因：*PAH* 遺伝子の異常．
診断：尿中フェニルケトン体の検出と，血中フェニルアラニン濃度の増加．PAH 活性の測定や *PAH* 遺伝子異常の検出．

治療：フェニルアラニン摂取制限の食事療法．生後早期に治療を開始すれば，ほぼ正常に発達する．

先天アミノ酸代謝異常（4）シスチン症

概念：シスチンは蛋白質が細胞内のリソソームで分解される過程で産生され，細胞質に運搬されて再利用される．シスチン症ではリソソーム膜トランスポーターであるシスチノシンに異常があるため，リソソーム内にシスチンが蓄積し，角膜などの眼組織，腎臓，骨髄，リンパ組織，細網内皮系など，全身にシスチン結晶の沈着を来たす．常染色体劣性遺伝．

眼症状：シスチン症は発症年齢と腎病変の有無によって，腎型（乳児型），中間型（若年型），良性型（成人型）の3型に分けられるが，全型において角膜への点状，針状の結晶沈着がみられる（図2）[8]．結晶沈着は角膜全面に均一または周辺部に密に分布し，実質表層1/3〜1/2から始まり年とともに全層へと広がる傾向がある．結膜，虹彩にも結晶沈着がみられ，羞明，流涙を伴う．結晶は網膜色素上皮にも沈着し，腎型と一部の中間型では，網膜色素変性を合併する．夜盲や後天色覚異常などを来たし，主に周辺部網膜に黄白色の脱色素斑とこれを取り囲むような色素沈着がみられる．矯正視力は比較的良好な場合が多いが，結晶沈着が増加すると低下する．虹彩の結晶沈着に続発する閉塞隅角緑内障や，角膜内皮細胞の障害による実質性角膜浮腫も報告されている．

全身症状：尿，血漿ともにシスチンは高値ではない．腎型では6歳前後で発症し，尿細管機能障害，尿細管性アシドーシス，腎機能低下，くる病，小人症，精神運動発達遅滞，甲状腺機能低下症などを合併して，Fanconi症候群を呈する．以前は腎不全のため10歳前後で死亡することが多かったが，治療方法の進歩により生命予後は改善されつつある．中間型は18か月〜17歳で発症し，軽度の成長障害や腎症状を伴う．良性型は無症状で，成長障害や腎症状を伴わない．

病因：*CTNS*遺伝子の異常．

診断：角膜の結晶沈着と白血球中のシスチン含有量の測定．結膜，骨髄の生検によるシスチン結晶の検出や，培養皮膚線維眼細胞のシスチン量測定．

治療：システアミン[*4]の経口摂取により，細胞内シスチンを減量することによって，腎機能低下を遅らせ成長を促す．システアミン点

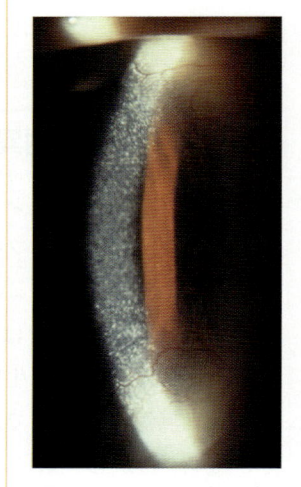

図2 シスチン症の角膜
角膜のほぼ全層に結晶沈着がみられる．

[*4] **システアミン**
システインの分解生成物．シスチンのジスルフィド結合を開裂させるはたらきがある．

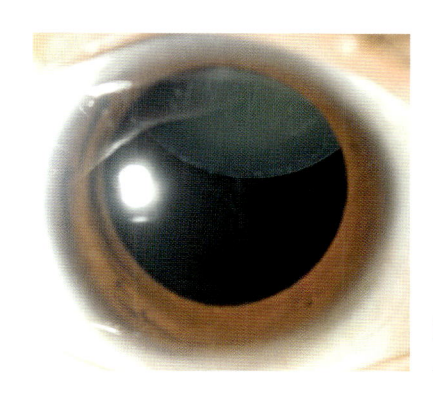

図3　Marfan 症候群の前眼部
上外方への水晶体偏位がみられる．

眼により角膜結晶沈着は減少する[9]．羞明や眼痛の強い症例には角膜移植を行うが，再発する場合がある．腎不全に対しては人工透析，腎移植を行う．

Marfan 症候群

概念：フィブリリンの異常による，水晶体偏位，骨格系異常，心血管系異常を三主徴とする常染色体優性遺伝疾患．発生頻度は約 1/2 万人．

眼症状：Zinn 小帯の伸展や断裂による水晶体偏位（脱臼）が最も多く，70〜80％ で両眼性にみられる（図3）．上方または外上方への偏位が多い．ほかには球状水晶体，白内障，青色強膜，軸性近視，円錐角膜，扁平角膜，眼振，斜視，緑内障，角膜混濁，網膜変性，網膜剥離などがみられる．

全身症状：細長い体型，細長い四肢，クモ状指趾，脊椎の前彎，側彎，鳩胸や漏斗胸，長頭型頭蓋，扁平足などの骨格系異常．解離性大動脈瘤，心中隔欠損，大動脈弁輪拡張症，大動脈弁閉鎖不全，僧帽弁閉鎖不全などの心血管系異常．

病因：fibrillin type I 遺伝子の異常．

診断：特徴的な骨格系異常と眼異常．

治療：おのおのの眼症状に対する治療を行う．視力予後は概して良好だが，手術には合併症を伴いやすいので注意を要する．胸郭変型に対しては矯正治療，心血管病変に対しても外科的手術が行われる．

Lowe 症候群（眼脳腎症候群）

概念：イノシトールリン脂質代謝異常による，眼症状，中枢神経症状，腎尿細管機能異常を主徴とする性染色体劣性遺伝疾患．罹患者のほとんどは男性．発生頻度は 1/10 万〜20 万人．近年は，oculocerebrorenal syndrome of Lowe（OCRL）と呼ばれる．

眼症状：先天白内障（両眼性）がほぼ必発で，生後早期からみられる．水晶体は小さく薄く，後部円錐水晶体がみられることがある．多くで隅角の形成不全による先天緑内障がみられ，角膜混濁や，眼振，斜視，小眼球症，眼球陥凹，縮瞳などを伴う．

全身症状：神経症状としては，精神発達遅滞，けいれん，筋緊張低下．腎症状としては，早期から近位尿細管機能異常がみられ，Fanconi 症候群[*5]を呈する．10 歳代ころから腎糸球体機能障害が出現し，腎性くる病や骨軟化症を呈する．30～40 歳代には腎不全となり，生命予後不良．

病因：*OCRL1* 遺伝子の異常．OCRL1 はイノシトールリン脂質とイノシトールポリリン酸のリン酸残基を脱リン酸するが，この酵素活性の欠如が多彩な臨床症状を引き起こす理由は不明[10]．

診断：臨床症状と，*OCRL1* 遺伝子の異常あるいは OCRL1 活性の低下．海外では出生前診断が行われている．

治療：各症状に対する対症療法．先天白内障，緑内障に対しては，外科的治療を行うが，一般に視力予後は不良．

（中村　誠）

[*5] **Fanconi 症候群**
腎尿細管性アシドーシス，低カリウム血症，蛋白尿，アミノ酸尿，糖尿などの症状を呈する．

Wagner 病，Stickler 症候群

網膜硝子体ジストロフィの眼所見

　遺伝性の網膜硝子体ジストロフィには，家族性滲出性硝子体網膜症，Wagner 病，Stickler 症候群，Goldmann-Favre 病，X 染色体性網膜分離症などがある（表1）．これらの疾患は硝子体の性状が異常で，しばしば硝子体ゲルが高度に液化し，ベール状の硝子体膜様物が硝子体腔内に認められる．年齢に比較して硝子体ゲルの液化が高度に進行しており，若年者でも胞状の非典型的な網膜剥離を来たすことがある．これらの所見に加えて網膜血管の高度の狭細化や形成不全，若年性白内障，幼少時から夜盲や視力障害などの所見を認める場合には，網膜硝子体ジストロフィを考慮に入れる必要がある（図1）．また，これらの疾患の診断には家系調査が重要である．

表1　主な網膜硝子体ジストロフィ

	家族性滲出性硝子体網膜症（FEVR）	Wagner 病	Stickler 症候群	Goldmann-Favre 病	X 染色体性網膜分離症
遺伝形式	常染色体優性，劣性，X 染色体劣性	常染色体優性	常染色体優性	常染色体劣性	X 染色体劣性
関連遺伝子	FZD4, LRP5, NDP	5q13-q14	12q13.11-q13.2	?	Xp22
発症時期	生直後〜小児期	30 歳代	10 歳代	10 歳代	生直後〜小児期
視力	黄斑部の状態によりさまざま，網膜剥離や高度な牽引乳頭を合併すると不良	徐々に低下	徐々に低下	黄斑部の網膜分離症による進行性で不良	5 歳ころまで急激に進行し，その後は緩徐
屈折異常	近視が多い	中程度近視	強度近視	?	遠視が多い
硝子体所見	高度の液化，硝子体索状物	高度の液化，硝子体索状物	高度の液化，硝子体索状物	高度の液化，微細な硝子体線維	硝子体の液化，硝子体出血
網膜剥離	合併多い	まれ	50% に合併	まれ	まれ
全身異常	—	—	難聴，骨関節異常，頭蓋形成不全	—	—

FEVR：familial exudative vitreoretinopathy

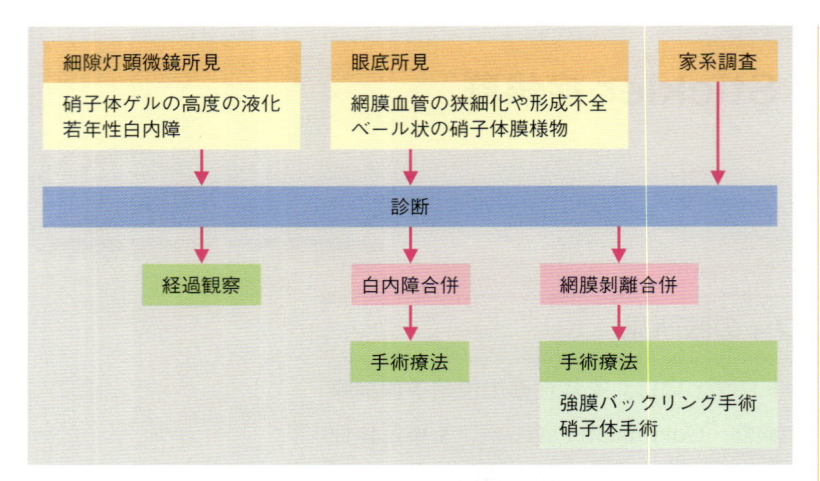

図1 遺伝性の網膜硝子体ジストロフィの診断と治療のフローチャート

Wagner 病

　Wagner 病は，1938 年に Wagner が報告した常染色体優性遺伝を示す網膜硝子体ジストロフィの一つである．原因遺伝子として 5q13-q14 が指摘されている．中程度近視眼にみられ，進行性の網脈絡膜萎縮，視神経萎縮を呈し，網膜格子状変性巣の合併が多く，時に網膜剝離を合併する．

Stickler 症候群

　Stickler 症候群は，眼および全身の結合組織に異常を来たす常染色体優性遺伝疾患で，2 型プロコラーゲン遺伝子の突然変異が原因とされている．軟骨や硝子体ゲルには 2 型コラーゲンが豊富に発現しているために，特徴ある関節症状や眼症状を来たす．頻度は約 1 万人に 1 人程度である．全身症状としては感音性難聴，口蓋裂，下顎低形成，骨関節異常（側弯，扁平足など）が認められる（図2）．眼所見は，重篤で進行性の近視，硝子体の液化変性，硝子体索状物（図3）などを認めるが，網膜裂孔，網膜剝離（図4）の合併が多いことが最大の特徴である．本症候群では約 50％ に裂孔原性網膜剝離が発症するといわれている．

Stickler 症候群に伴う網膜剝離の特徴：裂孔への硝子体牽引が高度であり，通常の強膜バックリング手術では復位困難な症例が多い．硝子体手術を施行する場合も，赤道部よりやや後極側から周辺にかけて肥厚した硝子体膜が面状に網膜と強固に癒着しており，硝子体カッターの吸引や硝子体鑷子による牽引だけでは人工的後部硝子体

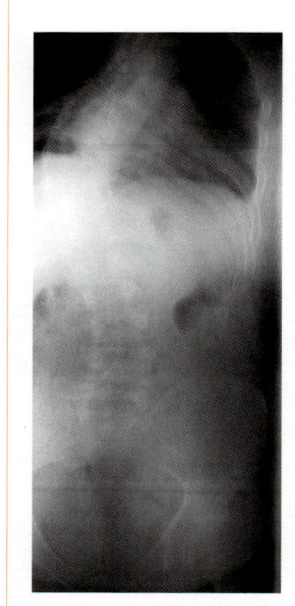

図2 Stickler 症候群にみられた側弯

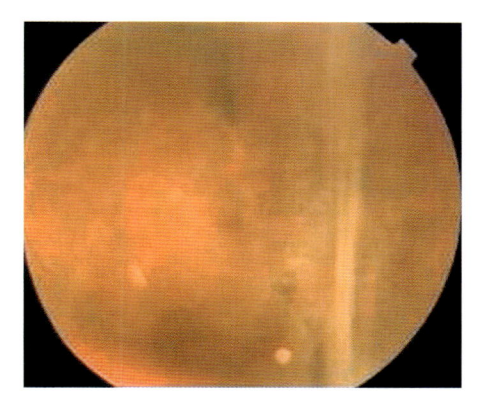

図3 Stickler 症候群に生じた硝子体索状物
著明な硝子体膜様物を認める.

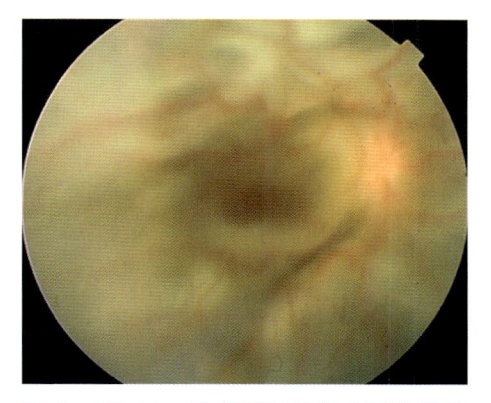

図4 Stickler 症候群に生じた裂孔原性網膜剝離
硝子体の液化変性が著明で,年齢に比較して胞状の網膜剝離を認める.

剝離作製が困難であることが多い.筆者は双手法を用いて赤道部までは人工的後部硝子体剝離を作製し,さらにその周辺側の残存硝子体に対しては輪状締結術を行う方針としている.また,Stickler 症候群では,しばしば精神発達遅滞を合併しているため,網膜剝離の発見が遅れ,より重症化してしまうことが多い.若年者の網膜硝子体ジストロフィの経過観察時には,このような点も十分に考慮に入れたうえで,定期的な眼底検査を施行することが重要である.

カコモン読解 第19回 一般問題 52

Stickler 症候群で正しいのはどれか.2つ選べ.
a 側弯症　　b 角膜混濁　　c 核白内障　　d 網膜剝離
e Ⅰ型コラーゲンの異常

解説　Stickler 症候群は,眼および全身の結合組織に異常を来たす常染色体優性遺伝疾患で,2型プロコラーゲン遺伝子の突然変異が原因とされている.随伴する全身症状としては感音性難聴,口蓋裂,下顎低形成,側弯などの骨関節異常などがある.眼所見は重篤で進行性の近視,硝子体の液化変性,硝子体索状物などを認め,約50％に裂孔原性網膜剝離が発症するとされている.

模範解答　a, d

(池田恒彦)

瞳孔散大を伴う動眼神経麻痺では、脳動脈瘤（IC-PC*2 aneurysm）を強く疑う．

視野検査：Goldmann 視野計による周辺部視野を含めた視野所見を得られるのが理想であるが，時間的制約から対座法（対面視野法）によって大きな視野欠損の有無をみる必要もある．

主な脳血管障害*3

脳動脈瘤：三大好発部位として IC-PC，前交通動脈（A-com）および中大脳動脈第1分岐部がある．それぞれ動眼神経麻痺，視交叉または視神経の圧迫および同名半盲を呈することがある．そのほか内頸動脈海綿静脈洞部や内頸眼動脈分岐部などがあり，巣症状として外眼筋麻痺や視力視野障害を来たしうる．

くも膜下出血：全体の 70％ は脳動脈瘤破裂が占め，10％ が脳動静脈奇形で発症し，もやもや病が原因となることもある．急激にくも膜下腔に動脈性出血が起こるため，頭蓋内圧が亢進するとともに視神経鞘中膜下にも血液が侵入する．これに網膜出血（内境界膜下出血），硝子体出血，網膜下出血を来たした状態を Terson 症候群という．Terson 症候群の原因として，従前急激な頭蓋内圧の上昇に伴う網膜中心静脈の圧迫が唱えられてきた[1]が，その機序では網膜下出血の発生を説明できなかった．最近の MRI を用いた観察では，視神経鞘内に入り込んだ血液が網膜中心動静脈の視神経実質を貫く部位付近から網膜中心動静脈に沿って視神経中心部を穿破して内境界膜下に侵入して直接血腫を形成し，その圧によって硝子体や網膜下腔に出血を来たす機序が強く示唆されている[2]*4．

脳梗塞および脳出血：出血性病変か梗塞性病変かは，頭部 CT や頭部 MRI 検査にて確定診断される．病変の存在部位によりさまざまな巣症状を示す．眼科的には瞳孔異常，視力視野障害，眼球運動障害を呈する．前述の画像診断によって病巣診断のための眼科的検査の重要性は相対的に低下してはいるものの，障害の重症度や経過観察におけるこれら検査の重要度は変わらない．

慢性硬膜下血腫：高齢者では，軽微な外傷後に硬膜下腔に血液が貯留する．受傷後2，3か月たってから発症することも多い．頭蓋内圧亢進によるうっ血乳頭やその後の視神経萎縮，血腫による圧迫で同名半盲を来たすこともある．診断のポイントは，脳血管障害でもこのような慢性疾患が存在するということを念頭におくことと思われる．

（中澤　満）

---

*2 IC-PC
内頸動脈後交通動脈分岐部

*3 専門医認定試験で脳血管障害に関連した問題としては，内頸動脈海綿静脈洞瘻が出題されやすい．内頸動脈の動脈血が海綿静脈洞に流れ込むので静脈圧が上昇し，さまざまな眼所見を呈することになる．静脈圧の上昇は結膜静脈，房水静脈，上眼静脈の圧を上昇させるため，眼圧上昇と網膜中心静脈閉塞症の原因となる．網膜中心静脈閉塞症は，静脈うっ滞網膜症，不完全閉塞型，非虚血型，切迫型などと称される視力良好な病態となる．

内頸動脈海綿静脈洞瘻とは直接関連がないものの，解答の選択肢として挙げられることの多い疾患を以下に解説しておく．血管雑音は，眼球に聴診器を当てて聴取するほぼ唯一の疾患と考えてよい．眼球運動障害は，海綿静脈洞を通過する動眼神経や滑車神経の圧迫により生ずる．結膜充血も主要な所見であるが，結膜下出血ではないことに留意する．

文献は p.271 参照.

*4 Virchow-Robin 腔
脳ではリンパ管が存在しないため，脳実質に貯まった組織液などは脳動静脈と実質のあいだをすり抜けて脳脊髄液に吸収される．この潜在的間隙のことを Virchow-Robin 腔という．視神経においては，網膜中心動静脈が眼球後方約1cmの部分で視神経を貫き，視神経実質内を通る部分がそれに相当する構造とも考えられる．Terson 症候群での血液の眼球内侵入経路としての役割を果たすことが考えられている[2]．

脳腫瘍

頭蓋内圧亢進症状

うっ血乳頭：脳腫瘍があると，占拠性効果や水頭症により頭蓋内圧が亢進し，両眼にうっ血乳頭がみられることが多い（図1）．うっ血乳頭では，初期には視力低下などの視機能障害はなく，両眼が5秒間くらい暗黒となる一過性視力消失（blackout）が唯一の自覚症状である．

外転神経麻痺：頭蓋内圧が亢進すると両側性の外転神経麻痺がよく出現する．成人では複視を自覚するが，小児では親が外転神経麻痺による内斜視に気づいて来院する（図2）．

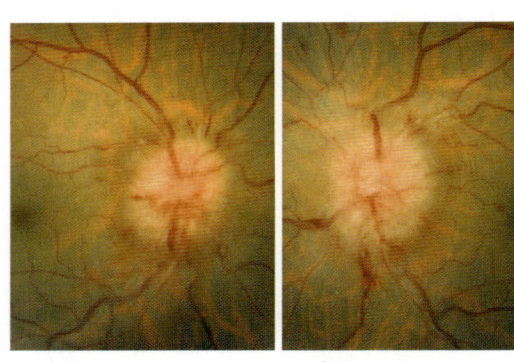

a. 右眼　　b. 左眼

図1　転移性脳腫瘍によるうっ血乳頭
50歳男性で，直腸癌の多発性脳転移により頭蓋内圧が著明に亢進した．

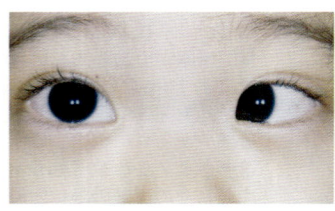

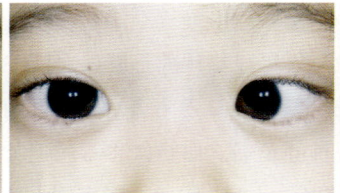

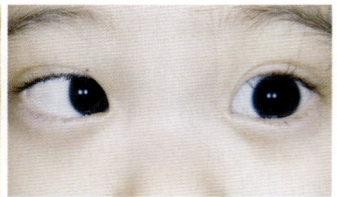

a.　　b.　　c.

図2　頭蓋内圧亢進による両側外転神経麻痺
後頭蓋窩髄芽腫の8歳女児で，水頭症で引き起こされた両側外転神経麻痺による内斜視で発見された．

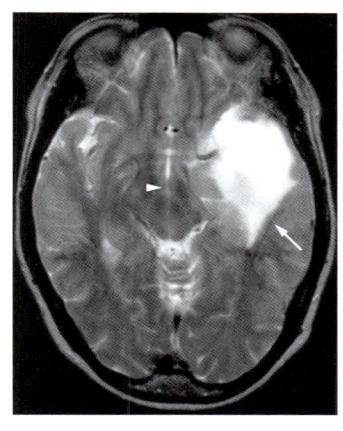

図3 左側頭葉星細胞腫の水平断MRI T2強調画像
右上1/4同名半盲が検出された44歳女性で，腫瘍（矢印）で圧排され正中線が右方へ偏位（矢頭）していた．

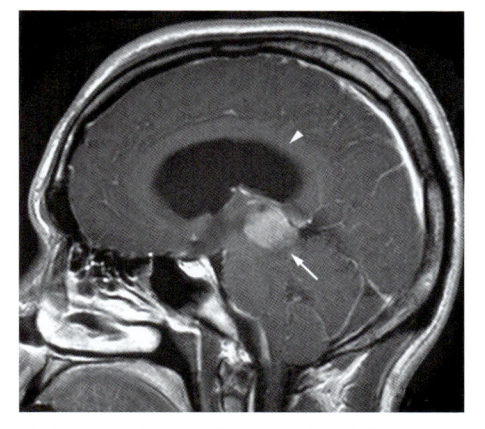

図4 松果体部胚細胞腫の矢状断造影MRI T1強調画像
中脳水道症候群を呈した30歳男性で，腫瘍（矢印）の圧迫による中脳水道閉塞で水頭症（矢頭）を併発し，うっ血乳頭も出現した．

テント上腫瘍[*1]

前頭葉腫瘍：片眼の視神経萎縮に他眼のうっ血乳頭を伴うFoster-Kennedy症候群を呈することがある．

側頭葉，頭頂葉腫瘍：側頭葉腫瘍では上1/4同名半盲，頭頂葉腫瘍では下1/4同名半盲がみられる（図3）．

テント下腫瘍

中脳腫瘍：中脳背側の松果体部腫瘍では，垂直注視麻痺に加え斜偏位（skew deviation），輻湊後退眼振，視蓋瞳孔などの中脳水道症候群がみられる．中脳水道閉塞により水頭症が起こり，うっ血乳頭が必発する（図4）．中脳被蓋に発生する血管腫では，動眼神経部分麻痺を来たしやすい．

橋腫瘍：成人では血管腫，小児では橋部膠腫が大部分を占める．外転神経麻痺が多いが水平注視麻痺を呈することもある．小脳橋角部腫瘍では，外転神経麻痺，顔面神経麻痺や聴神経障害に加え，左右側方注視で振幅と頻度が異なるBruns眼振もみられる．

小脳腫瘍：髄芽腫や星細胞腫などの小脳腫瘍では，上向き眼振（upbeat nystagmus）や下向き眼振（downbeat nystagmus）が出現しやすい．

[*1] **Hutchinson瞳孔**
テント上腫瘍によるテント切痕ヘルニアでは，Hutchinson瞳孔と呼ばれる，片眼の散瞳を初発症状とする動眼神経麻痺が起こる．生命予後不良の徴候である．

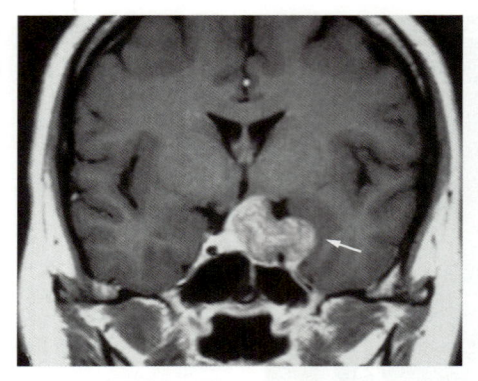

図5 鞍結節髄膜腫の冠状断造影MRI T1強調画像
左眼視力低下で来院した36歳女性で，左眼の中心暗点に加え右眼にも軽度の上耳側半盲が検出され，腫瘍（矢印）の左視神経視交叉移行部障害による連合暗点を示した．

トルコ鞍近傍腫瘍

視交叉近傍腫瘍：視交叉の圧迫による両耳側半盲が特徴である．下垂体腺腫では上方耳側視野，頭蓋咽頭腫では下方耳側視野の障害が強い．鞍結節髄膜腫は，片側の視神経視交叉移行部を圧迫し，病巣側眼の視力低下を来たす中心暗点と健側眼の上耳側半盲を伴う連合暗点[*2]がみられる（図5）．下垂体腺腫内に出血や梗塞が起こる下垂体卒中では，激しい頭痛や急激な視力低下に加え，早期から動眼神経麻痺が出現する．

斜台部腫瘍：斜台部の脊索腫では両側性の外転神経麻痺が起こる．

海綿静脈洞部腫瘍：髄膜腫や転移性腫瘍が多い．髄膜腫による動眼神経麻痺では，発現時に異常神経支配の症状[*3]がみられる．また，激しい頭痛を伴う外転神経麻痺をみたときは，上咽頭腫瘍の伸展を考える．

（石川　弘）

[*2] **連合暗点**
徐々に進行する一眼の視力低下をみたときは連合暗点を疑い，視力良好眼で上耳側半盲の有無を確認する．色視標を用いた対座法が有用である．

[*3] **primary aberrant oculomotor regeneration**
動眼神経麻痺の発現時に，内転や下転時の瞼裂開大などの異常神経支配の症状を伴う特異な徴候で，海綿静脈洞部の髄膜腫や内頸動脈瘤でみられる．

多発性硬化症

疫学と発症機序

多発性硬化症（multiple sclerosis；MS）は，中枢神経系の慢性炎症性脱髄性疾患で，病変が時間的，空間的に多発することを特徴とし，高緯度地域に発症率が高く，白人に多い疾患である[1]．2004年に行われたわが国の調査によると，有病率は7.7/10万人，好発年齢は10～50歳のあいだ，特に30歳前後であり，男女比は1：4と女性に多い[2,3]．原因は不明だが，病巣にはリンパ球やマクロファージの浸潤があることから，炎症機序により脱髄が起こり，その誘因としては，遺伝的背景や環境要因，ストレス，ウイルス感染などが考えられている[1]．わが国で多発性硬化症は，脳病変を主体とする通常型（classic MS）と，視神経炎と脊髄炎を示す視神経脊髄型（optic-spinal MS；OSMS）に分類される．

症状とMRI所見

視力低下，複視，感覚障害，平衡障害，構音障害，排尿障害，運動麻痺，Lhermitte徴候[*1]，Uhthoff現象[*2]など，病変部位によって多彩な症状を来たし（空間的多発），症状は自然に，あるいは治療によりある程度回復し，再発する（時間的多発）[1]．血液検査では通常合併症がない限り異常所見はない．髄液検査では急性期にリンパ球主体の細胞の軽度の増加を示すことが多く，オリゴクローナルバンド（oligoclonal bands；OB）が陽性となることもある[1]．脳MRIでは，脱髄斑はT1強調で等信号，T2強調で高信号を示し（図1），急性期には造影で増強される[1]．また，FLAIR画像で脳室は黒く，病巣は白く描出されるので，病変と脳室との区別をつけやすい[1]．病巣は脳室に接してみられることが特徴で，円形や楕円形をしていることが多く，楕円形の病巣の長軸は脳室に対し，垂直であることが多い（ovoid lesion）[1]．

多発性硬化症は視力低下（視神経炎）で発症することが比較的多いため[1]，眼科検査は重要である．視力低下以外の眼症状は，脳幹

文献はp.272参照．

[*1] **Lhermitte徴候**
頸部屈曲時の電撃痛．

[*2] **Uhthoff現象**
労作時または体温上昇時に症状が急激に憎悪する現象．

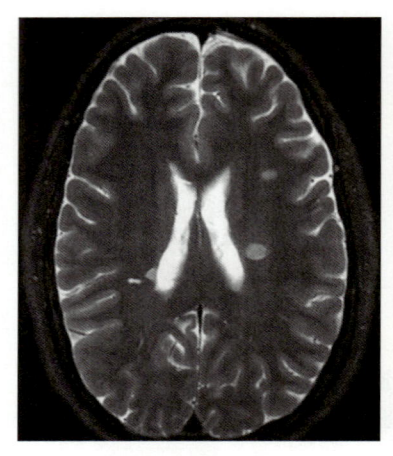

図1 MRI T2強調画像
楕円型の高信号域を認める．
(Dutton JJ：Radiology of the orbit and visual pathways. Philadelphia Saunders Elsevier；2010. p.311.)

表1 厚生労働省免疫性神経疾患調査研究班による多発性硬化症の診断基準（2003年）

主要項目
(1) 中枢神経内の2つ以上の病巣に由来する症状がある（空間的多発性）
(2) 症状の寛解や再発がある（時間的多発性）
(3) 他の疾患（腫瘍，梅毒，脳血管障害，頸椎症性ミエロパチー，スモン，脊髄空洞症，脊髄小脳変性症，HTLV-I-associated myelopathy，膠原病，Sjögren症候群，神経Behçet病，神経サルコイドーシス，ミトコンドリア脳筋症，進行性多巣性白質脳症など）による神経症状を鑑別しうる．

検査所見
髄液のOB（等電点電気泳動法による）が陽性となることがある．ただし陽性率は低く，視神経脊髄型で約10％，それ以外で約60％である．

参考事項
(1) 再発とは24時間以上持続する神経症状の増悪で，再発の間には少なくとも1か月以上の安定期が存在する．
(2) 1年以上にわたり持続的な進行を示すものを慢性進行型とする．症状の寛解や再発がないにもかかわらず，発症時より慢性進行型の経過をとるものを一次性慢性進行型とする．再発寛解期に続いて慢性進行型の経過をとるものを二次性慢性進行型とする．一次性慢性進行型の診断は，McDonaldの基準に準じる．OB陽性あるいはIgG indexの上昇により示される髄液異常は診断に不可欠で，空間的多発性（MRIまたはVEP異常による），および時間的多発性（MRIまたは1年以上の持続的な進行による）の証拠が必要である．
(3) 視神経炎と脊髄炎を数週間以内に相次いで発症し，単相性であるものをDevic病とする．1か月以上の間隔を開けて再発するものは視神経脊髄型とする．
(4) 病理またはMRIにて同心円上病巣が確認できるものをBaló病（同心円硬化症）とする．

OB：オリゴクローナルバンド，VEP：視覚誘発電位．

部病変が原因の眼球運動障害による複視がある[1]．

視神経炎の自覚症状は，急激な視力低下が多く，眼痛・眼球運動痛を伴うこともある．眼科検査では病眼の視力低下，視野異常（典型例では中心暗点を示すが，それ以外も起こりうる），中心フリッカー値低下，片眼発症ならば患眼の相対的求心性瞳孔反応欠損（relative afferent pupillary defect；RAPD）を認める．眼底所見では，視神経乳頭の腫脹を認める場合（視神経乳頭炎）と認めない場合（球後視神経炎）の両方がある．MRIでは，STIR（short T1 inversion recovery）画像やT2強調画像で視神経の高信号，T1強調造影脂肪抑制画像において視神経の造影効果を認める．

診断

中枢神経内の二つ以上の病巣に由来する症状があること，症状の再発・寛解があることに加え，他の疾患（腫瘍，梅毒，脳血管障害

など）による神経症状を除外する必要がある．厚生労働省研究班の診断基準を**表1**に示す．

　視神経炎の診断は，前述の眼科的検査とMRIから行う．鑑別診断としては，虚血性視神経症，Leber遺伝性視神経症などが挙げられるが，高齢者では虚血性視神経症との鑑別が困難な場合も少なくない．

治療

　急性増悪期にはステロイドパルス療法を行う．また，再発・進行予防のためにインターフェロンβ[*3]や免疫抑制薬を使用し，加えて症状に応じた対症療法を行う．視神経炎に対してもステロイドパルス療法を行う．

予後

　再発・寛解を繰り返しながら，慢性に経過する[*4]．再発の頻度は症例によって異なるが，再発・寛解を繰り返しながら，ある程度経過した後に徐々に病状が進行していく例や，頻回に再発を繰り返し寛解せずに短期間に増悪していく例もある（**表1**）[4]．球後視神経炎の約20％は多発性硬化症に発展する[4]．

視神経脊髄炎とOSMS

　近年，視神経炎と横断性脊髄炎を特徴とする視神経脊髄炎（neuromyelitis optica；NMO）とOSMSが同一疾患か否かの議論がなされているが，結論はまだ出ていない．またNMOの症例で，アストロサイトの足突起に高密度に発現している細胞膜の水チャネル，"アクアポリン4"に対する抗体の陽性例が多く報告されており，抗アクアポリン4抗体とNMOの発症の関連性が注目されている．視神経炎単独症例でも抗アクアポリン4抗体陽性例が報告されており，陽性例では抗体陰性例よりも高齢で発症し，視力予後も不良など，MSに合併する視神経炎と異なったいくつかの特徴をもつ[6][*5]．

（黒川　徹）

[*3] わが国ではIFNβ-1a（アボネックス®，週1回筋注），IFNβ-1b（ベタフェロン®，隔日皮下注）の2薬品が，現在認可されている．

[*4] MSにおける網膜神経線維層の減少が，脳萎縮の程度と相関することが光干渉断層計（optical coherence tomography）を使用した研究で報告された[5]．多発性硬化症の経過の指標として，網膜神経線維層厚の測定は今後重要となる可能性がある．

[*5] 米国のONTT（optic neuritis treatment trial）の結果では，視神経炎は自然寛解により視機能の改善される点が強調されているが[6]，抗アクアポリン4抗体陽性視神経炎は予後不良例もあり，視神経炎の診断治療において，「視神経炎は自然回復を期待できる疾患である」という患者への説明は，今後控えるべきかもしれない．

4. 神経・筋肉疾患

重症筋無力症

病型と疫学

　重症筋無力症（myasthenia gravis；MG）は，全身の骨格筋の筋力低下と易疲労性を主症状とする自己免疫性疾患であり，本疾患における自己免疫機序の主な標的は，神経筋接合部[*1]のシナプス後膜に存在するアセチルコリン受容体（acetylcholine receptor；AchR）である．

　臨床病型として眼筋型と全身型の2型があり，約50％が眼筋型として発症する．眼筋型の50〜60％が全身型へ移行し，その大半は発症初期の2年以内に起こり，2年以上経過すると全身型への移行の危険性は著明に低下するという[1]．全経過中では，眼症状は90％以上の高頻度で出現する．

　まず，わが国における本症の疫学的基本事項をまとめる（表1）．2006年の全国調査では有病率は人口10万人当たり11.8，女性に多く，好発年齢は5歳未満の幼児と20〜50歳代にかけて多い．欧米の報告と異なるのは，5歳未満の発症が多い点である．また，前回（1987年）の全国調査と比較して65歳以上の高齢発症例が2倍以上増加しているという[2]．

　本項では，眼筋型MGの診断と治療とを述べる．

眼筋型MGの診断

　厚生労働省調査研究班の診断基準（表2）では，眼疾患についても鑑別診断すべき疾患が多く挙げられている．言い換えれば，眼瞼下垂と複視を呈する疾患は，すべて本症が鑑別対象となることを示している．

　まず発症様式について，眼筋型MGの発症は急性であり，ある日突然に自覚することが多く，しばしば上気道炎などの感染症が契機になる．次に症状には日内変動，日々変動など，なんらかの変化がみられることが大きな特徴であり，眼前の患者の所見はその観点からみる必要がある．

　図1に，眼瞼下垂の場合に眼筋型MGと診断するフローチャート

[*1] **神経筋接合部**
神経終末，接合部間隙，シナプス後膜から構成される．神経終末にAch分子を内包したシナプス小胞がある．神経興奮により放出されたAch分子がシナプス後膜のAchRに結合すると，終板電位が上昇し，閾値を超えると筋活動電位が生じて筋が収縮する．

文献はp.272参照．

表1　重症筋無力症の疫学的基本事項

有病率
11.8（人口10万人当たり）
性比
1.7：1 女性＞男性
好発年齢
5歳未満と20〜50歳にピーク
発病年齢中央値
45.1歳 （男性49.1歳＞女性43.0歳）

（重症筋無力症全国臨床疫学調査2006による．）

表2　重症筋無力症の診断基準
（厚生労働省免疫性神経疾患に関する調査研究班 1997）

1. 自覚症状
- (a) 眼瞼下垂
- (b) 複視
- (c) 四肢筋力低下
- (d) 嚥下困難
- (e) 言語障害
- (f) 呼吸困難
- (g) 易疲労性
- (h) 症状の日内変動

2. 理学所見
- (a) 眼瞼下垂
- (b) 眼球運動障害
- (c) 顔面筋筋力低下
- (d) 頸筋筋力低下
- (e) 四肢・体幹筋筋力低下
- (f) 嚥下障害
- (g) 構音障害
- (h) 呼吸困難
- (i) 反復運動による症状増悪（易疲労性），休息で一時的に回復
- (j) 症状の日内変動（朝が夕方より軽い）

3. 検査所見
- (a) エドロホニウム（テンシロン）試験陽性（症状軽快）
- (b) Harvey-Masland 試験陽性（waning 現象）
- (c) 血中抗アセチルコリンレセプター抗体陽性

4. 鑑別診断
眼筋麻痺，四肢筋力低下，嚥下・呼吸障害をきたす疾患はすべて鑑別の対象になる．

Eaton-Lambert 症候群	Tolosa-Hunt 症候群	血管炎
筋ジストロフィ	脳幹部腫瘍・血管障害	神経 Behçet 病
多発性筋炎	脳幹脳炎	サルコイドージス
周期性四肢麻痺	単純ヘルペス・その他のウイルス性脳炎	多発性硬化症
甲状腺機能亢進症		急性播種性脳脊髄膜炎
ミトコンドリアミオパチー	脳底部髄膜炎	Fisher 症候群
進行性外眼筋麻痺	側頭動脈炎	先天性筋無力症候群
Guillain-Barré 症候群	Wernicke 脳症	先天性ミオパチー
多発性神経炎	Leigh 脳症	ミオトニー
動眼神経麻痺	糖尿病性外眼筋麻痺	眼瞼けいれん
		開眼失行

診断の判定
確実例：1. 自覚症状の1つ以上，2. 理学所見 (a)〜(h) の1つ以上と (i), (j), 3. 検査所見1つ以上が陽性の場合

疑い例：上記1. 自覚症状の1つ以上，2. (a)〜(h) の1つ以上と (i), (j) があるが，3. 検査所見が陰性の場合

を示す．補助的検査の眼筋型 MG における陽性率は，テンシロンテスト[*2] 60% 程度，waning 現象[*3] 40% 以下であり，抗 AchR 抗体[*4] 50% 程度であるため，これらの検査が陰性でも眼筋型 MG を否定することはできない．したがって，臨床症状について MG としての特徴を注意深く観察して診断を導く必要がある．

眼瞼下垂の診断のポイント（図2, 3, 4）

① 本当に眼瞼下垂？（図2）：患者は下垂眼が患側と考えるが，時に対側の眼瞼後退がみられることがあり，相対的に下垂しているように自覚されることがある．また，MG には約 10% に甲状腺機能異常

[*2] テンシロンテスト
エドロホニウム塩化物（アンチレクス®）を投与してコリンエステラーゼ活性を抑制することで一過性に筋力回復が得られる．眼症状が"著明に改善する"ことを陽性と判定する．
慎重投与：喘息，最近の腸閉塞・尿管結石の既往，不整脈，未治療の高血圧および小児の場合には入院させて神経内科，小児科に依頼したほうがよい．眼筋型での診断感度 60%，特異度 97%[3)]．

[*3] waning 現象
筋電図で反復刺激試験（1〜3Hz の反復刺激）による複合筋活動電位の振幅が減少することを指す．診断感度 10〜40%，特異度 89〜98%．

[*4] 抗 AchR 抗体
AchR に対する多クローン性自己抗体．補体存在下で細胞膜障害を起こしてシナプス後膜のひだが平坦化し，AchR 密度が減少する．そのため神経筋接合部での伝達効率が障害され，脱力，易疲労性を来たす．眼筋型では，本抗体の陽性率は約 50% である．

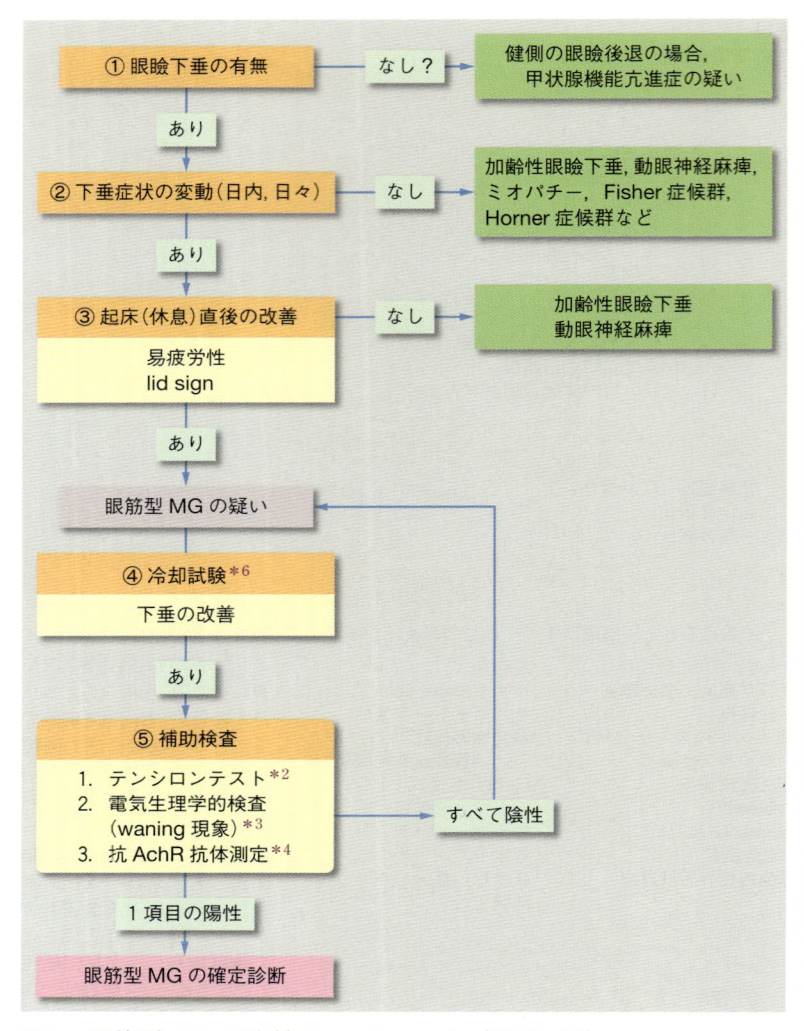

```
①眼瞼下垂の有無 → なし？ → 健側の眼瞼後退の場合，
                          甲状腺機能亢進症の疑い
  ↓ あり
②下垂症状の変動（日内，日々） → なし → 加齢性眼瞼下垂，動眼神経麻痺，
                                      ミオパチー，Fisher症候群，
                                      Horner症候群など
  ↓ あり
③起床（休息）直後の改善 → なし → 加齢性眼瞼下垂
  易疲労性                        動眼神経麻痺
  lid sign
  ↓ あり
眼筋型MGの疑い ←──────┐
  ↓                    │
④冷却試験*6             │
  下垂の改善            │
  ↓ あり               │
⑤補助検査              │
  1. テンシロンテスト*2  │
  2. 電気生理学的検査    │── すべて陰性
     （waning現象）*3    │
  3. 抗AchR抗体測定*4    │
  ↓ 1項目の陽性
眼筋型MGの確定診断
```

図1 眼筋型MGの診断フローチャート（眼瞼下垂）

を合併することにも留意する．

②症状の変動：MGでは起床直後に軽快し，通常，時間経過とともに増悪する．これに類似した日内変動は加齢性眼瞼下垂例でもしばしば訴えるが，加齢性の場合には，下垂の改善は起床（開瞼）直後ではないことが多い．

③視診，眼瞼の詳細観察：上方視での易疲労性（図2b），閉瞼（上眼瞼挙筋の休息）後の回復（図4）を認めれば理学所見は陽性である．その他のlid signとしてCogan's lid twitch sign*5，see-saw lid現象（図3）があり，認められれば有力な所見となる．瞳孔不同がないことを確認し，動眼神経麻痺（下垂側が散瞳），Horner症候群（下垂側が縮瞳）を鑑別する．MGでは内眼筋障害は出現しないので

*5 Cogan's lid twitch sign
下方視から正面視にさせると，患側眼瞼だけが正面視での眼瞼の高さをovershootする現象で，MGに特異的といわれる[4]．

*6 冷却試験（ice pack test）
氷嚢や保冷剤を2分間，患側の上眼瞼皮膚に当てて冷却させる．冷却解除直後に判定する．簡便，安全，安価．外来でテンシロンテストが使用しにくい例や禁忌例にも行える利点がある[5]．診断感度97％，特異度98％．

4. 神経・筋肉疾患　55

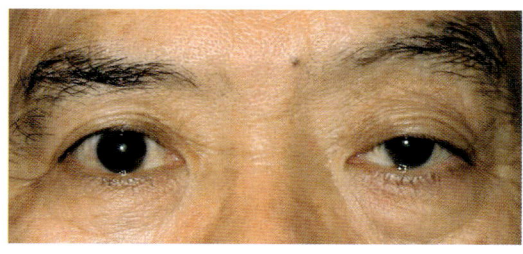

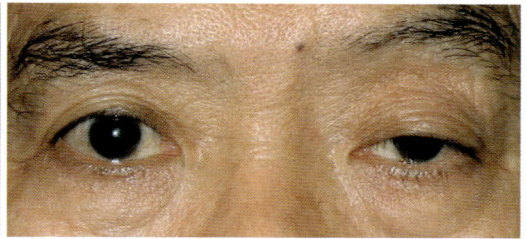

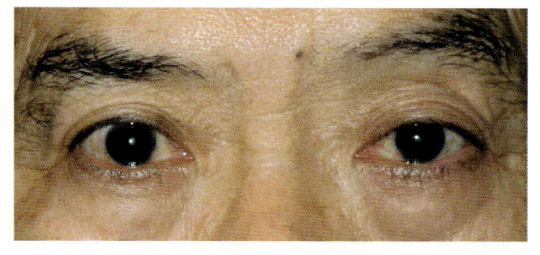

図2　重症筋無力症の眼瞼下垂
a. 左眼瞼下垂がみられる．
b. 上方視後に下垂が増悪する．
c. 冷却試験直後に増悪した眼瞼下垂が回復（陽性所見）．

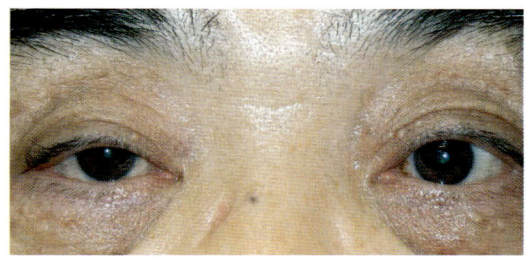

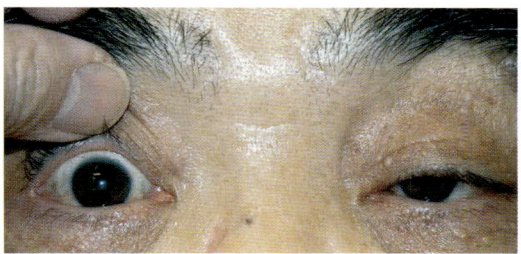

図3　see-saw lid 現象
患側眼瞼を他動的に挙上させると対側眼瞼がシーソーのように下がる現象．MGに特異的ではないが，高頻度にみられる．

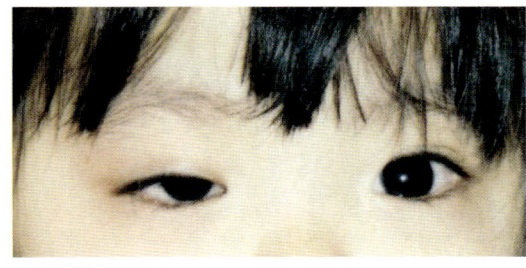

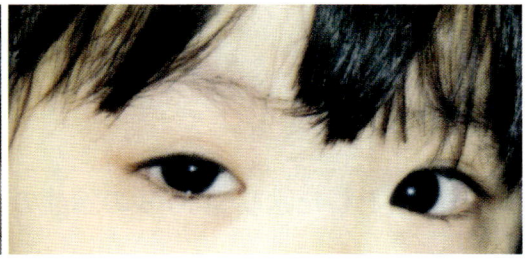

a. 睡眠前　　　　　　　　　　　　　b. 睡眠後，眼瞼下垂の改善
図4　重症筋無力症
5歳，女児．症状の変動がみられる．

陰性所見として重要である．

④ **冷却試験**[*6]：前述の観察でMGを疑った場合には，冷却試験を行い，下垂が明らかに改善する場合に陽性と判定する（図2c）．

⑤ **補助検査**：冷却試験が陽性であれば，テンシロンテストもほぼ陽

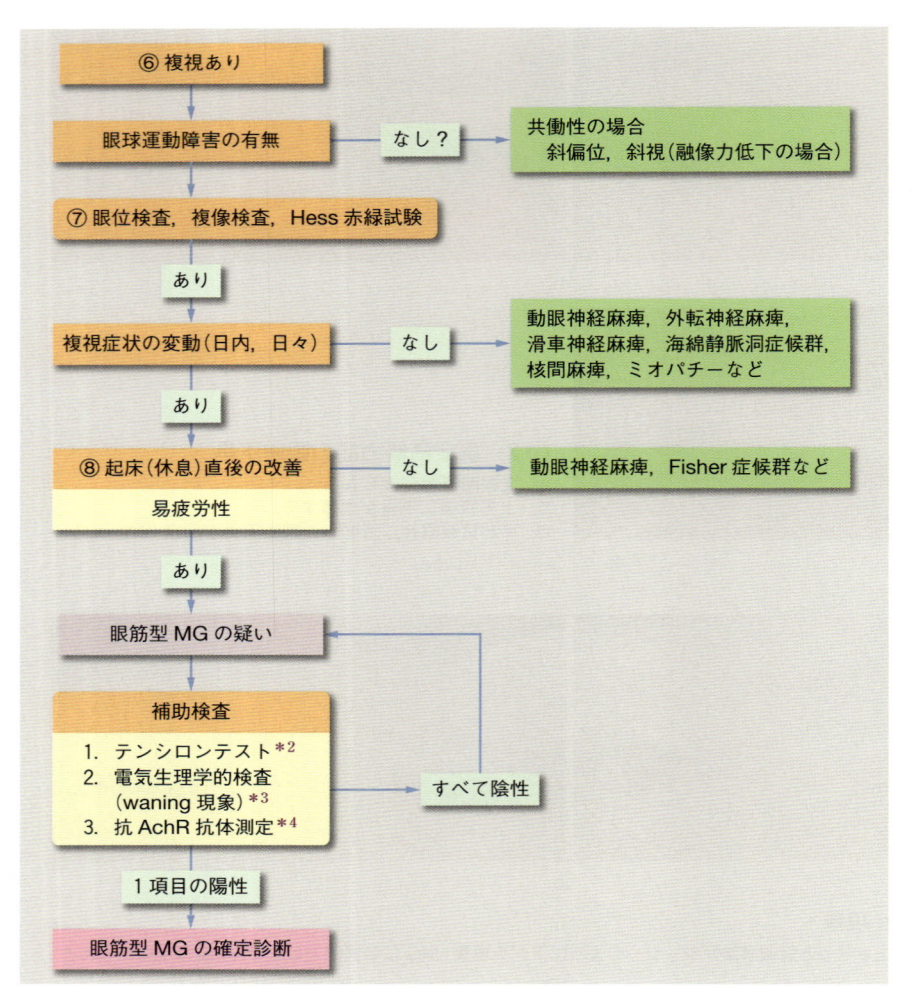

```
⑥ 複視あり
    ↓
眼球運動障害の有無 ── なし？ → 共働性の場合
    ↓                              斜偏位，斜視（融像力低下の場合）
⑦ 眼位検査，複像検査，Hess 赤緑試験
    ↓ あり
複視症状の変動（日内，日々） ── なし → 動眼神経麻痺，外転神経麻痺，
    ↓ あり                              滑車神経麻痺，海綿静脈洞症候群，
                                        核間麻痺，ミオパチーなど
⑧ 起床（休息）直後の改善 ── なし → 動眼神経麻痺，Fisher 症候群など
    易疲労性
    ↓ あり
眼筋型 MG の疑い ←─────────────┐
    ↓                            │
補助検査                         │
1. テンシロンテスト*2            │
2. 電気生理学的検査 ── すべて陰性┘
   （waning 現象）*3
3. 抗 AchR 抗体測定*4
    ↓ 1項目の陽性
眼筋型 MG の確定診断
```

図5 眼筋型 MG の診断フローチャート（複視）

性である．加えて waning 現象および抗 AchR 抗体が陽性の場合には，全身型へ移行する傾向が示唆される．

複視を主訴とした眼筋型 MG の診断のポイント（図5）

⑥ **主訴**：見えにくい，ぼやっとする，目が疲れやすいなど複視として自覚されない場合がある．特に高齢者では，白内障など視力障害を合併しているために複視の自覚が得られにくいことがある．

⑦ **眼位検査・複像検査・Hess 赤緑試験**：正面眼位，9方向眼位を検査する．あらゆる眼球運動障害について MG を鑑別疾患に加えて考える．特に末梢神経麻痺では説明できない眼球運動障害の組み合わせをみた場合には，MG を疑う（例：外転と内転制限の合併，上転と外転制限の合併など）．

⑧ **易疲労性の確認**：複視を訴える方向を注視し続けるように指示すると複視が明らかに増悪，眼位ずれが増大すること，あるいは衝働性運動を続けさせると，運動速度が低下することで易疲労性を確認する．

顔面の知覚低下がないこと：三叉神経第1枝の障害が合併していれば，海綿静脈洞，眼窩尖端部での障害を考える．

治療

眼筋型MGの治療の目的は，眼症状の改善と全身型への進行予防である．

眼筋型MGにおいても全身型MGと同様に胸腺腫がみられれば，胸腺摘除術の適応とされるため，本症と診断した場合には必ず，胸部CTあるいはMRIを撮る．薬物治療としては従来，抗コリンエステラーゼ薬が第一選択であったが，複視の改善度が低いことが欠点であった．これに対し副腎皮質ステロイドは眼症状に対して有効性が高く，また，全身型への進行を予防可能とされるために同薬を発症初期から用いることを推奨する報告がみられる．しかし，いまだその有効性は確立したものではないという[6]．眼筋型の一部に四肢の筋電図異常を示す症例，抗AchR抗体価の高い例があることを考慮すれば，全身型と同等の治療を初期から行うことに合理性はあると考えられる．しかし，すべての症例に適応すべきか否かは，難しい問題である．長期間のステロイド治療による種々の副作用は決して軽いものではなく，個々の症例にステロイドの有効性と副作用とを十分に説明して行うべきであろう．ステロイド治療に抵抗性がある場合には，全身型に準拠してタクロリムスなど，ほかの免疫抑制薬を用いることがある．

抗コリンエステラーゼ薬：代表的な抗コリンエステラーゼ薬としてメスチノン®がある．60mg/錠，1日3錠，分3での経口投与が基本．1日300mgまでにとどめる．30分以内に効果が出現し，3〜4時間持続する．

その他には，ウブレチド®とマイテラーゼ®がある．ウブレチド®（5mg/錠，成人では1日5〜20mgを1〜4回に分割経口投与）は，薬効は弱いが，持続時間が長く，眼筋型の治療に適しているとされる．マイテラーゼ®（10mg/錠，5mg〈半錠〉1回投与から開始．1回10mg，1日40mgを超えない）は，メスチノン®よりも効果が強く，持続も長く，副作用も強い．

副腎皮質ステロイド（プレドニン®経口漸増投与法）：最小有効量は10〜50mg/隔日といわれる．5mgから漸増投与して症状が寛解した投与量を数か月維持したのちに漸減する．多くは2年以内で離脱できるが，まれに減量すると再燃する例もみられる．ステロイド療法の副作用として白内障，骨粗鬆症，肥満，高血圧，糖尿病などがあるが，高齢者では既往にもっている例がしばしばみられ，十分な注意のもとで使用する必要がある．

> **カコモン読解　第20回 一般問題68**
>
> 眼筋型重症筋無力症について正しいのはどれか．
> a 無治療でも全身型には移行しない．
> b 抗コリンエステラーゼ薬が著効する．
> c 高齢者では拡大胸腺摘除が第一選択である．
> d 小児では眼瞼下垂の方が眼球運動障害より多い．
> e 抗アセチルコリン受容体抗体陽性率は90％以上である．

[解説]　眼筋型重症筋無力症（以下，眼筋型MG）とは，眼瞼下垂と複視を主訴とし，眼瞼挙筋，外眼筋および眼輪筋に限局した筋力低下を来たす重症筋無力症の一病型であり，MGFA Class I[*7]に相当する．

a は×．眼筋型MGとして発症した症例の約50％は，全身型に移行するといわれる．全身型への移行例では，全身症状が出現するのは発症初期（6か月以内）に多く，その80％以上が2年以内に移行する．言い換えれば，眼筋型のままで発症後2年を経過すれば全身型への移行の危険性は低いと考えられている．

b は×．抗コリンエステラーゼ薬は眼瞼下垂には著効するが，複視には限定的な効果にとどまることが多い．

c は×．高齢発症の眼筋型MGでは，少なくとも1年間は内科的治療で経過を観察する．拡大胸腺摘除術[*8]の適応は限定的であり，第一選択とはならない．胸腺腫のある全身型MGでは，本術式は高齢者でも長期の寛解導入を目的とした第一選択の治療法である．

d は〇．眼瞼下垂が小児で最も頻度が高い眼症状であり，3歳児以下の片眼の下垂症例では弱視予防を心掛ける必要がある（図5参照）．

e は×．眼筋型の場合には，抗AchR抗体の陽性率は約50％である．全身型の陽性率が80〜90％である．

[模範解答]　d

(加島陽二)

[*7] MGFA分類
MGFA（Myasthenia Gravis Foundation of America）による臨床研究のための症状と重症度の標準化を目指した分類表．Class I〜Vまでの5段階に分類され，眼筋型はMGFA Class Iに相当．Class II以降が全身型で，数字が大きくなるに従い重症となる．

[*8] 拡大胸腺摘除術
胸腺周囲脂肪組織にもリンパ組織が存在することから胸腺および胸腺周囲脂肪組織を含めて摘出する術式．
適応：胸腺腫・胸腺異常のあるMG症例（年齢，臨床型を問わず）．胸腺腫を伴わない眼筋型では，全身型への進行がみられたときなど難治例に適応とされることが多い．

筋ジストロフィ

　筋強直性（緊張性）ジストロフィ（myotonic dystrophy；DM）は，ミオトニア（筋強直），進行性の筋萎縮と筋力低下，多系統臓器の障害を三主徴とする遺伝性疾患（常染色体優性遺伝）と定義される[1]．DM1とDM2に分類されるが，わが国ではDM2の報告はないため，DM1[*1]を指す．本症は特徴的顔貌（図1）から疑うことが多く，斧様顔貌（斧のように顔の下のほうに向かって幅が狭まる），年齢に比べて禿頭が目立つ，後頸部の筋力低下のために首下がりになるなどの特徴をもつ．

ミオトニア

　把握ミオトニアが最も特徴的な症状である．電車のつり革につかまった後や，ドライバーなどの工具を強く握った後に手が開かずなかなか離せないなどのエピソードが多い．電気生理学的検査では，筋強直性放電（myotonic discharge）が重要であり，これをスピーカーを通して聞くと急降下爆撃音とよく似ている．

筋萎縮と筋力低下

　本症はミオパチーであるが，近位筋優位の筋力低下を来たすことの多いほかのミオパチーとは異なり，特徴的な筋力低下を示す．上肢において最も強く障害されるのは前腕の筋で，下肢においては下腿の筋（前脛骨筋や腓腹筋など）の障害が強い．

　病理学的には，筋線維の大小不同，壊死再生，間質の増生などジストロフィにみられる変化に加え，内在核の著明な増加，輪状線維，タイプ1線維萎縮，筋形質塊が特徴的である．

多系統臓器の障害

　ほかの遺伝性筋疾患と異なり，さまざまな臓器の障害を伴う．これらのなかには，呼吸器障害としての嚥下性肺炎，骨格系障害としての関節脱臼，眼障害としての眼球運動障害，眼瞼下垂など骨格筋の障害によるものも含まれるが，糖尿病，脂質異常症，禿頭，認知

文献はp.272参照．

[*1] DM1
DM1は，19番染色体長腕のミオトニンプロテインキナーゼ遺伝子（*DMPK*遺伝子）の3′側非翻訳領域にある3塩基（CTG）反復配列の延長により引き起こされることが明らかとなった．DM1の有病率は10万人あたり5人であり，成人の遺伝性筋萎縮症のなかでは最も頻度が高い．

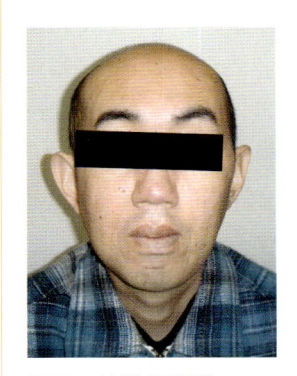

図1　特徴的顔貌
斧様顔貌（斧のように顔の下のほうに向かって幅が狭まる），年齢に比べて禿頭が目立つ，後頸部の筋力低下のために首下がりになるなどの特徴をもつ．

| a. | b. |

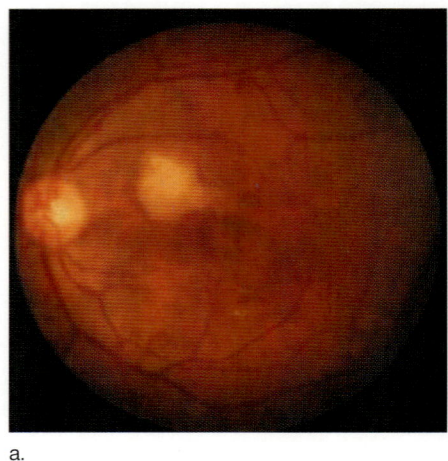

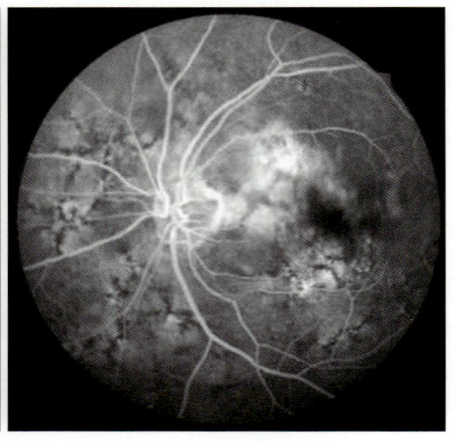

図2 パターンジストロフィのカラー眼底写真および蛍光眼底写真
a. 中心窩鼻上方にみられる白色斑はかなり進行した二次性の変性であり，典型的なパターンジストロフィは通常の眼底検査では判別しがたい．
b. 同症例の蛍光眼底検査では，眼底所見ではみられなかった部位に色素上皮レベルの低蛍光と過蛍光所見が混在して，あたかも模様のようにみられる部分があり，これが典型的なパターンジストロフィである．
（写真提供：シオノ眼科　塩野　貴先生．）

障害，心伝導障害など，骨格筋障害では説明できないもののほうが多い．

　眼合併症としては，白内障が最も頻度が高く，本症の90％以上に認められる．細隙灯顕微鏡所見により，水晶体皮質，特に赤道部付近に myotonic iridescent dust と呼ばれる赤，緑などの多色性閃輝性で，小点状の混濁と浅層皮質の白色顆粒状の混濁を特徴とするVogt型と後嚢下皮質に白色の星芒状混濁，あるいは車軸状混濁を呈する Fleischer 型，これらの混合型に分類され，筋強直性ジストロフィに特徴的とされ，cataracta myotonica と呼ばれている[2]．本症の白内障は若年発症で進行性かつ両眼性である．30～40歳代に手術が必要となることが多い．白内障の進行過程を類推すると，毛様体萎縮およびそれに関係すると考えられる低眼圧などから水晶体に栄養障害が生じ，水晶体上皮細胞の代謝に異常が生じるため，水晶体が混濁するものと考えられている[3]．しかし，水晶体所見のみで本症を鑑別するのは困難である．網膜病変も高率にみられ，網膜電図（electroretinogram；ERG）では，暗順応下 ERG で subnormal を示すものが多く，杆体系優位の障害が示唆されている[4]．網状網膜色素上皮ジストロフィ，パターンジストロフィ（図2），または区画型網膜色素変性や黄斑変性，視神経萎縮などがみられる[5]．眼瞼下垂も軽度のものも含めると，ほとんどの例で認められる．眼球運

動障害*2 は比較的まれであるが，ある場合には内転障害から始まり緩徐進行性の全眼筋麻痺の形をとるとされている[6]．瞳孔異常としては対光反応，輻湊反応が不完全で遅鈍であり，時に縮瞳傾向がみられることや近見反応と対光反応の解離などが知られている．また，びまん性点状表層角膜症などの角膜障害[7]や低眼圧*3 を示すことが指摘されている．

（山崎仁志，中澤　満）

[*2] 眼球運動障害
原因として，ミトコンドリア脳筋症のように外眼筋の変性，菲薄化，萎縮などの病的な変化を指摘するものと，中枢性障害を原因とする説がある．

[*3] 低眼圧
本症では平均眼圧が9〜10 mmHgと低眼圧を示すことが指摘されている．原因として，毛様体の萎縮による房水産生低下によるという説と，中枢性またはホルモンバランス異常によるという説がある．

謝辞：塩野　貴先生（仙台市）のご厚意に深謝いたします．

Leber 遺伝性視神経症

どのような人に起こるのか？

男性発症が多い（90％以上）．男性では，約20〜60％の遺伝子変異保持者が視力低下を来たす．女性では4〜32％の遺伝子変異保持者が視力低下を来たす．発症した女性のほうが，キャリアの女性より子ども，特に女児に発症しやすい．

典型的には15〜35歳までに発症するが，報告では2〜80歳となっており，実際の発症年齢は幅広い．家系内でも発症年齢に差がみられる．

自覚症状は？

視力低下は片眼に無痛性に急性，または亜急性に起こる．霧視を自覚する．引き続き僚眼に数週間から数か月後に発症する[*1]．十数年たってから僚眼に発症した例もあるが，97％が1年以内に発症する．視力低下には，ほかの神経症状は随伴しない．ただし，Uhthoff徴候はみられることがある[*2]．

検査所見の特徴は？

視力は，光覚なしから1.0までさまざまだが，多くは0.1以下である．色覚は重度に障害される．対光反射は，ほかの視神経症と比較すると，保存される．

視神経乳頭の初期変化は，発赤，血管の拡張，蛇行，乳頭周囲細小血管拡張症である（図1）．蛍光眼底造影検査で，蛍光色素の漏出がみられない（図2）．しかし，発症初期でも，まったく乳頭に変化がみられない例もある．乳頭周囲細小血管拡張症は次第にみられなくなる．その後，視神経萎縮に進行する（図3）．乳頭陥凹を形成してくることがある．

視野は，典型的には中心盲暗点である（図4）．初期は，両耳側半盲に似た形で生ずることがある．

[*1] Leber遺伝性視神経症は，その片眼発症数週間から数か月後に僚眼に発症する性質を利用して，僚眼発症前に予防する，神経保護の理想的な臨床モデルであるとされている[1]．

文献はp.272参照．

[*2] Uhthoff徴候
体を温める（運動，入浴など）と，視力障害が引き起こされる現象である．多発性硬化症が有名である．

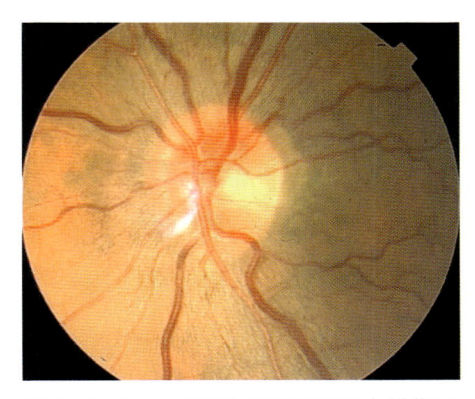

図1 Leber遺伝性視神経症の急性期の眼底写真
発赤，血管の拡張，蛇行，乳頭周囲細小血管拡張症がみられる．

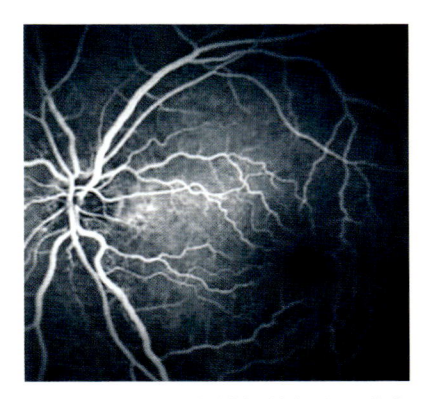

図2 Leber遺伝性視神経症の蛍光眼底造影写真
乳頭周囲細小血管拡張症からの蛍光色素の漏出がみられない．

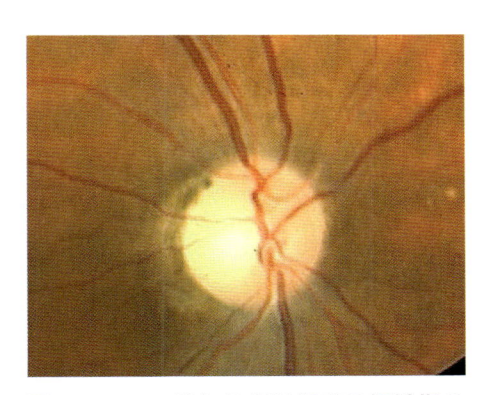

図3 Leber遺伝性視神経症の慢性期の眼底写真
視神経萎縮がみられる．乳頭黄斑線維が障害され，神経線維束欠損が観察される．

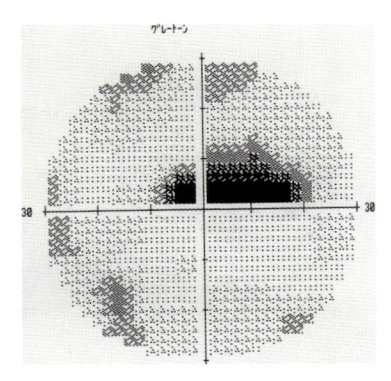

図4 Leber遺伝性視神経症の典型的な視野
中心盲暗点である．

視力予後は？

多くの症例は，視力低下は不変で，改善はみられない．自然改善する症例がまれにある．通常視力改善は，6か月～1年後に起こる．11778点突然変異が最も視力予後が悪く，14484点突然変異が最も予後がよい．再発はまれである．

全身疾患の合併があるか？

WPW (Wolff-Parkinson-White) 症候群や，LGL (Lown-Ganong-Levine) 症候群を合併している例がある．全身神経症状（病的反射，小脳失調，振戦など）を合併する例もある (Leber's plus)[2]*3．CT，MRIでは，通常，異常はみられない．

*3 多発性硬化症にLeber遺伝性視神経症が合併するものがあることが，話題になっている．多発性硬化症による脱髄性視神経炎と異なる経過をとる場合，遺伝子検査が必要になる．逆にLeber遺伝性視神経症をみたら，脱髄の有無をMRIで検査すべきである．

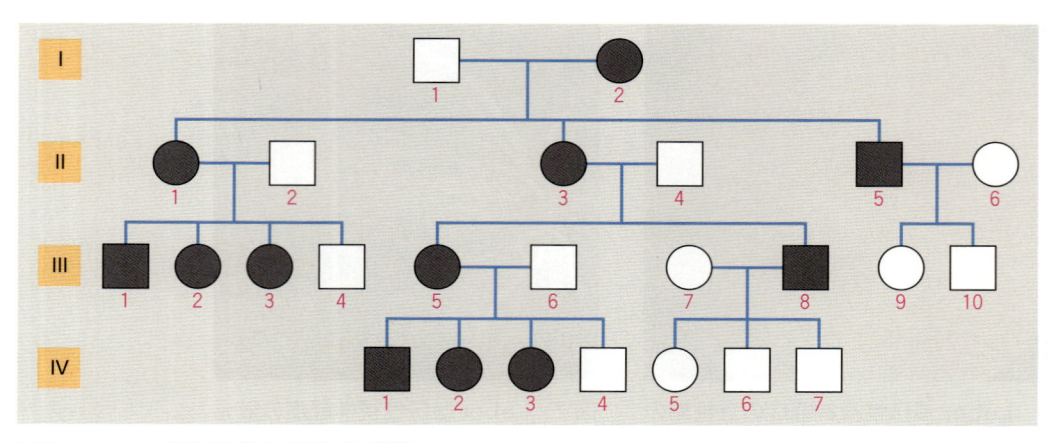

図5 Leber遺伝性視神経症の家系図
母系遺伝を示す.

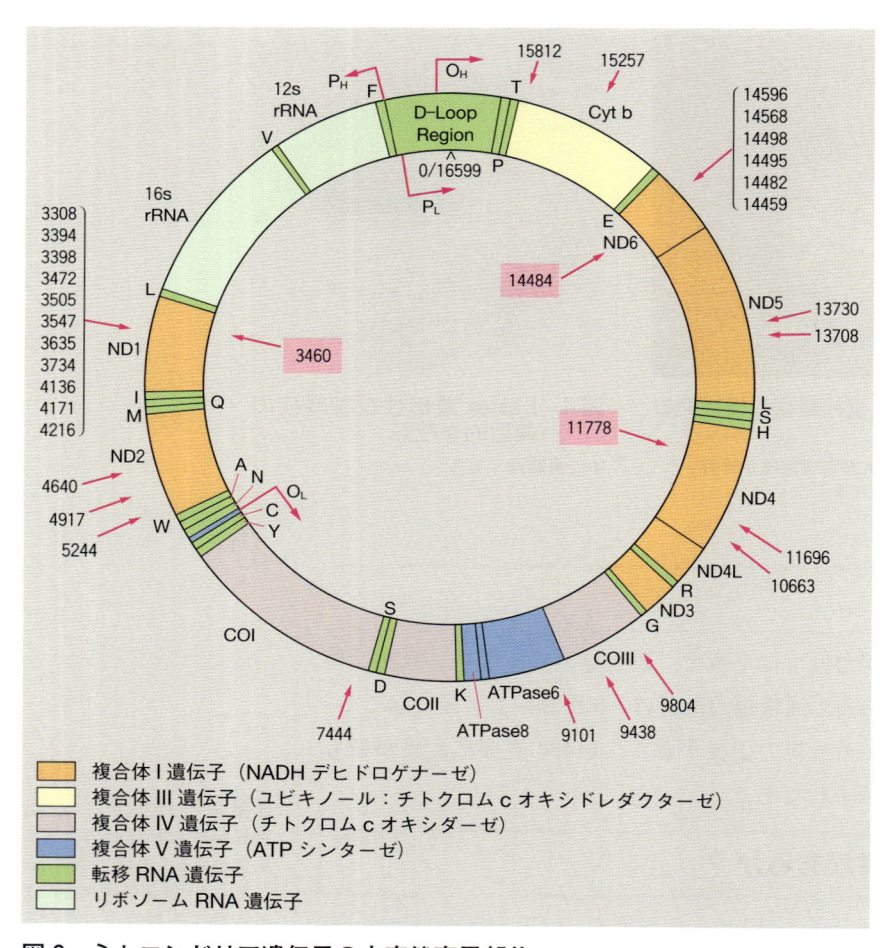

図6 ミトコンドリア遺伝子の点突然変異部位
11778, 14484, 3460が主な変異部位である.
(Newman NJ：Hereditary Optic Neuropathies. In：Miller NR, et al, editors. Walsh & Hoyt's Clinical Neuro-Ophthalmology. 6th ed. Philadelphia：Lippincott Williams & Wilkins；2005. p.465-501.)

遺伝について

遺伝は，母系遺伝を示す（図5）が，孤発例もしばしばみられる．遺伝子変異をもつ母親のすべての子孫が変異を引き継ぎ，しかし，そのなかの女性だけが，また次の世代へ変異を引き継ぐ．ミトコンドリアの点突然変異で起こる．11778，14484，3460が主な変異部位で，全体の90％を占める（図6）．わが国では11778変異が多い．遺伝子変異があれば全例発症するわけではない．ヘテロプラスミーのなかの変異遺伝子の割合，組織のエネルギー需要の多さにより発症するかが決定される．喫煙，外傷，低栄養，アルコール多飲で誘発される．

治療について

現在のところ，有効な治療法はない．酸化的リン酸化経路が障害されるため，抗酸化薬（ビタミンC，E，コエンザイムQ）の投与を行う施設もある．喫煙と，アルコール多飲を避けるよう指導する．

カコモン読解 第18回 一般問題52

Leber遺伝性視神経症で正しいのはどれか．2つ選べ．
a X染色体劣性遺伝である．
b 片眼性である．
c 若年男子の発症が多い．
d 視力は自然に改善する．
e 病変の主座は網膜神経節細胞である．

解説 Leber遺伝性視神経症は，ミトコンドリア遺伝であるので，母系遺伝を示す．また，片眼発症であるが，引き続き僚眼に数週間から数か月後に発症し，両眼性となる．若年男子の発症が多く，視力の自然改善は非常にまれである．病変の主座は，エネルギー需要の最も高い，網膜神経節細胞のP cellにあるといわれ，そのために中心盲暗点を呈する．

模範解答 c, e

> **カコモン読解** 第19回 一般問題68
>
> Leber遺伝性視神経症でミトコンドリアDNAの点突然変異がみられる塩基対はどれか．3つ選べ．
> a 2411　　b 3460　　c 11778　　d 14484　　e 15806

解説　これは覚えるしかない問題である．筆者は，以下のようにして覚えている．

時報で悩んで	三四郎と	医師しわしわ	（筆者による）
(11778)	(3460)	(14484)	

模範解答　b, c, d

（中馬秀樹）

5. 循環器疾患

高血圧・動脈硬化

高血圧患者の眼底診察の重要性

　網膜血管の所見は，眼科的に視機能障害と密接に関連するだけでなく，全身の循環系に影響する疾患の有無や程度，さらにその予後を知るうえでも重要である．特に高血圧・動脈硬化は，生命予後を左右する虚血性心疾患や脳血管障害の病態そのものであるため，その眼底所見は眼科医のみならず内科医にとっても重要な臨床所見である．網膜動脈[*1]は全身の動脈のうち直接観察できる血管であり，その異常所見から全身の同口径の血管（たとえば卒中動脈といわれている中大脳動脈内包穿通枝など）の病態を予測できることは，内科医による全身管理のために重要な情報となる．ここでは，網膜血管の本質的な病態と網膜実質に波及する二次的変化を概説し，数十年にわたって使用されている現行の分類（Keith-Wagener分類慶大変法・Scheie分類）を単なる丸暗記ではなく，生きた知識として理解したい．さらに最近，一連の臨床研究のデータに基づいて，全身合併症・生命予後との関連を記載した新分類（Wong-Mitchell分類）が提唱された．現行の分類と比べて非常にわかりやすく，今後，汎用される可能性があるので紹介しておく．

[*1] 網膜動脈は，おおむね120μm以下の口径やその壁構造から細動脈に分類される．血管壁の構造は単純にいえば，内膜（血管内皮細胞）・中膜（平滑筋細胞）・外膜（結合組織）からなる3層となっている（図1）．

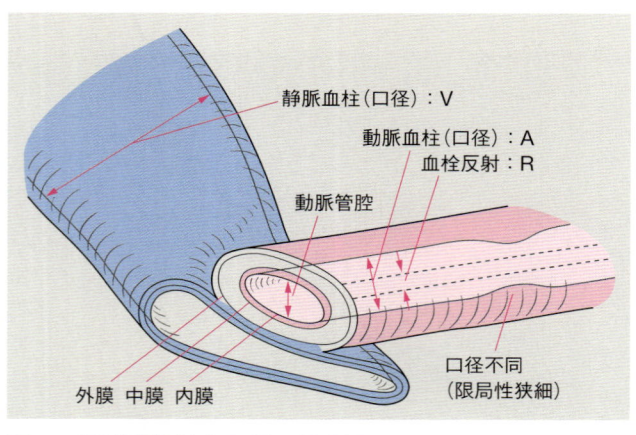

図1　網膜動静脈交叉部の模式図

高血圧と動脈硬化との関連

　高血圧[*2]が動脈硬化に先行することは周知の臨床所見であるが，細胞生物学の立場からも，高血圧という機械的刺激が血管障害を来たして動脈硬化を進展させる分子メカニズムが次々に解明されている．動脈硬化の合併は，血管抵抗のさらなる上昇を来たし，高血圧を促進する．すなわち動脈硬化とは，高血圧による不可逆的な血管リモデリング[*3]ととらえることができ，さらに動脈硬化が高血圧を助長するという悪循環を招いている．高血圧の1割は，腎実質性・腎血管性・内分泌性高血圧などとして原因が特定される二次性高血圧であるが，9割はそれらの除外により本態性高血圧と診断され，原因不明（環境因子・遺伝因子が複雑に絡み合って原因を特定できないもの）である．本態性高血圧は中高年の生活習慣病の一つであり，慢性に経過して動脈硬化を合併するため，中高年の高血圧の眼底所見には動脈硬化性変化も観察される．

高血圧の眼底所見

　高血圧に合併する眼底所見を，機能的（可逆的）な血管けい縮性変化と，器質的（不可逆的）な硬化性変化に大別して概説する．血管けい縮性変化は，Scheie分類にもあるように慣例として高血圧性変化とも呼ばれるが，機能的変化として表現するならば血管けい縮性変化のほうが混乱のない的確な表現と考えられる．概して，若年者の二次性高血圧でみられる眼底変化は，急速で重篤なことが多いため血管けい縮性変化が明らかである．これに対し，中高年者の本態性高血圧では緩徐に進行するため，細動脈硬化性変化が強く出る傾向がある．これらの血管病態に対する治療は眼科医主導ではなく，内科医による全身管理が基本である．

眼底所見（1）血管けい縮性変化

細動脈の"機能的"狭細化・口径不同（図2）：中膜平滑筋の機能的（可逆的）収縮によるもので，血管けい縮性変化の本質的な病態である．後述の出血・浮腫などの網膜実質所見は随伴した二次性変化ととらえてよい．この細動脈狭細化という眼底変化が高血圧の原因なのか結果なのかについては，いまだによくわかっていない．高血圧に反応して，網膜血管系の自己調節機構により細動脈狭細化が生じることは以前より指摘されてはいるものの，最近の疫学調査により，

[*2] 血圧（動脈内腔の圧力）は，心拍出量と血管抵抗の積により規定されるが，血管抵抗を左右するのは主に全身の細動脈レベルである．高血圧は，中膜平滑筋の緊張による血管抵抗の上昇に伴い，代償性に心拍出量が増大した結果生じる．

[*3] 動脈硬化には発症部位や病態機序のまったく異なる三つのタイプ，粥状（アテローム）硬化・細動脈硬化・メンケルベルグ型（中膜）硬化（Mönckeberg's arteriosclerosis）があるが，網膜動脈に発症するのは細動脈硬化である．細動脈硬化では，中膜平滑筋細胞の変性壊死と，それに置き換わる中外膜の線維性肥厚を特徴とする器質的変化がみられる．

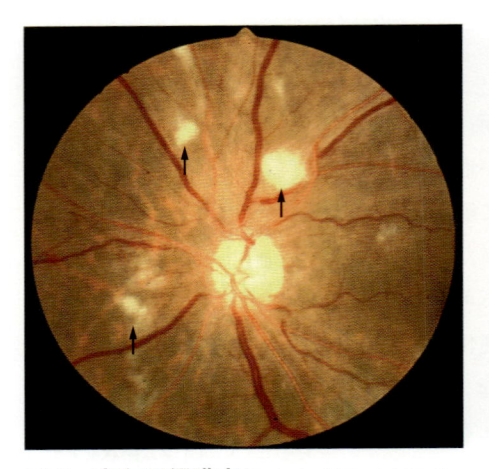

図2 高血圧網膜症(Scheie 分類：H3S2，K-W 分類：III，W-M 分類：中等症 網膜症)
高度の動脈狭細化と軟性白斑（矢印）を認める．

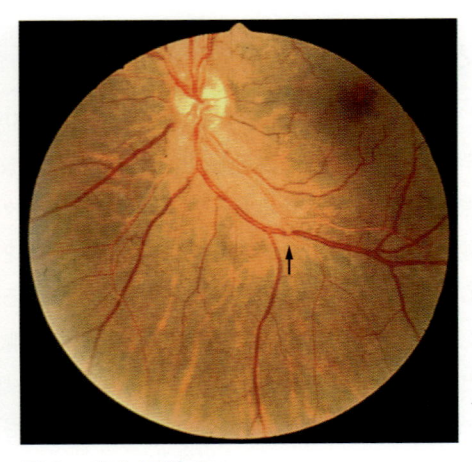

図3 高血圧眼底(Scheie 分類：H2S3，K-W 分類：IIa，W-M 分類：軽症 網膜症)
高度の交叉現象（矢印）と銅線動脈を認める．

網膜動脈狭細化は高血圧の発症に先行することが明らかとなり，高血圧が全身の細動脈レベルの血管抵抗の増大を原因とするという理論を裏づけている．口径不同とは，びまん性ではなく限局性に細動脈狭細化がみられる場合を指し，最近の高度な血圧上昇を示している．網膜における生理的な動・静脈径の比は約2：3であり，狭細化の重症度は判定基準に従って診断する（表1）．

網膜実質の出血・白斑・浮腫（図2）：急激に発症した重症高血圧では，網膜細動脈の強い収縮状態により循環不全が生じており，多発性の微小梗塞や細小静脈血栓を基盤として網膜実質への虚血性・滲出性変化が生じる．このような眼底所見は血管けい縮性網膜症と呼ばれる．網膜出血・硬性白斑・軟性白斑・網膜浮腫・乳頭浮腫など多彩な所見がみられる．

眼底所見（2）細動脈硬化性変化

細動脈の"器質的"狭細化：中膜平滑筋細胞の変性壊死と中外膜の線維性肥厚による血管内腔の器質的（不可逆的）狭窄であり，慢性に経過した高血圧における血管抵抗増大の主因として重要な病態である．機能的狭細化（中膜平滑筋緊張）と器質的狭細化（中外膜線維性肥厚）は混合しながら長期にわたって移行していく．年余を経た高血圧では硬化性変化が進行し，口径不同（限局性機能的狭細化）を伴わないびまん性狭細化[*4]がみられる．

細動脈の血柱反射亢進（図3）：眼底検査において生理的に血管壁が透明であるために血柱表面の反射がみえる．細動脈硬化が始まると

表1 狭細の判定基準

程度	A/V 比*
正常（−）	3/4～2/3
軽度（＋）	2/3～1/2
中等度（＋＋）	1/2～1/3
高度（＋＋＋）	1/3 以下

*動脈口径(A)/静脈口径(V)

[*4] 眼底検査において細動脈狭細化が機能的か器質的かを鑑別するには，現実的には後述の血柱反射の亢進や交叉現象の合併によって総合的に判断することになるため，狭細化という所見はScheie 分類における硬化性変化の判定項目には使用されていないことに注意したい．

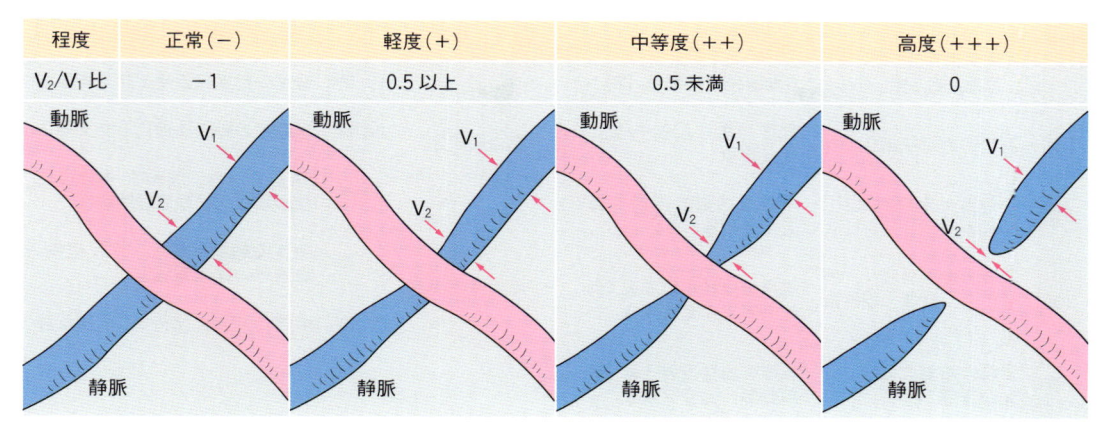

程度	正常（−）	軽度（＋）	中等度（＋＋）	高度（＋＋＋）
V_2/V_1 比	−1	0.5 以上	0.5 未満	0

図 4　交叉現象の判定基準

反射が太くなるが，これは中膜平滑筋層が器質的変化により光学的性質を変えた結果と考えられている．網膜細動脈の血柱径に対する生理的な反射幅の比は約 40％ であり，反射亢進の重症度は判定基準に従って診断する（表 2）．中膜の線維性肥厚が進行することにより反射の幅が血管径まで拡大すると，銅線動脈と呼ばれる．さらに脂質の沈着などの修飾を受けると白みがかった光沢を増し，銀線動脈と呼ばれる．

交叉現象（図 3）：動静脈交叉部での静脈の異常所見である．中外膜の線維性肥厚により硬化した動脈が，低圧の静脈を圧迫し，管腔を局所的に狭細させていることが基本的な原因であるが，動脈壁の器質的変化による不透明化も関与する．判定基準に従って重症度を診断する（図 4）．

表 2　反射亢進の判定基準

程度	R/A 比*
正常（−）	40～50％
軽度（＋）	50～60％
中等度（＋＋）	60％ 以上
高度（＋＋＋）	同上**

*反射線の幅（F）/動脈血柱（A）
**銅，銀線状などの反射色調の変化も観察される．

高血圧の眼底分類

上述のように，高血圧にみられる眼底所見は血管けい縮性変化と硬化性変化の組み合わせである．高血圧の眼底分類は，全身予後の推定や治療効果の判定の指標となるため，内科医との連携のためにも重要である．

Scheie 分類（1953 年，表 3）：網膜血管の変化を高血圧性と動脈硬化性に大別し，それぞれに 4 段階の病期（重症度）を設定した分類である．高血圧を来たす基礎疾患に関係なく二次性高血圧にも使用でき，高血圧に対する内科的診断が下されていなくてもよい．シンプルでわかりやすいため汎用されている．

Keith-Wagener 分類慶大変法（1957 年，表 4）：Keith-Wagener 分類（K-W 分類，1939 年）は，本態性高血圧について内科的所見（血

表3 Scheie分類

	高血圧性変化（H）	動脈硬化性変化（S）
1期	軽度の動脈狭細化	軽度の血柱反射亢進と交叉現象
2期	中等度の動脈狭細化，口径不同	中等度の血柱反射亢進と交叉現象
3期	高度の動脈狭細化，網膜出血，軟性・硬性白斑	高度の血柱反射亢進（銅線動脈）と交叉現象
4期	3期の所見に加えて，乳頭浮腫	高度の血柱反射亢進（銀線動脈）と交叉現象

表4 Keith-Wagener（K-W）分類慶大変法

高血圧眼底	I群	軽度の動脈狭細化と交叉現象
	IIa群	中等度の動脈狭細化と交叉現象
	IIb群	IIa群の所見に加えて，動脈硬化性網膜症，網膜静脈閉塞症
高血圧網膜症	III群	高度の動脈狭細化と交叉現象，血管けい縮性網膜症
	IV群	III群の所見に加えて，乳頭浮腫

表5 Wong-Mitchell（W-M）分類

網膜症の程度	眼底所見	全身との関連*
軽症 網膜症[*5]	動脈狭細化，交叉現象，血柱反射亢進（銅線動脈）	顕在性・潜在性の脳卒中，冠疾患，死亡との弱い関連
中等症 網膜症	網膜出血，毛細血管瘤，軟性・硬性白斑	顕在性・潜在性の脳卒中，心血管障害による死亡，認知能低下との強い関連
悪性 網膜症	中等症の所見に加えて，乳頭浮腫[†]	死亡との強い関連

*オッズ比が1より大きく2未満を弱い関連，2以上を強い関連とする．
[†] 前部虚血性視神経症（片眼性の乳頭浮腫・視力低下・水平半盲を伴う）を除外する．

[*5] この新分類における"軽症 高血圧網膜症"は，Keith-Wagener分類慶大変法では"高血圧網膜症"とは呼ばず"高血圧眼底"に相当するので，用語の使い方には若干の注意を要する．

圧・腎機能など）・生命予後を眼底所見と関連づけた分類である．慶大変法（1957年）は，これに改変を加えた本態性高血圧の眼底分類であり，わが国では汎用されている．特徴としては，高血圧眼底（K-W I, II）・高血圧網膜症（K-W II, IV）という眼底病名をとり入れたこと，網膜静脈閉塞症（K-W IIb）にも対応したことである．ここに記載されている動脈硬化性網膜症（K-W IIb）とは，中等度以上の細動脈硬化性変化（特に交叉現象）に加えて硬性白斑・網膜出血がみられるが，血管けい縮性変化としての軟性白斑を欠く病態を指す．また，血管けい縮性網膜症（K-W III）とは，高度の血管けい縮性変化（細動脈狭細化・口径不同）に加えて軟性白斑・硬性白斑・網膜出血がみられる病態を指す．

Wong-Mitchell分類（2004年，表5）：Keith-Wagener分類やScheie分類は数十年にわたって広く利用されてきたが，4段階の病期のうち初期2段階の変化は，眼科医でさえ日常診療の現場で明確に分類することが容易ではなく，しかも高血圧の程度と密接に相関しているわけではないことが指摘されていた．また，初期から後期まで存

在する細動脈狭細化は，機能的な血管けい縮性変化なのか器質的な動脈硬化性変化なのか，厳密に区別することが不可能な場合も多く，Scheie分類のように高血圧性と動脈硬化性の二本立てに分けて記載することは必ずしも理にかなっていない．これらの批判を踏まえたうえで，高血圧における眼底変化と全身合併症リスクとの関連についての詳細な検討に基づいて，従来の4段階の病期分類と二本立ての記載が見直され，よりシンプルに軽症・中等症・悪性の3段階にまとめられたのがWong-Mitchell分類（W-M分類）である．

カコモン読解　第20回 臨床実地問題19

28歳の女性．両眼の視力低下を訴えて来院した．両眼の眼底写真を図A，Bに示す．診断に必要な検査はどれか．

a 血圧測定　　b 眼圧測定　　c 血糖値測定　　d 頭部MRI　　e 頸動脈超音波検査

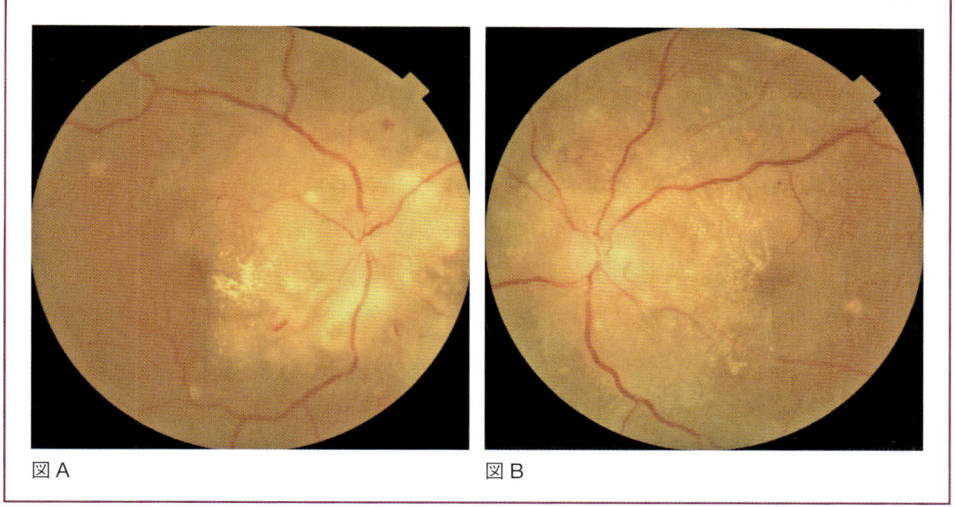

図A　　　　　　　　　　図B

解説　若年者の眼底に著明な動脈の狭細化と口径不同がみられ，二次性高血圧に合併した血管けい縮性変化と考えられる．網膜実質の随伴所見も強く，網膜出血・硬性白斑（左眼では黄斑部の星芒状白斑）・軟性白斑（特に右眼の乳頭周囲）・網膜浮腫・乳頭浮腫を認め，典型的な血管けい縮性網膜症である．グレード分類では，Scheie分類でH4S0，K-W分類に該当せず（K-W分類は本態性高血圧の眼底の判定基準であるため），W-M分類では"悪性 網膜症"．若年者の血管けい縮性網膜症では，速やかに厳格な降圧治療を導入することにより，眼底の正常化と視力の回復を見込める．

模範解答　a

（石田　晋）

眼虚血症候群（内頸動脈閉塞）

疾患概念

内頸動脈閉塞は，頸動脈分岐部の動脈硬化性粥状変化により内頸動脈の狭窄・閉塞が生じ，脳血流の低下や頭蓋内塞栓を引き起こし脳梗塞などの原因となる．眼動脈は内頸動脈より分岐し血流を受けているため，内頸動脈の狭窄や閉塞が進行し，眼循環低下が慢性化して発生する前眼部および後眼部の所見，眼症状を眼虚血症候群（ocular ischemic syndrome）と呼んでいる．高血圧，糖尿病を高率に基礎疾患とし，65歳前後の男性に好発する．

臨床症状，所見

内頸動脈閉塞症の急性眼症状は，網膜中心動脈やその分枝の塞栓による一過性黒内障であり，眼所見には軟性白斑，網膜動脈閉塞症，前部虚血性視神経症を生じうる．慢性所見は眼血流量低下による網膜周辺部の出血や毛細血管瘤，視神経乳頭新生血管，虹彩ルベオーシスや血管新生緑内障である[1]．80％は片眼性に発症する．眼痛は40％の症例で認められるが，眼圧上昇がない場合でも虚血による眼球の鈍痛を自覚することがある*1．前眼部では前房フレアの上昇，前房細胞，角膜後面沈着物が認められることがある．眼虚血が長期化すると虹彩ルベオーシスや白内障を発症する．

眼底所見では血流量が少なく網膜動脈内圧が低下しているため，動静脈交叉部で動脈が静脈を圧迫することはない．また，血管内圧の低下により静脈は平坦化するため，太く拡張してみえる．網膜中心動脈圧が低下すると，虚血により網膜耳側周辺部で網膜血管が脆弱化し，血管が破綻して出血を来たす．中心動脈圧がさらに低下すると，後極部まで網膜出血が及ぶ．したがって，眼底所見は，網膜周辺部からの血管瘤や出血斑から始まり徐々に後極部に及び，乳頭新生血管・虹彩ルベオーシスおよび血管新生緑内障に進展する．よって，一過性黒内障を自覚して眼科を受診してもその初期では眼底所見が周辺部にあり，かつ軽微である．急に循環障害が発生した場

文献は p.273 参照．

*1 患眼が低眼圧を示すことや，血管新生緑内障を伴っても眼圧が 40mmHg 以下であることも多く，高眼圧を示さない症例がしばしば認められる．これは，毛様体の循環血流量低下により，房水産生能が低下しているためと考えられる．

5. 循環器疾患   75

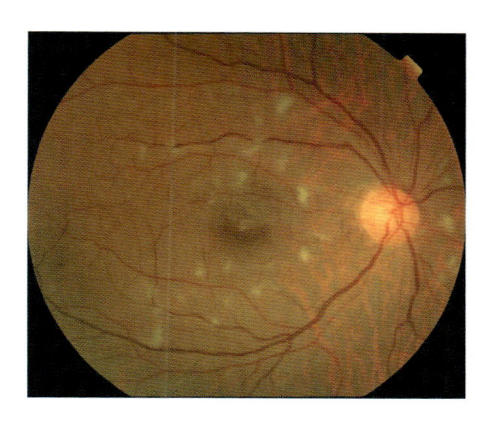

図1　眼虚血症候群に生じた軟性白斑
59歳，男性．右眼の眼痛と視力低下にて来院．網膜静脈は太く拡張してみえ，黄斑部網膜に淡い網膜混濁，軟性白斑が多発している．同側に内頸動脈閉塞と外頸動脈高度狭窄が認められた．

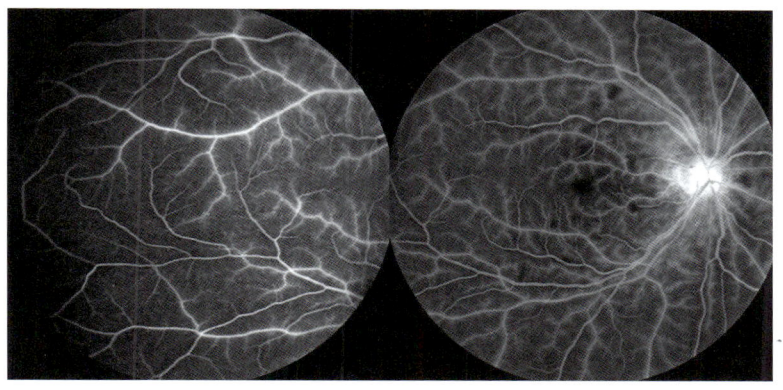

図2　網膜動脈血管壁からの漏出（staining）（図1と同一症例）
フルオレセイン蛍光眼底造影後期像．網膜動脈壁からの蛍光漏出が認められる．腕-網膜循環時間は，30秒と延長していた．

合，周辺部に網膜出血がなくても，黄斑部に虚血による多数の軟性白斑が出現する．中等度以上の視力障害とともに片眼にのみ黄斑部網膜に淡い網膜混濁，軟性白斑が多発した場合は，頸動脈病変の存在を考える必要がある（図1）．

検査，診断

　蛍光眼底造影検査で，腕-網膜循環時間[*2]の遅延，網膜動静脈相の時間延長，脈絡膜血管の斑状充盈や充盈遅延などの所見が診断に特に有用である．虚血が慢性化することにより網膜動脈の血管内皮障害や網膜血管関門のバリア機能の破綻が起き，造影後期に網膜動脈血管壁から漏出（staining）が認められるのが特徴的である（図2）．網膜周辺部で動静脈側副路の形成や無灌流領域が認められる．また，黄斑部にはみられずに周辺部にのみ網膜毛細血管瘤が出現していることが多い（図3）．前眼部蛍光造影は，虹彩ルベオーシスの早期発見に有用である．

[*2] **腕-網膜循環時間**
arm-retina time. 肘静脈にフルオレセインを静注してから乳頭面の網膜中心動脈に出現するまでの時間．通常，10～15秒である．網膜中心動脈閉塞，眼動脈閉塞，内頸動脈閉塞，高安動脈炎などでは遅延を認める．

a.　　　　　　　　　　　　　　　b.

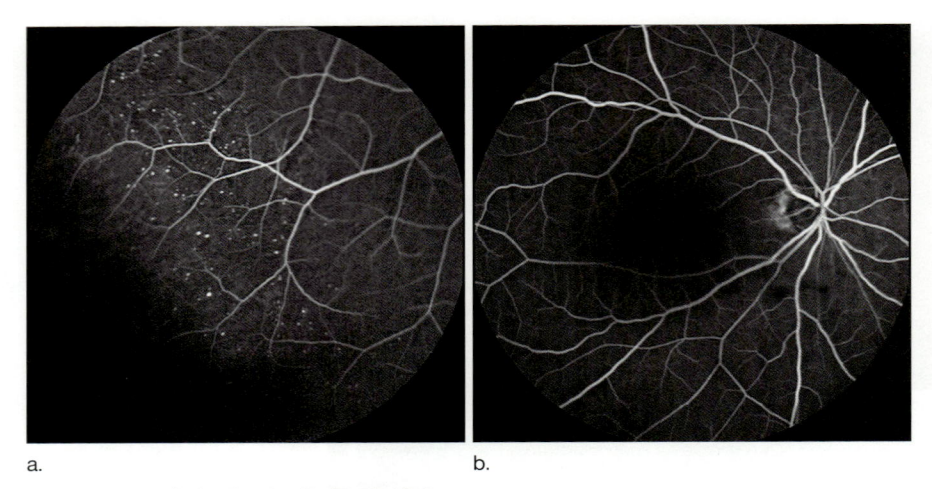

図3　眼周辺部網膜の網膜毛細血管瘤
70歳，女性．右眼の繰り返す黒内障にて来院した．フルオレセイン蛍光眼底造影にて周辺部にのみ網膜毛細血管瘤が認められる．さらにその周辺部は無灌流域となっている（a）．黄斑部には血管瘤はみられない（b）．腕−網膜循環時間は16秒とほぼ正常であったが，同側の内頸動脈分岐部に高度狭窄が認められた．

　網膜電図（electroretinogram；ERG）では，網膜内外層の虚血により，bright flash ERG でa，b波ともに振幅低下が認められる．眼窩カラードップラ検査は眼動脈，網膜中心動脈の血流波形をとらえることができ，動脈内の流速評価に有用である．内頸動脈閉塞症例では，眼動脈での逆流波形[*3]が認められることがある．頸動脈エコーは，非侵襲的かつ簡便で血管内壁の狭窄程度や plaque の有無，動脈硬化の評価が可能である．また，MRA（magnetic resonance angiography）も非侵襲的に頸動脈狭窄の評価が可能であり有用であるが，眼動脈の描出は期待できない．これら非侵襲的な頸部検査を行って確定診断に至らない疑い症例は，頸部血管造影を施行する．内頸動脈閉塞症例では，外頸動脈の側副血行路から眼動脈へ流れる逆流が認められることがある．

[*3] 逆流波形
眼動脈は，眼窩内で多数の枝を出し，眼瞼内眼角部にて外頸動脈由来の顔面血管系と吻合しているため，内頸動脈閉塞の場合には側副血行路が形成される．内頸動脈で高度狭窄や閉塞があると，この側副路から眼動脈に血液が逆流することがあり，眼窩パルスドップラ解析にて逆流波形をとらえられることがある．

治療

　速やかに徹底した汎網膜光凝固術（panretinal photocoagulation；PRP）を施行するが，PRPのみでは虹彩ルベオーシス，乳頭新生血管の完全な消退は困難である．新生血管による隅角閉塞が完成し，PRPのみで眼圧下降が得られない症例には，線維柱帯切除術などの濾過手術が必要になる．最近では，虚血網膜から放出される血管内皮増殖因子（vascular endothelial growth factor；VEGF）の機能を直接抑制するベバシズマブなどの薬剤（抗VEGF抗体）の硝子体内

投与が，血管新生緑内障に使用されるようになってきており，その使用が考慮される．ただし，現時点で血管新生緑内障に対する使用は未承認である．

脳外科的治療は内頸動脈血流改善を目的として，不完全閉塞には内頸動脈ステント留置術（carotid artery stenting；CAS），内頸動脈内膜剝離術（carotid endarterectomy；CEA），完全閉塞には浅側頭動脈-中大脳動脈吻合などのバイパス術が適応となる．しかし，眼虚血症候群の脳外科的血行再建術後の視機能改善あるいは維持率は，CEA術後で40％にとどまり，また，脳外科的治療を施行しても58％が指数弁以下，特に虹彩ルベオーシス眼では97％が指数弁以下であったとの報告もあり，予後不良である[2]．また，閉塞隅角眼では血行再建術後に毛様体循環血流量の回復により血管新生緑内障の増悪が生じることがあるなど，すでに著明な虹彩ルベオーシスを合併している眼では良好な視機能を得ることは難しい．よって，眼虚血症候群の視機能予後をよくするためには血管新生緑内障に至る前，内頸動脈狭窄症の時期に病変を発見・診断することが重要である．

わが国では2008年4月より，頸動脈狭窄症に対する頸動脈ステント留置術の保険診療が承認された．適応は"外科治療CEAが困難なもの"，"総頸動脈または内頸動脈に，症候性50％以上，無症候性80％以上の狭窄病変を有するもの"である．その有用性が一部の条件で認められたにすぎないが，低侵襲血行再建術として近年急速に発展し，新しい選択肢となっている．眼虚血症候群はまれで，その時期や虚血の程度によって所見もさまざまであり，診断に苦慮する疾患であるが，眼科医はその眼所見から早期発見に努め，脳血管外科，循環器内科と連携する必要がある．

（高橋淳士，石子智士）

片頭痛

定義・概要

　片頭痛（migraine）は偏頭痛とも表記する，頭痛の一種である．症状は多岐にわたるが，典型的には頭の片側性に発作的に生じ，拍動を伴う頭痛，悪心，嘔吐，羞明などがあり，4～72時間持続する．約半分から1/3の症例で前兆（aura）と呼ばれる，頭痛に先行する視覚的，嗅覚的，もしくはその他の異常感覚を伴う．前兆にはよくみられる視覚性前兆と，身体感覚を生じる非視覚性前兆が知られて

表1　頭痛の分類

1.	Migraine	片頭痛
2.	Tension-type headache（TTH）	緊張性頭痛（TTH）
3.	Cluster headache and other trigeminal autonomic cephalagias	群発頭痛およびその他の三叉神経・自律神経性頭痛
4.	Other primary headaches	その他の一次性頭痛
5.	Headaches attributed to head and/or neck trauma	頭頸部外傷による頭痛
6.	Headache attributed to cranial or cervical vascular disorder	頭頸部血管障害による頭痛
7.	Headache attributed to non-vascular intracranial disorder	非血管性頭蓋内疾患による頭痛
8.	Headache attributed to a substance or its withdrawal	物質またはその離脱による頭痛
9.	Headache attributed to infection	感染による頭痛
10.	Headache attributed to disorder of homoeostasis	ホメオスターシスの障害による頭痛
11.	Headache or facial pain attributed to disorder of cranium, neck, eyes, ears, nose, sinus, teeth, mouth or other facial or cranial structures	頭蓋骨，頸，眼，耳，鼻，副鼻腔，歯，口あるいはその他の顔面・頭蓋の構成組織の障害に起因する頭痛あるいは顔面痛
12.	Headache attributed to psychiatric disorder	精神疾患による頭痛
13.	Cranial neuralgias and central causes of facial pain	頭部神経痛および中枢性顔面痛
14.	Other headache, cranial neuralgia, central or primary facial pain	その他の頭痛，頭部神経痛，中枢性あるいは原発性顔面痛

（Headache Classification Subcommittee of the International Headache Society：The International Classification Of Headache Disorders, 2nd edition. Cephalalgia 2004；24〈suppl 1〉：9-160.
日本頭痛学会・国際頭痛分類普及委員会：国際頭痛分類第2版 新訂増補日本語版．東京：医学書院；2007.）

表2 片頭痛（migraine）の分類

1.1	Migraine without aura	前兆のない片頭痛
1.2	Migraine with aura	前兆のある片頭痛
1.2.1	Typical aura with migraine headache	典型的前兆に片頭痛を伴うもの
1.2.2	Typical aura with non-migraine headache	典型的前兆に非片頭痛様の頭痛を伴うもの
1.2.3	Typical aura without headache	典型的前兆のみで頭痛を伴わないもの
1.2.4	Familial hemiplegic migraine（FHM）	家族性片麻痺性片頭痛（FHM）
1.2.5	Sporadic hemiplegic migraine	孤発性片麻痺性片頭痛
1.2.6	Basilar-type migraine	脳底型片頭痛
1.3	Childhood periodic syndromes that are commonly precursors of migraine	小児周期性症候群（片頭痛に移行することが多いもの）
1.3.1	Cyclical vomiting	周期性嘔吐症
1.3.2	Abdominal migraine	腹部片頭痛
1.3.3	Benign paroxysmal vertigo of childhood	小児良性発作性めまい
1.4	Retinal migraine	網膜片頭痛
1.5	Complications of migraine	片頭痛の合併症
1.5.1	Chronic migraine	慢性片頭痛
1.5.2	Status migrainosus	片頭痛発作重積
1.5.3	Persistent aura without infarction	遷延性前兆で脳梗塞を伴わないもの
1.5.4	Migrainous infarction	片頭痛性脳梗塞
1.5.5	Migraine-triggered seizure	片頭痛により誘発されるけいれん
1.6	Probable migraine	片頭痛の疑い
1.6.1	Probable migraine without aura	前兆のない片頭痛の疑い
1.6.2	Probable migraine with aura	前兆のある片頭痛の疑い
1.6.5	Probable chronic migraine	慢性片頭痛の疑い

ICHD-IIでは第1項に片頭痛を挙げ，上のように分類している．
(Headache Classification Subcommittee of the International Headache Society：The International Classification Of Headache Disorders, 2nd edition. Cephalalgia 2004；24〈suppl 1〉：9-160.
日本頭痛学会・国際頭痛分類普及委員会：国際頭痛分類第2版 新訂増補日本語版．東京：医学書院；2007．)

いる[1]．国際頭痛学会（International Headache Society）による1994年の国際頭痛分類第2版（International Classification of Headache Disorders 2nd edition；ICHD-II）では，頭痛は表1のように分類され，そのなかでは片頭痛は第1項に挙げられ，表2のように細分化されている[2]．

文献はp.273参照．

表3　ICHD-II による片頭痛診断基準

A.	At least 5 attacks fulfilling criteria B-D	B〜D を満たす頭痛発作が 5 回以上ある
B.	Headache attacks lasting 4-72 hours (untreated or unsuccessfully treated)	頭痛の持続時間は 4〜72 時間（未治療もしくは治療が無効の場合）
C.	Headache has at least two of the following characteristics：	頭痛は以下の特徴の少なくとも 2 項目を満たす
1.	unilateral lacation	片側性
2.	pulsating quality	拍動性
3.	moderate or severe pain intensity	中等度〜重度の頭痛
4.	aggravation by or causing avoidance of routine physical activity (eg, walking or climbing stairs)	日常的な動作（歩行や階段昇降などの）により頭痛が増悪する，あるいは頭痛のために日常的な動作を避ける
D.	During headache at least one of the following：	頭痛発作中に少なくとも以下の 1 項目を満たす
1.	nausea and/or vomiting	悪心または嘔吐（あるいはその両方）
2.	photophobia and phonophobia	光過敏および音過敏
E.	Not attributed to another disorder	その他の疾患によらない

(Headache Classification Subcommittee of the International Headache Society：The International Classification Of Headache Disorders, 2nd edition. Cephalalgia 2004；24〈suppl 1〉：9-160.
日本頭痛学会・国際頭痛分類普及委員会：国際頭痛分類第 2 版 新訂増補日本語版．東京：医学書院；2007．)

頭痛の分類と診断

　頭痛の原因は多様で，片頭痛をはじめ，緊張性頭痛，群発頭痛，外傷によるもの，血管性頭痛，感染や頭蓋内疾患による頭痛，眼鼻口などの症状として現れる頭痛が挙げられる．安易に片頭痛と診断するのではなく，必要に応じて CT や MRI などの検査を行い，ほかの原因を除外することが重要である[3]．片頭痛の診断には頻回の発作，片側だけの持続性の症状などをもとにした国際頭痛学会の診断基準がある（表3）．

症状と分類

　日常よく経験する症状は，①頭痛発生数日前より起こる前駆症状，②頭痛に先行する前兆，③頭痛，④後発症状に分けられる．前駆症状は，頭がぼんやりする，機嫌の変化，気持ちの高揚や低下，肩こり，腹部症状などが知られている．前兆はゆっくりと段階的に起こり，眼症状をはじめ，体の一側の手腕顔面のちくちくとした異常感覚や幻聴，めまいなどの知覚障害，片麻痺，失語，嚥下障害などの運動障害などが起こりうる．頭痛は中等度から強度の頭痛で，

片側性，拍動性，しばしば悪心や嘔吐を伴い，羞明や音声過敏などを訴えることがある．後発症状は機嫌の高揚・低下，認知障害などがある．

眼症状

視覚性前兆は神経症状のなかでも最も頻繁に起こる症状で，光視症，閃輝性暗点[*1]，視野狭窄・欠損（半盲，片側視野欠損，上下半盲，管状視野）や視力低下を認めることがある．

原因

原因は不明であるが，頭蓋内血管の収縮と拡張によるとする血管説や，神経伝達物質であるセロトニンの異常によるとする説が知られている．また片頭痛を誘発する可能性がある因子が報告されており，身体的・精神的ストレス，生活習慣や睡眠の変化，飲酒やチーズ・チョコレート・グルタミン酸ナトリウムといった食事などが知られている．

治療

頭痛予防薬としてエルゴタミン（カフェルゴット®），頭痛にはアスピリンなどの非ステロイド性抗炎症薬（NSAIDs），メトクロプラミド（プリンペラン®）などの制吐薬を投与する．

発作の間欠期には生活習慣の変化や過労，ストレス，食事など誘発因子を避けることが大切と考えられている．発症予防には，カルシウム拮抗薬，β遮断薬，抗うつ薬，抗てんかん薬などが使用されることがある．

最近も遺伝子異常を示唆する報告[4,5]や緑内障との関係を示唆する報告[5]も続いており，今後の原因究明，治療法開発が待たれるところである．

（久冨智朗）

[*1] 閃輝性暗点
頭痛に30分程度先行して，輝くジグザグの線のような模様がみえると感じるものである．

6. 糖尿病

診断, 指標, 分類, 治療

診断

糖尿病に特徴的な細小血管障害の所見（下記指標参照）を認め，空腹時血糖値，HbA_{1c}*1 が高値であれば，確定診断となる．鑑別疾患としては，高血圧，貧血，眼虚血症候群などが挙げられ，それらの疑いがあれば，さらなる精査が必要である．

指標

高血糖状態では病理学的に，網膜毛細血管*2 周皮細胞が消失することが知られている．周皮細胞は血流調節，血液網膜関門（blood-retinal-barrier）の役割，そして内皮細胞の増殖を制御しているため，周皮細胞が消失すると糖尿病網膜症の病変そのものを示すことになる．すなわち，①血管壁の脆弱（毛細血管瘤），②血管透過性亢進（出血，浮腫，硬性白斑），③血流変動（軟性白斑，網膜無灌流領域），④内皮細胞増殖（血管新生）である[1]．

また，高血糖状態で産生促進される終末糖化産物（advanced glycation endproducts；AGE）が，血管内皮増殖因子（vascular endothelial growth factor；VEGF）の発現を誘導することも知られており，VEGFがもつ血管新生作用と強力な血管透過性作用で，さらなる網膜症の進行を引き起こすことになる[2]．

分類

主なものとして，以下の四つが挙げられる[3]．糖尿病眼手帳に記載され，わが国で広く普及しているのは Davis 分類と新福田分類である．

Davis 分類：病期を単純・前増殖・増殖の三つに分け，簡潔明瞭である（"6. 糖尿病／網膜症"の項参照）．

新福田分類（表1）[4]：わが国でなじみ深い分類であり，内科担当医との診療連携に役立っている．しかし，軟性白斑を認める場合 "AⅡ～BⅠ" と記載されがちであり，重症度の判定があいまいになること

---

*1 HbA_{1c}
2010年7月1日より，日本糖尿病学会は糖尿病の新診断基準として "HbA_{1c} 6.5％以上" を診断項目の1つとすることを発表した．また，HbA_{1c} 値の表記を，現行の Japan Diabetes Society（JDS）値表記から，国際的に使用されている National Glycohemoglobin Standardization Program（NGSP）値に換算して表記することもあわせて発表した．JDS 値は NGSP 値よりも 0.4％ 低く測定されるため，新診断基準の HbA_{1c} 6.5％（NGSP 値）とは，これまで日本で使われてきた HbA_{1c} 値（JDS 値）として表記すると 6.1％ になる．JDS 値は日本独自の測定法によって出された HbA_{1c} 値で，今後はその値に 0.4％ を足して HbA_{1c} 値（NGSP 値）として表記することになる．

*2 網膜毛細血管の構造
一層の内皮細胞を取り囲むように，周皮細胞が1対1の割合で存在しており，両細胞間には基底膜がある．周皮細胞は，大血管における平滑筋に相当する役割がある．

文献は p.273 参照．

表1　新福田分類 (1989年)

1. 良性網膜症	a. 単純網膜症 (SDR)	① 軽症単純網膜症（AI） 　毛細血管瘤または点状出血（少数の点状硬性白斑）． ② 重症単純網膜症（AII） 　しみ状出血（硬性白斑，少数の軟性白斑）．
	b. 増殖停止網膜症 (IPDR)*	① 軽症増殖停止網膜症（AIII） 　陳旧性の新生血管（周囲に網膜浮腫，軟性白斑，出血がなく，6か月以上進行を停止しているもの）． ② 重症増殖停止網膜症（AIV, AV） 　陳旧性の増殖網膜症（6か月以上進行なし）．硝子体出血の残るものを AIV，増殖組織のみのものを AV とする．
2. 悪性網膜症	a. 軽症悪性網膜症	① 増殖前網膜症（PPDR：BI） 　明らかな活動性病変（網膜内細小血管異常，軟性白斑，網膜浮腫，線状または火炎状出血，静脈の著明拡張）のいくつかを共存するもの． ② 早期増殖網膜症（EPDR：BII） 　乳頭に直接連絡しない新生血管（NVE：検眼鏡的に増殖組織なし）．
	b. 重症悪性網膜症	① 中期増殖網膜症（MPDR：BIII） 　乳頭に直接連絡する新生血管（NVD：検眼鏡的に増殖組織なし）または乳頭浮腫を伴う後極部網膜のびまん性浮腫． ② 晩期増殖網膜症（FPDR：BIV, BV） 　硝子体腔の変化が強く加味されたもので，単純な硝子体出血または網膜前出血を示すものを BIV，明らかな増殖組織を伴うものを BV とする．
3. 合併症	a. 黄斑病変（M） b. 牽引性網膜剥離（VI または D） c. 血管新生緑内障（G） d. 虚血性視神経症（N）	

*付加記号として光凝固による停止例には（P），硝子体手術による停止例には（Vit）をつける．
NVD：neovascularization of the disc
NVE：neovascularization elsewhere
（福田雅俊：糖尿病網膜症の病期分類．堀　貞夫編．眼科 MOOK 46 糖尿病と眼科診療．東京：金原出版；1991．p.117-125．）

SDR：simple diabetic retinopathy
IPDR：interrupted proliferative diabetic retinopathy
PPDR：preproliferative retinopathy
EPDR：early stage of proliferative diabetic retinopathy
MPDR：middle stage of proliferative diabetic retinopathy
FPDR：final stage of proliferative diabetic retinopathy

がある．網膜光凝固術や硝子体手術が施行されていることを表記できるようになっており，悪性網膜症の治療による緩解を認める場合，良性網膜症である"増殖停止網膜症"と分類することが特徴的である．

ETDRS分類（表2）[5]：米国で行われた大規模な臨床試験 Early Treatment Diabetic Retinopathy Study（ETDRS）による統計学的検討の結果が凝縮されており，客観的かつ再現性の高い分類として有用である．ただし，臨床研究で用いることが前提となっており，日常診療で使用するためには，所見の詳細な記載が必要となる．

表2 ETDRS Final Retinopathy Severity Scale（ETDRS 分類）

レベル	病期	眼底所見
10	網膜症なし	毛細血管瘤やほかの所見がみられない
20	毛細血管瘤のみ	明らかな毛細血管瘤はあるが，ほかの所見はない
35	軽症非増殖網膜症	以下の所見が1つ以上存在する． 　静脈のループ形成≧D/1 　軟性白斑，IRMA または数珠状静脈異常＝Q 　網膜出血が存在 　硬性白斑，軟性白斑≧D/1
43	中等度非増殖網膜症	出血，毛細血管瘤＝M/4-5〜S/1，IRMA＝D/1-3 （両者とも存在する必要はない）
47	重・中等度非増殖網膜症	43の所見および／または下記の所見が1つ以上存在 　IRMA＝D/4-5，出血，毛細血管瘤＝S/2-3 　数珠状静脈異常＝D/1
53	重症非増殖網膜症	下記の所見が1つ以上 　47の所見の内，3分の2以上がみられる 　出血・毛細血管瘤≧S/4-5，IRMA≧M/1 　数珠状静脈異常≧D/2-3
61	軽症増殖網膜症	NVD，NVE を伴わない増殖膜が存在 NVE＝D
65	中等度増殖網膜症	以下の所見のいずれかを伴う 　(1) NVE≧M/1，NVD＝D 　　硝子体出血および網膜前出血＝A または Q 　(2) 硝子体出血または網膜前出血＝D 　　NVE＜M/1，NVD は存在しない
71	危険な増殖網膜症	下記のいずれかの所見を伴う 　(1) 硝子体出血，網膜前出血≧M/1 　(2) NVE≧M/1 　　および硝子体出血・網膜前出血≧D/1 　(3) NVD＝2 　　および硝子体出血・網膜前出血≧D/1 　(4) NVD≧M
75	危険な増殖網膜症	NVD≧M 　および硝子体出血・網膜前出血≧D/1
81	進展した増殖網膜症 部分的に透見不能 黄斑剥離なし	分類不能な NVD，または NVD＜D 　および分類不能な NVE 黄斑の中心部の剥離＜D
85	進展した増殖網膜症 後極部の透見不能 黄斑剥離あり	硝子体出血＝1 または 2 領域に VS 黄斑の中心部の剥離＝D
90	81 または 85 の所見がみられるが，分類不能なもの	

IRMA：網膜内細小血管異常，NVD：乳頭上新生血管，NVE：網膜新生血管．
A：所見なし，Q：疑い，D：明らかに存在，M：中等度存在，S：重症，VS：非常に重症．
1〜5：各所見の眼底に分布する部位を示す．
(船津英陽：IV 糖尿病網膜症の病期分類-4．ETDRS 分類．堀　貞夫ら編．新糖尿病眼科学一日一課．東京：メディカル葵出版；2004．p. 76-78．)

表3 国際糖尿病網膜症重症度分類

病期	臨床所見	リスク
軽症非増殖糖尿病網膜症（mild-NPDR）	眼底に網膜毛細血管瘤のみ認めるもの	
中等症非増殖糖尿病網膜症（moderate-NPDR）	網膜毛細血管瘤以上の病変を認めるが，重症の定義よりは軽症のもの	1年後の早期増殖網膜症への進展率：5.4〜26％ 1年後のハイリスク増殖網膜症への進展率：1.2〜8.1％
重症非増殖糖尿病網膜症（severe-NPDR）	以下の三つの所見のうちいずれかを認め，増殖糖尿病網膜症を認めないものである 1. 眼底の四つの象限にそれぞれ20個以上の網膜内出血を認める 2. はっきりとした数珠状静脈を眼底2象限で認める 3. 明確な網膜内細小血管異常（IRMA）を認める	1年後の早期増殖網膜症への進展率：50.2％ 1年後のハイリスク増殖網膜症への進展率：14.6〜45.0％
増殖糖尿病網膜症（PDR）	眼底に新生血管または硝子体出血，網膜前出血を認めるもの	

IRMA：intraretinal microvascular abnormalities
NPDR：non-proliferative diabetic retinopathy
PDR：proliferative diabetic retinopathy
（病期，臨床所見／三浦　瞳ら：網膜症の症状・診断．ヴィジュアル糖尿病臨床のすべて〈2〉糖尿病合併症—鑑別ポイントとベスト管理法．東京：中山書店；2011．p.46．
リスク／大越貴志子：第Ⅱ部　臓器別のアプローチ眼疾患 1糖尿病網膜症．臨床透析 2008；24：271-273.）

表4 新分類と従来の分類の比較

糖尿病網膜症の主な眼底所見	新福田分類	Davis分類	ETDRS分類	国際糖尿病網膜症重症度分類（International clinical diabetic retinopathy disease severity scale）
毛細血管瘤	A I	単純網膜症	20	軽症非増殖糖尿病網膜症（mild-NPDR）
点状出血			35	
しみ状出血	A II		43	中等症非増殖糖尿病網膜症（moderate-NPDR）*
硬性白斑				
軟性白斑	A II〜B I	前増殖網膜症	47	
IRMA	B I		53	重症非増殖糖尿病網膜症（severe-NPDR）**
静脈異常				
新生血管	A III, B II, B III	増殖網膜症	61, 65	増殖糖尿病網膜症（PDR）
硝子体出血	A IV, B IV, B V		65, 71, 75, 85	
牽引性網膜剥離	VIまたはD		81, 85	

NPDR：non-proliferative diabetic retinopathy
PDR：proliferative diabetic retinopathy
＊硬性白斑，軟性白斑の存在によらない．
＊＊毛細血管瘤が4象限にそれぞれ20個以上あれば severe non-proliferative diabetic retinopathy になる．
（川崎　良ら：AAOによる糖尿病網膜症新分類について．あたらしい眼科 2003；20：865-872.）

国際糖尿病網膜症重症度分類（表 3）[6,7]：わが国で新福田分類が存在するように，世界各国に独自の分類が存在しているため，2002 年 American Academy of Ophthalmology（AAO）により，国際的に統一された糖尿病網膜症の新分類（国際糖尿病網膜症重症度分類）が提唱された．新分類では，ETDRS などの大規模臨床研究の結果に基づいた網膜症の重症化リスクが記載されており，診察所見から具体的な危険度が確認できる．日常診療で使用できるように簡便な分類を目指しており，糖尿病専門の眼科医，内科医に限定せず，一般的な普及が期待されている．

治療

内科的には血糖コントロール[*3]，眼科的には網膜無灌流領域に対する網膜光凝固術が基本であるが，失明の危険性がある増殖糖尿病網膜症まで進行した場合，硝子体手術を選択することになる．近年では，硝子体手術前に抗 VEGF 薬を硝子体注入し，血管新生を抑制させることで手術成績が向上している．抗 VEGF 薬は増殖膜の線維化を促進し，牽引性網膜剥離を増悪する危険性があるため，投与後数日での硝子体手術が推奨されている．また，失明とまではいかないものの，0.1 以下の視力低下を引き起こす危険性のある糖尿病黄斑症に対しては，局所網膜光凝固術やステロイドおよび抗 VEGF 薬の眼局所投与も有効である．

（京本敏行）

*3 血糖コントロールの指標
1 型糖尿病を対象とした Diabetes Control and Complications Trial（DCCT），2 型糖尿病を対象とした United Kingdom Prospective Diabetes Study（UKPDS）などの大規模な臨床研究の結果，HbA_{1c} 7.0 未満の血糖コントロールが細小血管障害を抑制することが報告されている．JDS 値は NGSP 値よりも 0.4％ 低く測定されるため，海外での研究報告では，HbA_{1c} 7.0％（NGSP 値）未満とされている血糖コントロール推奨値が Kumamoto study では，HbA_{1c} 6.5％ 未満（JDS 値）と報告されているのがうなずける．

網膜症

高血糖から視力低下までの流れ

図1に糖尿病網膜症の進行をフローチャートとしてまとめる．糖尿病網膜症は高血糖が原因で発症し，病期Ⅰ：単純糖尿病網膜症，病期Ⅱ：増殖前糖尿病網膜症，病期Ⅲ：増殖糖尿病網膜症，の三つの病期を経て重篤な視力低下に至る（表1）．したがって，最善の治療法は厳格な血糖コントロール（治療法❶）である．近年の血糖コントロール技術の進歩により，以前よりも糖尿病網膜症の発症率は低下していると考えられるが，糖尿病患者数の増加に伴い網膜症患者数の減少傾向はみられていない．

糖尿病網膜症は勤労世代の中途失明の原因の首位を占める．血糖コントロールと手術手技の進歩で，牽引性網膜剥離と血管新生緑内障に対応できるようになり，失明を予防することは可能となってきた．より良い視力を維持するためには黄斑浮腫による視力低下の問

表1　糖尿病網膜症の病期分類（Davis分類）と網膜血管病態

病期Ⅰ
単純糖尿病網膜症 （網膜血管の透過性亢進）
病期Ⅱ
増殖前糖尿病網膜症 （網膜血管の閉塞）
病期Ⅲ
増殖糖尿病網膜症 （網膜血管新生）

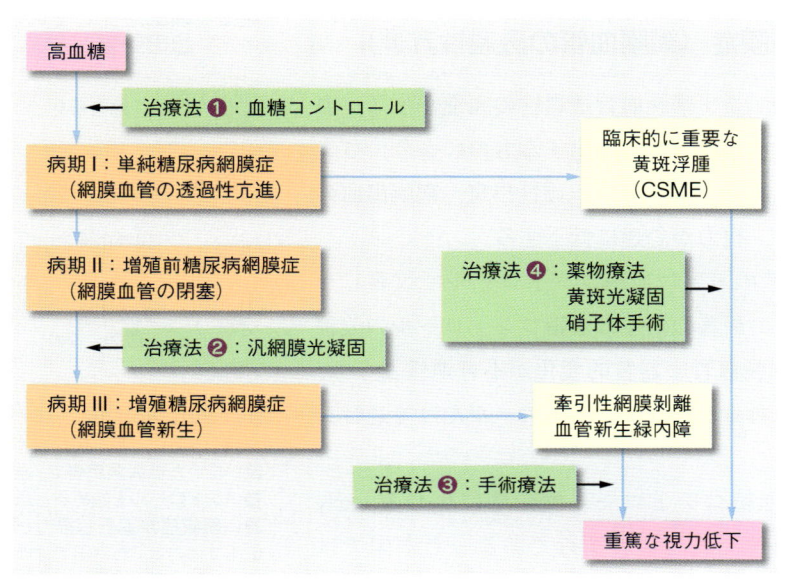

図1　糖尿病網膜症の進行フローチャート
CSME：clinically significant macular edema

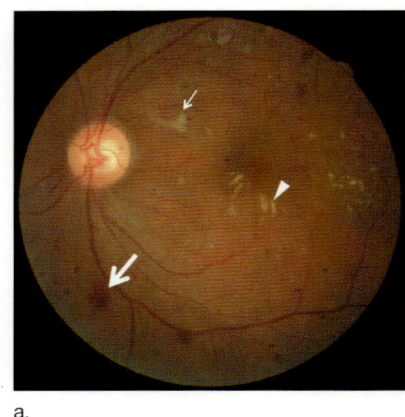

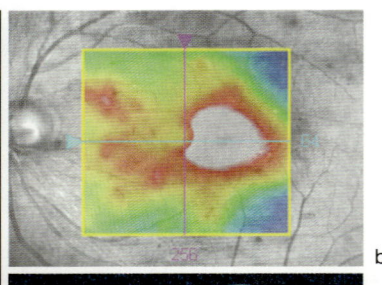

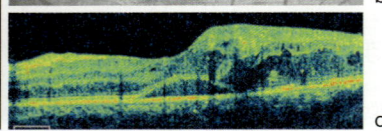

図2 単純糖尿病網膜症の所見

a. 眼底写真網膜内の点状・斑状の出血（大矢印），硬性白斑（矢頭），網膜の小梗塞巣である軟性白斑（小矢印）も見られ，病期は増殖前期に移行しつつある．
b. OCT（optical coherence tomography）像が網膜浮腫の検出にきわめて有効である．Macular cube 像では眼底写真に重ねて色調で網膜の厚みを表現する．白，赤，黄，緑，青の順に網膜が厚い．中心窩の近傍で白と赤があれば網膜は著明に肥厚している．白黒の眼底写真と重ね合わせてあるので，網膜が肥厚している（浮腫がある）部位がよくわかる．硬性白斑は，浮腫がある部位にほぼ一致して存在していることに注目してほしい．硬性白斑は浮腫のサインである．
c. いわゆる OCT 像は，中心窩近傍の断面像を示す．漿液性の網膜剝離と網膜の浮腫がみられる．Macular cube 像での水色のラインの断面図であり，白色の部分は網膜の浮腫が強い様子が，断面図でも確認できる．この時点での矯正視力は 0.7 であった．

題を解決することが重要である．現在のところ，後述のような薬物療法と黄斑光凝固の併用療法を行い，これが無効の場合は硝子体手術を試みることがよいと考えられる．

病期Ⅰ：単純糖尿病網膜症（網膜血管の透過性亢進）

高血糖は血管壁を障害し，まず網膜血管透過性の亢進が生じ，血液の血管外への漏出が起こる．血管外に漏出するものにより，さまざまな眼底所見を呈する（表2）．網膜浮腫，硬性白斑，網膜出血のいずれが中心窩に及んでも，視力が急速に低下する．

治療法❶：早期には血管壁の障害は血糖コントロールで改善しうるので，単純糖尿病網膜症の最善の治療は血糖コントロールの改善である．増殖前期以降は網膜血管の器質的変化が不可逆性となり，血糖コントロールは重要であるが，血糖コントロールだけで進行を止めることはできない．

ここで問題となるのが血糖コントロール開始時に生じる early worsening[*1]と呼ばれる急速な網膜症の進行である．わが国では HbA_{1c} を数か月に 1％ 程度下げる，ゆっくりとしたコントロールが糖尿病網膜症による視力低下の予防に望ましいとされている．

表2 眼底所見とその起因物質

漏出するもの	眼底所見
赤血球	網膜出血（図2a 大矢印）
脂質	硬性白斑（図2a 矢頭）
水分	網膜浮腫（図2b, 2c）

[*1] **early worsening**
血糖コントロール不良が長く続いていた糖尿病患者で，血糖コントロールを始めると急速に網膜症が進行し視力が低下すること．わが国ではゆっくりとしたコントロールで避けられるとされるが，国際的には賛否両論ある．

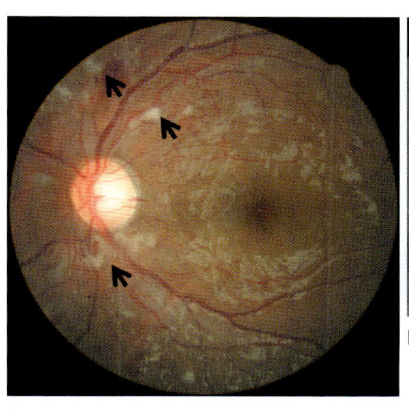

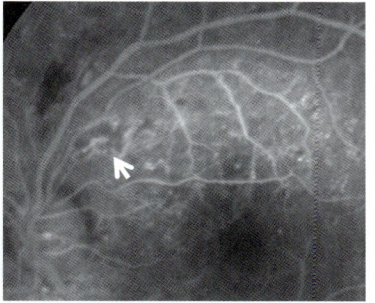

図3 増殖前期の眼底所見
a. 眼底写真．網膜の点状・斑状出血に合わせて軟性白斑が視神経乳頭近傍に多発している．軟性白斑は中枢神経である網膜の小梗塞巣である．
b. 同時期の蛍光眼底造影．軟性白斑に一致して無灌流領域が認められ，軟性白斑が小梗塞巣であることが確認できる．

病期 II：増殖前糖尿病網膜症（網膜血管閉塞）

　高血糖がさらに持続すると網膜血管が閉塞しはじめ，軟性白斑（図3a，矢印）が多発して増殖前糖尿病網膜症に病期が進行する．網膜は中枢神経の一部であり，その細小血管閉塞による梗塞巣が軟性白斑である．これを蛍光眼底造影で観察すると，軟性白斑の部位に一致して無灌流領域が見つかることが多い（図3b，白矢印）．無灌流領域，つまり虚血状態の網膜では vascular endothelial growth factor（VEGF）[*2] の産生が著しく更新する．VEGFの過剰産性は網膜血管新生の誘因となる．

治療法 ❷（汎網膜光凝固）：わが国では無灌流領域を光凝固して網膜の虚血を改善し，血管新生を発生させない予防的な光凝固を行い，網膜血管新生を起こさず，病期を増殖糖尿病網膜症に進めない治療が，広く行われている．無灌流領域を選択的に光凝固して，これが広範であれば結果的に汎網膜光凝固となる．一般に，無灌流領域が3象限以上に広がれば，汎網膜光凝固を施行する[*3]．

病期 III：増殖糖尿病網膜症（網膜血管新生）

　高血糖が持続して無灌流領域がさらに広がると，虚血を代償しようとして網膜血管新生が生じ，増殖糖尿病網膜症へ病期が進行する（図4a）．網膜静脈から発生した網膜血管新生は，網膜と硝子体を架橋し癒着させる（図4b）．

[*2] **VEGF**
成長因子の一つ．動物実験ではVEGFを硝子体に注射し続けると，糖尿病網膜症類似の病変がつくれると報告されている．既存の血管の漏出と血管新生を促進し，その産生は虚血網膜で著しく亢進する．

[*3] **欧米での汎網膜光凝固の適応**
欧米では光凝固の適応決定に原則蛍光眼底造影は行わず，眼底所見が国際分類で重症非増殖糖尿病網膜症に進行すると，汎網膜光凝固が行われる．したがって，無灌流領域を選択的に光凝固するというわが国では広く普及した概念が欧米には存在しない．欧米の眼科医とディスカッションする時は，このことを念頭においておかないと議論がかみ合わない．

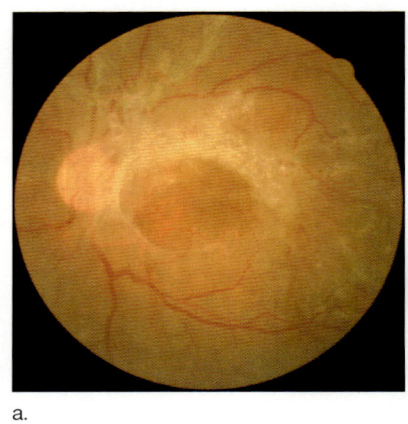

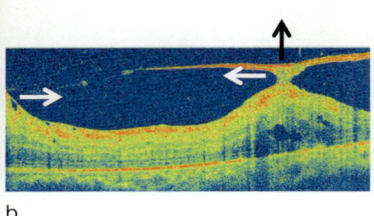

図4 増殖糖尿病網膜症の眼底所見
a. 眼底写真．黄斑の上にある硝子体ポケットに一致して円形に増殖膜が形成されている．手術を行わないと，黄斑に牽引性網膜剥離が生じ失明する．
b. 図4aの眼底写真のOCT像．網膜と増殖膜が，血管新生を介して癒着していることがわかる（epicenterと呼ばれる）．この癒着により，後部硝子体剥離が起きると，眼球前方に向かって牽引され網膜剥離が起きる（黒矢印）．また，増殖膜が収縮すると接線方向の牽引により（白矢印），これも網膜剥離の原因になる．

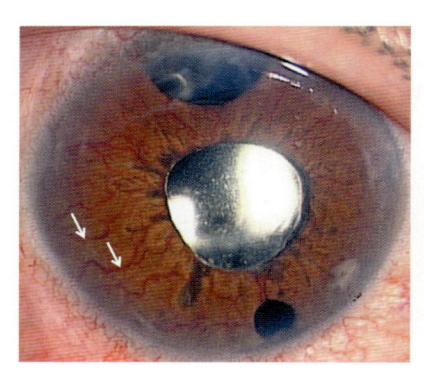

図5 血管新生によるルベオーシス
網膜から伸びた血管新生が眼球前方に伸展し，隅角の線維柱帯を血管結合織で覆うと，線維柱帯の流出抵抗が増して眼圧が上昇する．血管新生が隅角線維柱帯を越えて虹彩まで伸びて，細隙灯顕微鏡で観察できるようになったのがルベオーシス（矢印）である．血管新生緑内障に対して行われた線維柱帯切除術の周辺虹彩切除術が12時方向に，牽引性網膜剥離の治療のために行われた硝子体手術でシリコーンオイルタンポナーデが行われたため，6時部にも周辺虹彩切除術が行われている．

失明原因：牽引性網膜剥離と血管新生緑内障

　牽引性網膜剥離は，図4bの状況で硝子体が角膜側に収縮する後部硝子体剥離が進むと，硝子体が癒着している部位の網膜を黒矢印の方向に牽引して生じる．増殖膜の接線方向の牽引（2本の白矢印）も牽引性網膜剥離の原因となる．牽引性網膜剥離は失明原因となりうる．

　血管新生緑内障は，網膜に生じた血管新生は進行すると眼球全体に伸展し，線維柱帯を血管新生が覆うことで発症する．この結果，房水の流出抵抗上昇して眼圧が上昇する．線維柱帯の血管新生は隅角鏡を使わないと観察できないが，虹彩にまで伸展した血管新生（ルベオーシス）は細隙灯顕微鏡で観察可能である（図5）．

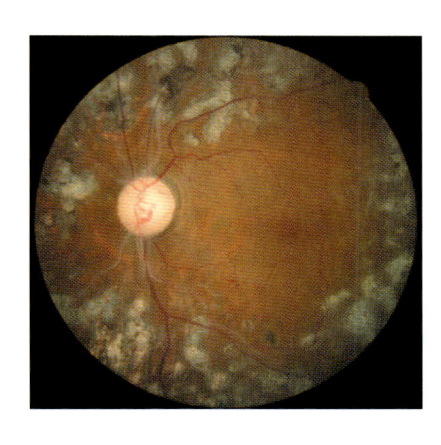

図6　硝子体手術後
（図4aと同一症例）

増殖膜が切除され，牽引性網膜剥離が復位し，黄斑の網膜が観察可能となっている．血管新生緑内障の治療のため，密な光凝固が施行されている．

治療法❸（手術療法）：直接的失明原因となる，牽引性網膜剥離と血管新生緑内障の治療には抗VEGF薬を併用した硝子体手術が有効である．

牽引性網膜剥離の治療：硝子体手術の進歩により，従来は失明やむなしであった増殖糖尿病網膜症による牽引性網膜剥離も，増殖膜を切除して，牽引性網膜剥離を治療し視力の温存が可能になった（**図6**）．

血管新生緑内障の治療：血管新生緑内障はきわめて難治な緑内障だが，早期には血管新生を退縮させることで眼圧コントロールが得られる．抗VEGF薬（ベバシズマブ1mgなど）を眼内注射すると虹彩・隅角の血管新生が退縮して眼圧降下が得られる場合がある．抗VEGF薬の効果がある間に（通常1〜2週間），汎網膜光凝固を完成させると，多くの例で眼圧コントロールが可能となる．硝子体出血で光凝固が不可能な場合は，硝子体手術を行って汎網膜光凝固を完成させる．虹彩前癒着があり眼圧降下が得られない場合も，抗VEGF薬で血管新生を退縮させてから線維柱帯切除術などの濾過手術を行うと，術中の出血も少なく，術後の10-0ナイロンの切糸も容易となり，眼圧降下作用が長期間継続する．

黄斑浮腫

臨床的に重要な黄斑浮腫（clinically significant macular edema：CSME）は，わが国ではあまり使用されない概念であるが，欧米の文献・教科書では頻出する．中心窩に迫る浮腫であり，適切な光凝固や抗VEGF薬，トリアムシノロンなどの治療で，良好な視力が温存可能なギリギリの状態を三つの場合に分け定義している（**表3**）．

CSMEの定義1：該当するのが図2の眼底写真であり，硬性白斑が

表3　CSMEの定義

定義1	硬性白斑が中心窩から500μm以内に存在して，網膜肥厚（浮腫）がある．
定義2	網膜肥厚（浮腫）が中心窩から500μm以内に存在する．
定義3	中心窩から1乳頭径にかかる，1乳頭径以上の網膜肥厚（浮腫）が存在．

500μmは約3分の1乳頭径と定義されている．

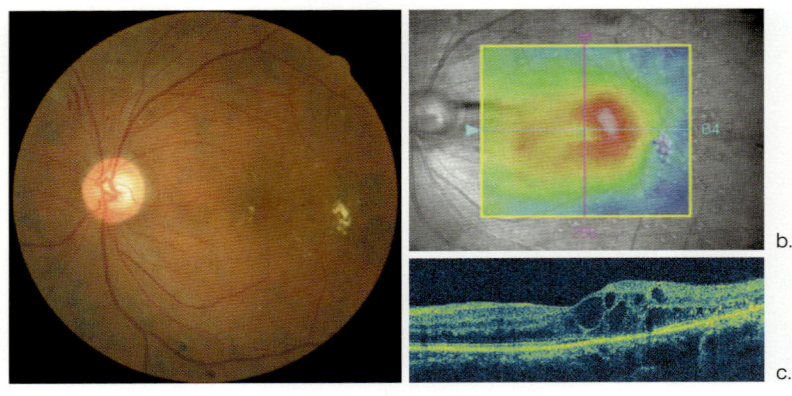

図 7　光凝固施行例（図 2 と同一症例）
図 2（矯正視力 0.7）の症例の黄斑浮腫に対して毛細血管瘤の直接凝固と，びまん性浮腫部位にグリッド光凝固を行い，黄斑浮腫が改善した後に汎網膜光凝固を施行した症例．中心窩下方の硬性白斑はほぼ吸収され（a），OCT のキューブ像で白色および赤色の網膜浮腫の著しい部位が著明に改善している（b）．断面図でも漿液性網膜剥離が消失し，浮腫が著明に改善していることがわかる（c）．矯正視力 1.2 を 1 年以上維持できている．

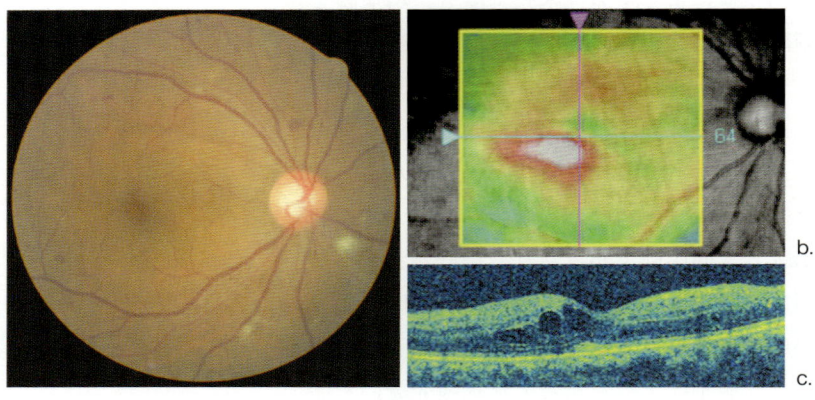

図 8　CSME の定義 2
網膜肥厚（浮腫）が中心窩から 500μ 以内に存在するという定義に当てはまる眼底写真と OCT 像．
a. 眼底写真のみでは立体視ができないので，網膜肥厚（浮腫）が中心窩の 3 分の 1 乳頭径内にあることはわからない．
b. OCT の macular cube 像では白色および赤色で表現される著明な網膜肥厚が中心窩に迫っていることがわかる．
c. OCT の水平断面像．白色および赤色で表現される著明な網膜肥厚部位に，小さな嚢胞様黄斑浮腫ができかけている．

中心窩から 3 分の 1 乳頭径以内に存在したが，毛細血管瘤の直接光凝固と，網膜浮腫の部位へのグリッド光凝固[*4] で CSME はほぼ消失（図 7）．矯正視力は 0.7 から 1.2 に改善している．

CSME の定義 2：該当する症例を**図 8** に示す．眼底写真のみでは立体視ができないので，網膜肥厚（浮腫）が中心窩の 3 分の 1 乳頭径

[*4] **グリッド光凝固**
黄斑の浮腫がある範囲に選択的に，ばらまき状に光凝固をして黄斑浮腫の吸収を図る治療．わが国では黄斑全体を光凝固すると誤解されたこともあり普及していないが，欧米では広く行われている．

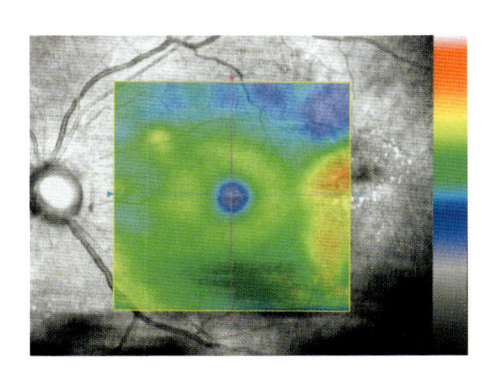

図9　CSMEの定義3
中心窩から1乳頭径にかかる，1乳頭径以上の網膜肥厚（浮腫）が存在するという定義に当てはまるOCT所見．黄斑浮腫を示す赤ないし黄色の部位が，中心窩から1乳頭径にかかり，1乳頭径以上の網膜肥厚を示している．
（Gloria Wu：Diabetic retinopathy：the essentials. Philadelphia：Lippincott Williams & Wilkins；2010. p.229.）

内にあることはわからないが，OCTでは網膜肥厚が中心窩に迫っていることがわかる．眼底検査も90D前置レンズなどで立体視すれば，この浮腫をとらえることができる．この症例も毛細血管瘤の直接凝固と，網膜肥厚のグリッド光凝固で，矯正視力は0.9から1.2に改善した．なお光凝固は，中心窩から3分の1乳頭径内に入らないように注意を要する．

CSMEの定義3：該当する症例を図9に示す．中心窩から1乳頭径にかかる，1乳頭径以上の網膜肥厚（浮腫）が耳側に存在する．中心窩まで距離があるので，浮腫の部位にグリッドとあわせて毛細血管瘤を凝固すれば，比較的安全に浮腫の吸収が得られる．

治療法❹：糖尿病網膜症の治療が進歩して，失明予防が可能になって，よりよい視力を求める段階に入った今日，糖尿病網膜症の治療で最も大きな問題は黄斑浮腫の治療である．黄斑浮腫は単純糖尿病網膜症の段階から，増殖糖尿病網膜症すべての段階で起こりうる．

薬物療法：抗VEGF薬やステロイド徐放薬であるトリアムシノロンなどの，硝子体内注射の有効性が報告されているが，その効果は長くて2～3か月で，反復しての注射が必要である．硝子体注射には眼内炎（感染症）が1,000例に1例程度起こりうることが最大の問題である．抗VEGF薬は高価であること，トリアムシノロンは白内障を高率に誘発することなどの問題もある．

黄斑光凝固：漏出点となる毛細血管瘤を光凝固して（直接光凝固），あわせてびまん性浮腫がある部位にグリッド光凝固を行うことが，黄斑浮腫の治療に有効であることがETDRS（early treatment of diabetic retinopathy study）から報告されている．ETDRSによると汎網膜光凝固を行う前に，黄斑浮腫に対して光凝固を行っておくことは，汎網膜光凝固に伴う黄斑浮腫の悪化による視力低下例を半分に減少させる．図7は図2に示した黄斑浮腫の症例に対して，上記方

法で光凝固を行い，矯正視力が0.7から1.2に改善して，良好な視力を一年以上維持できている．

硝子体手術：後部硝子体剥離を作製して，トリアムシノロンで可視化して黄斑上の残存硝子体皮質を除去して，さらに内境界膜を剥離すると，多くの症例で黄斑浮腫が吸収され，その効果は長く持続する点は薬物療法よりもすぐれている．

カコモン読解 第18回 臨床実地問題26

42歳の男性，視力は両眼ともに1.0（矯正不能）．左眼の蛍光眼底造影写真を図に示す．左眼にみられる所見はどれか．3つ選べ．

a 新生血管
b 毛細血管瘤
c 毛細血管床閉塞
d 脈絡膜動脈閉塞
e 網膜色素上皮剥離

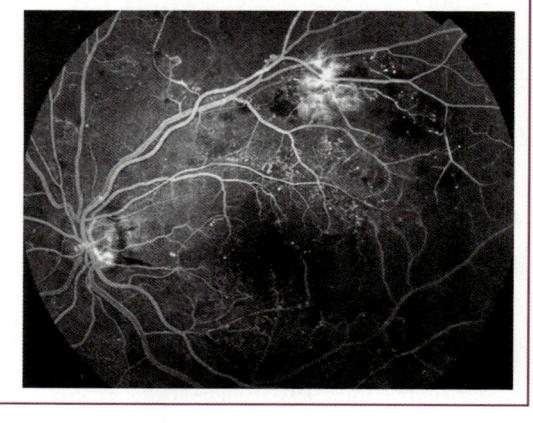

解説 糖尿病網膜症の蛍光眼底造影所見を問う問題である（図10）．aの新生血管は増殖糖尿病網膜症の所見．網膜血管が中枢神経の血管であるためblood-retinal-barrier[*5]により蛍光色素が漏出しないのに対して，新生血管は蛍光色素の漏出が著明であり，早期には血管網が観察できることもあるが，通常白い過蛍光の塊として写る．bの毛細血管瘤は，単純糖尿病網膜症からすべての病期を通じて観察される．蛍光眼底造影（FAG）では白い点として特徴的に描

[*5] **blood-retinal-barrier**
網膜は中枢神経なのでblood-brain-barrierがあり，brainをretinaに変えてこう呼ぶ．これがVEGFの作用などで破綻すると，血中の水分が漏出して黄斑浮腫の原因となる．脂質が漏出して蓄積すると硬性白斑になる．

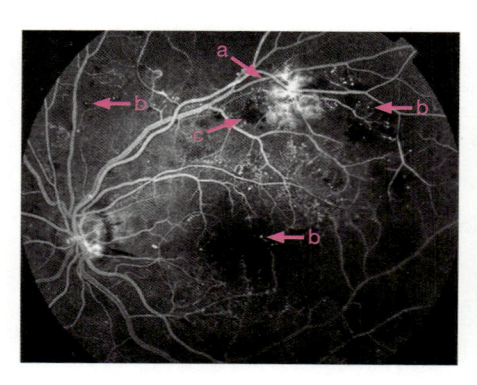

図10 "カコモン読解"の解説図（第18回 臨床実地問題26）

単純糖尿病網膜症所見としてbの毛細血管瘤，増殖前糖尿病網膜症所見としてcの毛細血管床閉塞（無灌流領域），増殖糖尿病網膜症の所見としてaの新生血管が大切である．

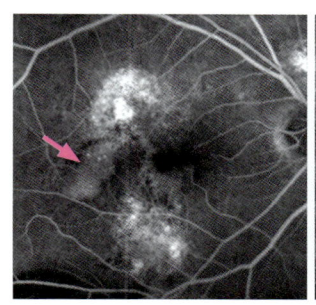

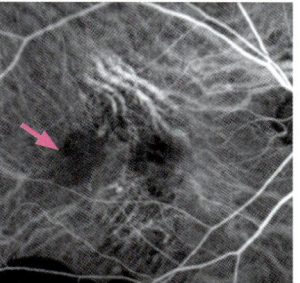

a. FAG 所見　　　b. IA 所見

図 11　加齢黄斑変性の造影所見

出される．c の毛細血管床閉塞は，無灌流領域とも呼ばれて，増殖前糖尿病網膜症ではじめて観察される．毛細血管が閉塞するので，白い背景蛍光がなくなり黒く写る．無灌流領域を蛍光眼底造影でみつけて，適切な時期に光凝固を施行することが，病期を増殖期に進めないために大切である．d の脈絡膜血管の観察には通常インドシアニングリーン蛍光眼底造影（IA）が必要である．図 11 は加齢黄斑変性の造影所見だが，左が FAG，右が IA である．一見しての違いには IA のほうが脈絡膜血管が著明に造影され，視神経乳頭が IA のほうが黒く抜けて写ることなどがあるが，選択肢の e にある網膜色素上皮剥離も，FAG では過蛍光（矢印）に，IA では低蛍光（矢印）に写る．

模範解答　a，b，c

（村田敏規）

網膜症以外の合併症

糖尿病眼合併症の頻度を，**表1**[1)]にまとめるが，網膜症以外の主なものについて以下に述べる．

白内障

糖尿病に合併する白内障発症の成因については，蛋白糖化物質蓄積説，浸透圧説，酸化ストレスなどがいわれているが，現時点では詳細はわかっていない．発症頻度を高める要因としては血糖コントロール不良，長期の糖尿病罹病期間，網膜症の進行などが挙げられる．糖尿病患者では，全年齢で白内障罹患率が高いとされている[2)]．

糖尿病白内障には，若年（40歳以下）の1型糖尿病にみられる両眼急速進行性の真性糖尿病白内障と，高齢者に好発する仮性糖尿病白内障の2種類がある．ほとんどは仮性糖尿病白内障で，混濁形態は，皮質白内障か後嚢下白内障（**図1**），または混合が多い．

網膜症を有するものでは，眼底診察やレーザー治療の妨げになるため，白内障手術をせざるをえない場合がある．しかし，白内障手術後，網膜症や黄斑症の急速な悪化を来たすことがあるため，増殖網膜症では術前に可能な限り汎網膜光凝固を施行する．また，黄斑症を有する，あるいは術後その出現が懸念される場合には，術前に黄斑局所光凝固を施行したり，術中にケナコルト-A®Tenon嚢下注射を併用したりする場合がある．

ぶどう膜炎

病型は非肉芽腫性線維性虹彩炎で，毛様充血を伴い，前房蓄膿やフィブリン析出を伴うものもある．虹彩血管の透過性亢進がベースとなり何らかの誘因で発症するとされるが，原因は不明である．ステロイド点眼で消炎を図る．また，虹彩後癒着（**図2**）を予防するため散瞳薬を併用する．続発緑内障になることはまれとされるが，虹彩炎に伴って一時的に眼圧が上がることはある．新生血管緑内障に虹彩炎が伴っていることもあるので，隅角診察は必要である．

表1 糖尿病眼合併症の有病率（%）

白内障	66.7
網膜症	37.0
屈折調節の変動	6.2
緑内障	1.9
新生血管緑内障	1.0
虹彩ルベオーシス	1.5
虹彩毛様体炎	0.8
外眼筋麻痺	0.2
虚血性視神経症	0.1

（船津英陽ら：糖尿病合併症の有病率と全身因子．日本眼科学会雑誌 1993；97：947-954．）

文献はp.273参照．

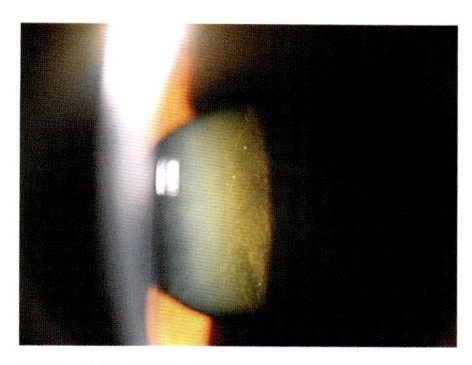

図1 糖尿病白内障
50歳,女性.後嚢下白内障がみられる.

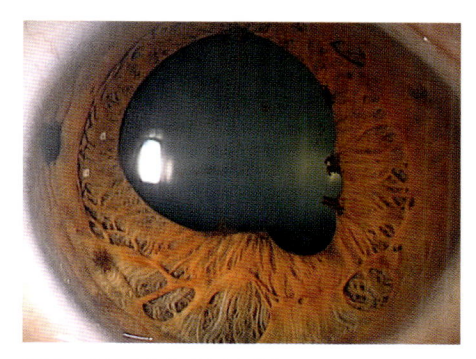

図2 糖尿病虹彩炎既往眼
58歳,女性.虹彩後癒着がみられる.

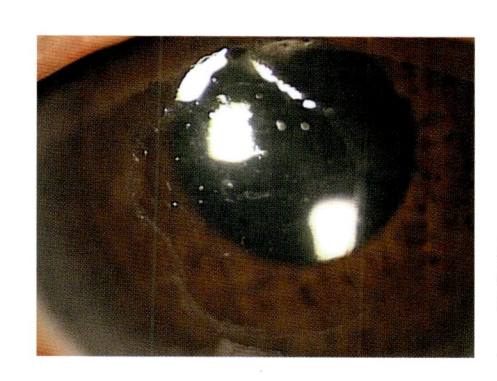

図3 遷延性上皮欠損
64歳,男性.増殖糖尿病網膜症で硝子体手術時に視認性が低下したため上皮剥離した.術後2週間.上皮欠損が遷延している.

角膜障害

　糖尿病患者では角膜知覚低下,涙腺機能低下による涙液の量的質的異常,上皮接着の不良,内皮の形態学的異常などを伴っていることが多い.それらがベースとなり,内眼手術や外傷を契機に角膜障害を発症することがある.臨床像としては,点状表層角膜症,再発性上皮欠損,遷延性上皮欠損が多い.特に硝子体手術時に上皮浮腫が生じ視認性確保のため上皮擦過を行うと,治癒までに時間を要する場合がある(**図3**).上皮欠損が遷延すると感染や実質混濁を来たすこともあるため,早期の治癒を目的として自己血清点眼[*1]を使用することもある.

[*1] **自己血清点眼**
諸家により作製法は異なるが,基本的には患者本人の血液を遠心分離にかけて血清を採取し,生理食塩水などで希釈し使用する.症状に応じて1〜2時間ごとに点眼.難治性の上皮欠損に有効である.

視神経症

　視神経症としては,前部・後部虚血性視神経症と糖尿病乳頭症が代表的である.
　前部虚血性視神経症は,篩状板付近の血流障害により生じ,乳頭浮腫を伴う.下水平半盲が典型的ではあるが,さまざまなパターン

の視野障害を呈する．後部虚血性視神経症は，球後領域での虚血により生じ，急性期は乳頭所見を伴わず，診断は除外診断によることが多い．視野障害は中心暗点が多いとされているが多様である．頻度としては比較的まれである．現在のところ，確立された治療法はない．

糖尿病乳頭症は視神経乳頭上の微小血管の血流障害により起こるとされ[3]，視神経乳頭の発赤・腫脹，約半数が両眼性，視力・視野障害は軽度，といった特徴をもつ．うっ血乳頭との鑑別が必要である．自然軽快することが多いが，重症化すると前部虚血性視神経症に移行する[4]との考えもある．

外眼筋麻痺

脳神経である動眼神経，滑車神経，外転神経の栄養血管の虚血により突然の複視を引き起こす．頻度としては動眼神経・外転神経麻痺が多く，滑車神経麻痺や複合麻痺は少ない．糖尿病性動眼神経麻痺では，瞳孔障害は起こしにくく（pupil sparing[*2]；瞳孔回避），瞳孔不同を生じにくいことが特徴的である．眼窩痛を伴うこともある．脳動脈瘤との鑑別は，生死に関わるため必須である．外転神経麻痺は，動眼神経麻痺に比し眼窩痛は少ない[5]．いずれも数か月以内に90％以上は自然軽快が期待できるが，麻痺が残存した場合は斜視手術が必要な場合がある．

屈折・調節異常

臨床で多く遭遇するのは，血糖是正後早期にみられる一過性遠視である．水晶体は膨化するが屈折率が下がって遠視化するといわれる．また，白内障に伴って近視化する場合もある．

（千葉　大）

[*2] **pupil sparing**
動眼神経内で瞳孔運動線維（副交感神経）は，神経周膜下，特に上背側に存在する．糖尿病性動眼神経麻痺では，神経中央部の血管の虚血を来たすため瞳孔障害は起こりにくい．内頸動脈瘤では，動眼神経を上部から圧迫するため散瞳しやすい．

7. 血液疾患および悪性腫瘍

白血病と悪性リンパ腫

全身病としての白血病／悪性リンパ腫（1）白血病細胞の眼部浸潤

　網膜，ぶどう膜，強膜，視神経など，眼球のあらゆる部分への白血病細胞浸潤が報告されているが，視神経乳頭浸潤の報告が多い（図1）．視神経は"血液眼関門"内の組織で，抗癌剤全身投与の効果が及びにくいため，白血病治療後に網膜や視神経の浸潤で再燃が発覚するケースがまれならず存在する．このような場合，白血病の"中枢神経系浸潤"として中枢神経向性の治療が行われることになる．

　一方，眼瞼や眼窩など眼周囲の軟部組織に白血病細胞が腫瘤を形成することがあり，緑色腫（chloroma）と呼ばれる．緑色腫は急性骨髄性白血病（acute myelogenous leukemia；AML），なかでもFAB分類のM_2で起こりやすく，また小児白血病の初発症状に多いとされているが，高齢者や再燃時所見として現れることもある（図2a）．AML細胞の腫瘤は，組織学的には"顆粒球肉腫[*1]"と呼ばれる．

全身病としての白血病／悪性リンパ腫（2）　白血病治療中の感染性眼内炎

　化学療法中の眼日和見感染症として代表的なものは真菌性眼内炎である．霧視や飛蚊症を訴えて発見されることが多いが，他臓器にすでに病巣がある例では，自覚症状がなくても眼底を観察すると軽

文献は p.274 参照．

[*1] 当初よりこの疾患を疑っている場合，スタンプ細胞診でペルオキシダーゼ染色（酵素組織化学）を行うなどで迅速に診断できる．ホルマリン固定パラフィン包埋の場合，骨髄ペルオキシダーゼ（myeloperoxidase；MPO）に対する免疫組織化学が有効であるが，通常のHE（ヘマトキシリン-エオジン）染色では特徴的所見に乏しく，この疾患を予想していないと病理診断が紆余曲折する可能性があるため，眼科医がこの疾患の存在を知っておくことが重要である．

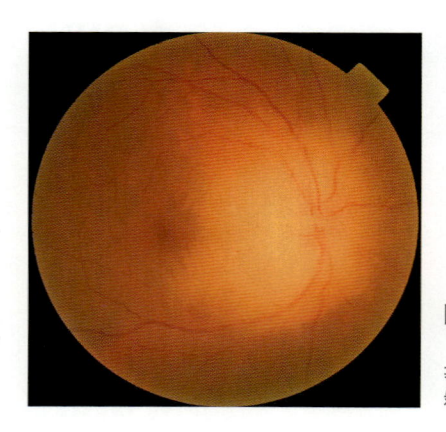

図1　急性骨髄性白血病の視神経浸潤
著しく境界不鮮明な乳頭の腫脹と網膜剝離がみられる．

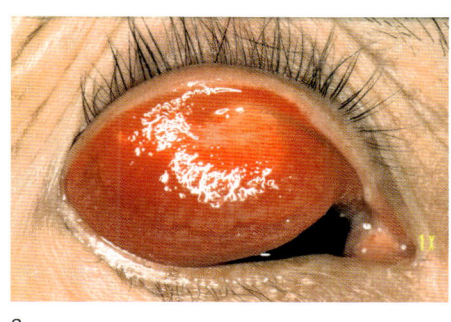

7. 血液疾患および悪性腫瘍　103

a. 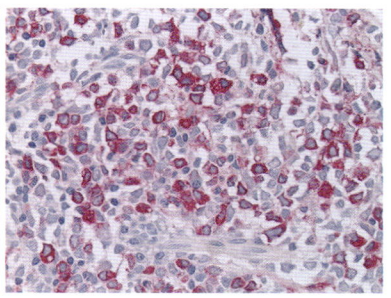　　　　　　　　　　b.
図2　急性骨髄性白血病の再燃所見としてみられた結膜緑色腫（68歳，女性）
a. このときの末梢血所見は正常であったが，後に血液学的にも再燃が顕在化した．
b. 骨髄ペルオキシダーゼ（MPO）免疫組織．赤が陽性シグナルとなる．
（a／吉川　洋ら：内科領域の眼合併症．内科領域と視覚障害．血液疾患と眼．カレントテラピー 2001；19：851-853.）

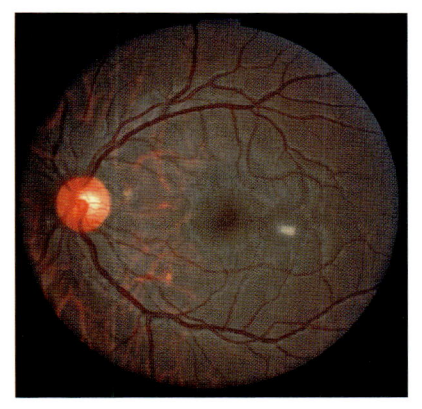

図3　白血病治療中のカンジダ感染症
硝子体混濁はいまだみられず，無症状である．維持的抗真菌薬投与で緩解した．
（吉川　洋ら：内科領域の眼合併症．内科領域と視覚障害．血液疾患と眼．カレントテラピー 2001；19：851-853.）

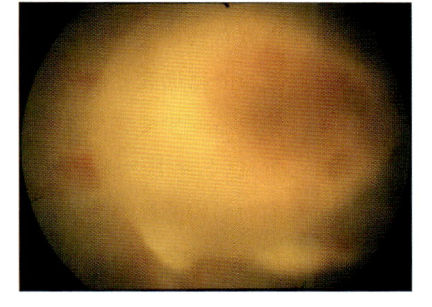

図4　悪性リンパ腫治療中の糸状菌感染
視神経乳頭を覆い隠している．この3日前は傍乳頭の2乳頭径大の病変であった．脳にも感染性腫瘤があり死亡した．

症ながら病巣があることが多い．病初期の所見は，脈絡膜から網膜にかけての白色小隆起である（図3）．病原菌はカンジダであることが多く，通常，血中β-D-グルカンの測定やIVH（intravenous hyperalimentation）先端の培養などで診断される．カンジダの場合，眼内移行が良好なフルコナゾールまたはプロドラッグであるホスフルコナゾールの全身投与が通常有効である．軽症例では比較的少量（極量の1/4〜1/8）の抗真菌薬全身投与で病勢を抑えておけば骨髄抑制の軽快とともに治癒することもあるため，発見後，ただちに強力な治療を行う必要があるとは限らない．一方，大きな塊状病巣，強い硝子体混濁，糸状菌[*2]の可能性がある場合（図4）は早急な対応

[*2] 糸状菌が考えられる場合，抗菌スペクトルの広いボリコナゾールがよく使用される．アンホテリシンBリポソーム製剤（アムビゾーム®）による眼内病変の治療については，いまだ十分なデータがない．

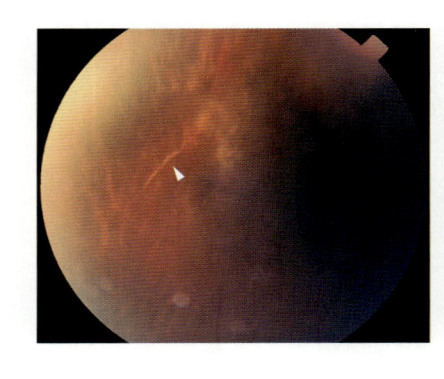

図5 CMV網膜炎の極初期の病変
画面中央上方に出血を伴う白色病巣と，白線下動脈（矢頭）がみられる．前房水からCMVが検出され，DHPG全身投与で治癒した．
（吉川 洋ら：内科領域の眼合併症．内科領域と視覚障害．血液疾患と眼．カレントテラピー 2001；19：851-853．）

が必要である．診断がついていない場合，硝子体手術で塗抹鏡検検査を行ったり，重症例では抗真菌薬の硝子体内投与を行うこともあるが，すでに感染が全身的で対応が限られる場合もある．

免疫不全状態の感染症で最も恐れられるものはサイトメガロウイルス（CMV）網膜炎[*3]である．網膜では壊死傾向の強い炎症を惹起し，硝子体出血や網膜剝離を続発する．すでにウイルス血症が確認されている場合や特徴的な眼底所見（トマトケチャップ状網膜出血）があれば診断は容易であるが，病初期の所見は非典型なこともある（図5）．このような場合，前房水PCR（polymerase chain reaction）を行ってウイルスの眼内再活性化を証明する．治療は他臓器のCMV感染症に準じ，ガンシクロビル（DHPG）10～15 mg/kg/日の点滴静注，重症例では硝子体手術と硝子体内DHPG投与を検討する．

全身病としての白血病／悪性リンパ腫（3）白血病網膜症

白血病などの血液疾患では，しばしば網膜出血や網膜軟性白斑などが生じ，白血病網膜症と呼ばれる．白血病細胞による直接の影響，あるいはその治療による血球減少などによって網膜血管の異常を来たすものである．

白血病網膜症の特徴として，しみ状出血の中央に白点を伴う"ロト斑"がある（図6a）．その中央の白点の正体は，網膜血管のフィブリン血栓または白血病細胞による血管閉塞である（図6b）．

網膜出血は貧血（ヘモグロビン〈Hb〉＜6 g/dL），血小板減少（＜5万/μL）で，また多発性骨髄腫などで高グロブリン血症を伴う場合，血液過粘稠により網膜血管の怒張を伴って出血する．この場合，分子量の大きいIgMタイプで過粘稠を起こしやすく，IgGなどでは起こしにくい．

[*3] CMVは，日本人の大半が小児期より無症状のまま潜伏感染しているが，悪性疾患の化学療法中などに再活性化するウイルスである．

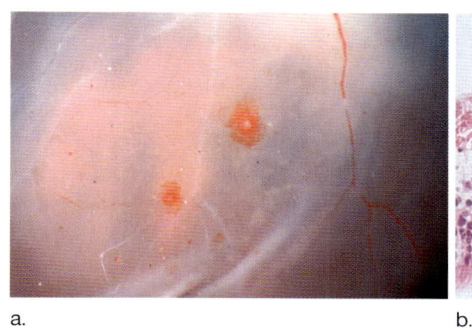

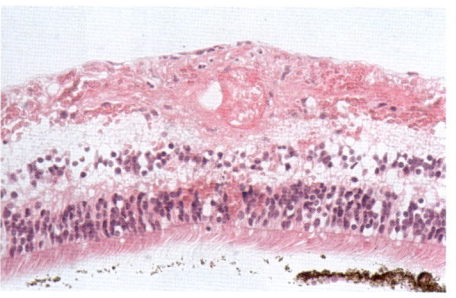

7. 血液疾患および悪性腫瘍　105

a.
b.

図6　ロト斑の実体顕微鏡写真
a. 出血の中心に白点を認める．
b. 組織像．白点はフィブリン血栓で，周囲網膜の内層外層に出血を認める．

全身病としての白血病／悪性リンパ腫（4）血液疾患患者にみられる外眼部異常

　骨髄腫，Castleman 病など，高グロブリン血症を来たす疾患群で眼瞼に黄色腫を生じることがある．結膜下出血は健常人にもみられるが，重篤な血液疾患患者で大量の結膜下出血のため結膜が膨隆することもしばしばである．

全身病としての白血病／悪性リンパ腫（5）移植片対宿主病（GVHD）の眼症状

　涙液減少は，皮膚症状，肝障害とならんで血液幹細胞移植（stem cell transplantation；SCT）後に起こる慢性 GVHD（graft versus host disease）の主要な所見である．SCT 後数か月から十数か月で，約半数の患者に起こり，いったん発症すると比較的急速に進行して，しばしば Schirmer 試験 0mm となる．乾燥性の角膜上皮障害が起こるが，初期の症状は"流涙"のこともある．人工涙液やヒアルロン酸製剤の点眼で治療するが，涙液減少は不可逆性である．

眼部腫瘍としての悪性リンパ腫（1）眼付属器の低悪性度リンパ腫

　眼瞼，結膜，眼窩といった眼周囲の軟部組織は悪性リンパ腫の好発部位で，特に低悪性度 MALT リンパ腫（extranodal marginal zone B-cell lymphoma；MZBCL）の発生が多い（約 85％）[*4,5]．

　眼窩リンパ腫は画像所見で眼球や外眼筋，視神経といった構造を避けてその隙間を埋めるように発育する（molding）様子から上皮性腫瘍との鑑別は比較的容易である（図7）．しかし組織学的には異

[*4] **MALT リンパ腫**
MALT；mucosa-associated lymphoic tissue. MALT リンパ腫は悪性度が低く原病死に至ることは少ないが，眼窩に生じた MALT リンパ腫は数％の頻度で咽頭や扁桃，唾液腺部など頭頸部のリンパ組織に散布病巣を生じ，また数十例に1例程度は全身化（病期Ⅳ）する．一方，結膜原発の MALT リンパ腫の30％は両眼性となるが，眼部以外への散布はまれである．

[*5] **眼付属器 MALT リンパ腫の基本治療**
病期Ⅰでは眼部放射線照射，病期Ⅱでは放射線化学療法，病期Ⅳでは全身化学療法（R-CHOP など）である．放射線治療では角膜上皮障害や網膜症も問題となる．
　濾胞性リンパ腫は眼部原発のこともあるが，脾臓などリンパ組織から初発して眼部浸潤が発見されることが多い．全身化学療法の対象となることが多いが，局所症状が強い場合は眼部放射線治療も併用する．一方，マントル細胞リンパ腫の場合，眼部に病巣が発見された場合，ほとんど病期ⅡないしⅢ以上で，原発部位を特定することは難しい．時に両側涙腺および両側唾液腺を好んで発育し，Mikulicz 症候群を呈することがある．基本的に全身治療を行う疾患である．

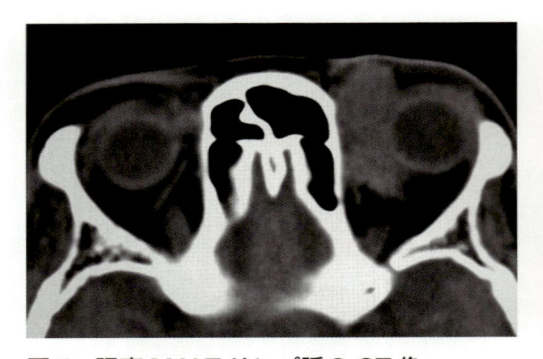

図7　眼窩MALTリンパ腫のCT像
眼球を変形させず眼窩内の隙間を埋めるように成長しており，内部は比較的均一である．

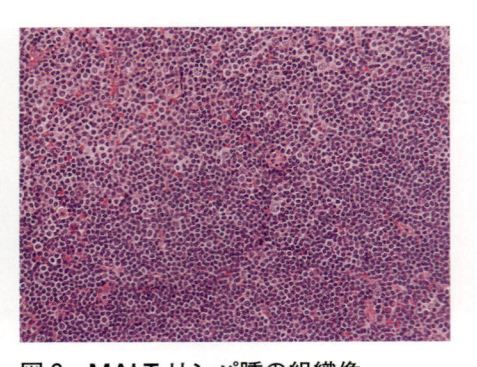

図8　MALTリンパ腫の組織像
リンパ球の異型は軽度で，時に腫瘍性の判断が困難である．MALT型の特徴である，明るい胞体をもつmonocytoidなどのリンパ球が散在性にみられる．

型が軽い（図8）ため，涙腺炎や眼窩炎性偽腫瘍（特発性眼窩炎症）との組織学的鑑別は時に困難で，モノクローナリティ証明のキーとして免疫グロブリン（IgH）遺伝子のサザンブロットが重視される[*6]．また，MALTリンパ腫と濾胞性リンパ腫（follicular lymphoma；FL），マントル細胞リンパ腫（mantle cell lymphoma；MCL）の鑑別も時に問題となる．結膜のリンパ腫はサーモンピンクの外見から臨床診断は容易なことが多いが，やはり生検で確定診断が必要なことはいうまでもない．結膜リンパ腫に一見似ているが，やや黄色調でやや硬い"結膜アミロイドーシス"があることは知っておいたほうがよい．

眼部腫瘍としての悪性リンパ腫（2）眼付属器の高悪性度リンパ腫

成人T細胞白血病／リンパ腫（adult T cell leukemia；ATL）が眼周囲軟部組織に浸潤，また，びまん性大細胞Bリンパ腫（diffuse large B-cell lymphoma；DLBCL），NK（ナチュラルキラー）細胞リンパ腫や未分化大細胞型リンパ腫などの高悪性度リンパ腫が眼周囲組織に原発することがある．これら高悪性度リンパ腫は全身化学療法の対象であるが，眼局所で急速に発育する場合，放射線照射も必要となる．そのような場合，リンパ腫緩解後も視機能低下が残ることがしばしばである．

眼部腫瘍としての悪性リンパ腫（3）
　眼内悪性リンパ腫（中枢神経系リンパ腫）

眼内悪性リンパ腫[*7]は，いわゆる"仮面症候群"の代表で，ステ

[*6] これらリンパ腫の組織型決定には，免疫組織化学もさることながら，生細胞のフローサイトメトリーでCD5やCD10など，リンパ球表面抗原を検索することも非常に重要であるため，生検前からこれら検査を計画しておくことが重要である．

[*7] 眼内悪性リンパ腫といえば，通常"原発性眼内悪性リンパ腫"（primary intra-ocular lymphoma；PIOL）および"原発性中枢神経系リンパ腫"（primary CNS lymphoma；PCNSL）の眼内浸潤のことを指す．原発は中枢神経とは関係なく，たまたま眼内にも浸潤した"二次性眼内悪性リンパ腫"がある．

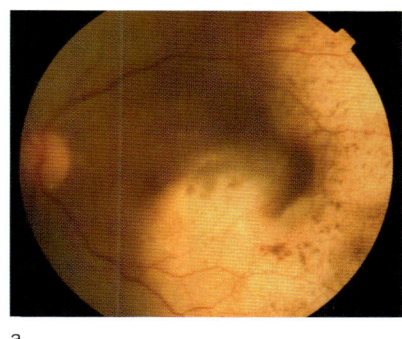

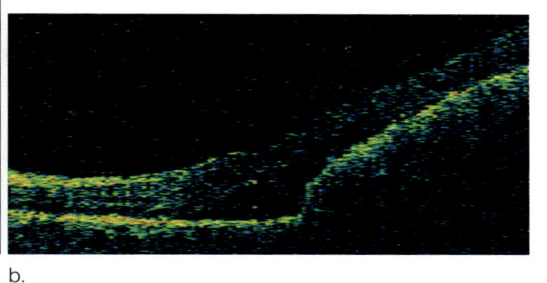

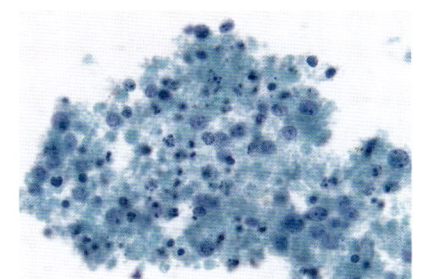

図9　網膜下腫瘤型の原発性眼内悪性リンパ腫
a. 腫瘍は主に色素上皮下にある．黄色調は手前にある色素上皮の色を，豹紋状は被覆色素上皮のまだらな過形成を反映している．なお，網膜直下に腫瘍がある場合は白色調にみえる．
b. 腫瘍辺縁のOCT（光干渉断層計）像．腫瘍が色素上皮下にあることがわかる．
c. 網膜下腫瘍のPapanicolaou染色．網膜下や色素上皮下の場合，悪性細胞率および生細胞率が高く，形態学的診断がつけやすい．

ロイドに反応しない硝子体混濁としてその存在を疑われる．かつては診断が困難で重症化の後に生検や眼摘で診断されることもあったが，近年では硝子体手術が発展し，比較的早期に生検が行われるようになった．半面，悪性細胞の少ない病初期に生検される傾向があるため，硝子体細胞診での悪性細胞検出頻度は必ずしも上がっていない．一方，硝子体液のIL-10濃度が悪性リンパ腫で高く，炎症性ではIL-6濃度が高いという事実がよく知られるようになっており，これが強力な補助診断とされている．IL-10が100 ng/mL以上，あるいはIL-10/IL-6比が1以上の場合，悪性リンパ腫である可能性が高く，また前房水でもこれらの値は参考になる．眼底所見では硝子体混濁，網膜浸潤，網膜下腫瘤，特に色素上皮下腫瘤をさまざまな割合で呈する．網膜下腫瘤型（図9）では特徴的な眼底所見から臨床診断は比較的容易であるが，硝子体混濁型（図10）の場合，眼底所見からぶどう膜炎と鑑別することは困難で，どちらかというとステロイド不応の病歴から腫瘍性を疑うことになる．

　原発性眼内悪性リンパ腫の治療では眼部放射線照射，眼内メトトレキサート注射，大量メトトレキサート点滴が行われている．かつては放射線治療が行われることが多く，近年は後二者を初回治療とするケースが増えている．

a.
b.

a. 眼底写真.
b. 硝子体全切除液の遠沈沈渣. 遠沈管から採取, 散逸しないようメッシュに入れてパラフィンブロック作製にまわす.
c. 硝子体全切除液沈渣のセルブロックから作製したHE標本. 淡紅色の壊死物が主体である. 小型リンパ球, アポトーシスに陥った細胞に混じって大型異型リンパ球（矢頭）が少数みられる. 無希釈硝子体の塗抹のみでは検出に失敗した可能性がある.

c.

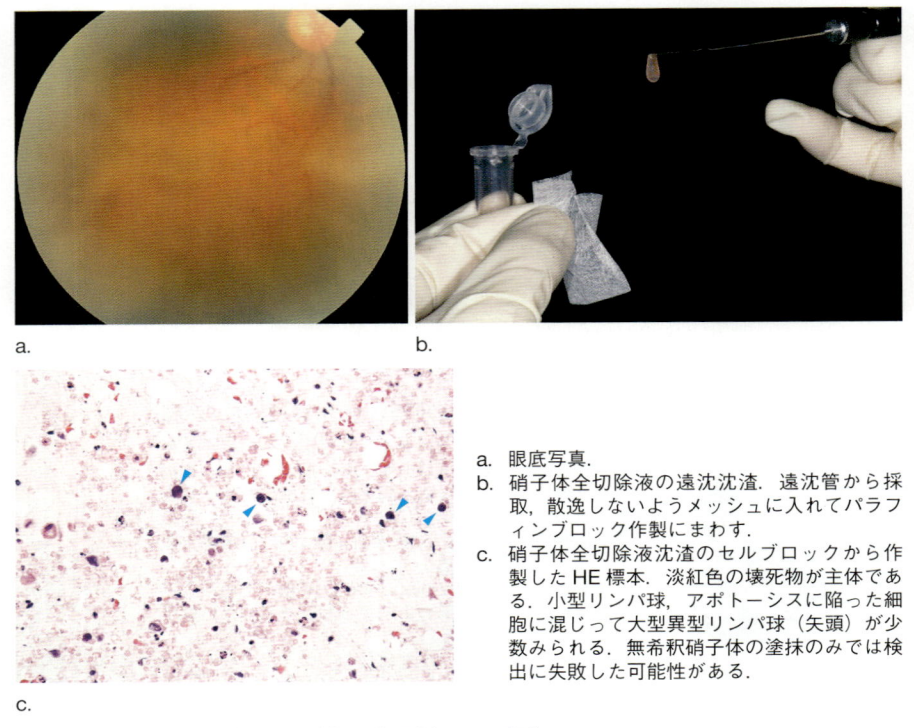

図10 硝子体混濁型の原発性眼内悪性リンパ腫

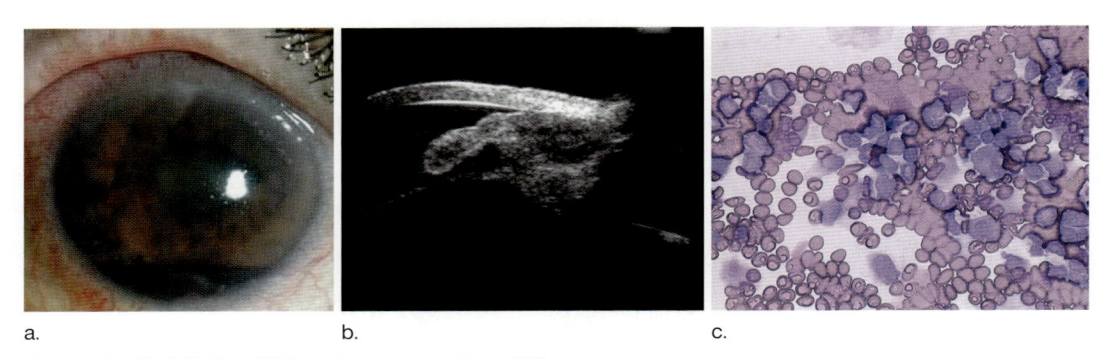

a.   b.   c.

図11 虹彩毛様体に浸潤したBurkittリンパ腫
超音波生体顕微鏡で毛様体の肥厚（b）, 前房穿刺で赤血球に混じって無数のリンパ腫細胞（c）を認めた.
（菅原美香ら：造血器悪性腫瘍に伴い特異な虹彩腫瘤, 毛様体腫張を呈した仮面症候群の2例. 日本眼科紀要 2006；57：609-613.）

眼部腫瘍としての悪性リンパ腫（4）二次性眼内悪性リンパ腫

　中枢神経系リンパ腫が網膜に関連して, その前後, すなわち硝子体または網膜下に散布するのに対し, 二次性眼内悪性リンパ腫ではぶどう膜を中心に浸潤する. 前部ぶどう膜すなわち虹彩毛様体に浸潤した場合, 前房水に多数の腫瘍細胞が出現するため前房穿刺で容易に診断がつく（図11）. 全身治療が必要であるが, 眼所見を早期

に軽快させるため，まず眼部放射線照射を併用することもある．

カコモン読解 第 21 回 一般問題 48

眼内悪性リンパ腫の治療はどれか．2つ選べ．
a 副腎皮質ステロイド薬内服
b メトトレキサート硝子体内注射
c 網膜光凝固
d 眼部放射線照射
e 眼球摘出

解説 眼内悪性リンパ腫は，硝子体手術やサイトカイン測定によって診断数が増えており注目されているため専門医試験に今後も出題される可能性がある．診断がわからない例や血管新生緑内障を来たして眼球摘出を行われるケースもあるが，眼部放射線治療がひとつのスタンダードで 40 ないし 45 Gy 程度が至適線量のようである．20 ないし 30 Gy 照射する施設もあるが再発率が高い．脳に再発することが多いことから全脳照射を含めるという考え方もある．放射線に反応良好であるが，眼球の耐線量から基本的に再治療はできない．脳病変に対しては中枢神経向性の抗癌剤メトトレキサートの大量点滴静注が有効であるが眼内への移行は必ずしもよくない．近年メトトレキサート硝子体注が徐々に市民権を得て，施行する施設が国内でも徐々に増えている．当然ドラッグデリバリーの点では非常に有利で眼内病変には非常に有効であるが，角膜上皮傷害が生じ，症例によっては遷延する．

模範解答 b，d

（吉川　洋）

悪性腫瘍随伴網膜症

定義と分類

　悪性腫瘍随伴症候群（paraneoplastic syndrome）とは，悪性腫瘍患者の一部に悪性腫瘍の直接浸潤や転移がないにもかかわらず，種々の中枢神経症状を呈するものである（表1）[1]．このなかで網膜に障害を来たすものを悪性腫瘍随伴網膜症と呼ぶ．本症候群の発症機序は，腫瘍組織に網膜特異的な抗原が異所性に発現することによって，血清中に自己抗体が産生され，これが網膜の細胞を傷害して起こる．悪性腫瘍随伴網膜症には，上皮由来の悪性腫瘍に随伴する癌関連網膜症（carcinoma-associated retinopathy；CAR）と，悪性黒色腫関連網膜症（malignant melanoma-associated retinopathy；MAR）がある（表2）．

文献は p.274 参照．

臨床所見と診断

CAR の臨床像：網膜色素変性症に類似しており，夜盲や光過敏症，視野狭窄や輪状暗点などの視野障害，視力低下などの症状を呈する．また，網膜中心動脈の狭細化や網膜電図（electroretinogram；ERG）の平坦化が a 波および b 波の両方にみられる．CAR では原発腫瘍の発見に先んじて網膜症を発症することが多いので，壮年者あるいは老年者で家族性のない網膜色素変性症様のケースでは，CAR を疑う必要がある．原発巣の特定には血清腫瘍マーカーや画像診断などを含む全身検索が必要である．CAR の原因腫瘍[*1]としては肺癌，特に小細胞癌が最も多く，消化器系癌，婦人科系癌がこれに次ぐ．CAR の確定診断には，血清中の抗リカバリン抗体[*2]，抗 hsc70（heat shock cognate protein 70）抗体[*3]，および他の網膜組織に対する自己抗体が検出されることが重要である．症例数は欧米では 100 例以上の報告があり，わが国でも数十例にのぼる．

MAR の臨床像：先天停在性夜盲に似て，夜盲や光過敏症は CAR と共通だが，視野では中心暗点を呈し，ERG では negative ERG（a 波はほぼ正常だが，b 波は著明な低下）を示す．また，原発巣の悪性黒色腫の発見が網膜症の発症に先行することが多い．MAR では血清中

[*1] CAR では，原発癌の生命予後は比較的良好なことが多く，これは網膜抗原に特異的な細胞障害性 T 細胞が癌細胞に異所性発現した網膜抗原を認識し，癌細胞の排除に働いていると考えられている．

[*2] 抗リカバリン抗体
リカバリンは，視細胞外節に特異的に発現する蛋白質である．CAR では癌細胞が異所性にリカバリンを発現することによって抗リカバリン抗体が産生され，網膜変性を引き起こす．

[*3] 抗 hsc70 抗体
hsc70 はほとんどすべての組織に存在し，細胞に何らかのストレスがかかると細胞の蛋白質変性を防ぐ役割がある．抗 hsc70 抗体は CAR だけでなく，関節リウマチや全身性エリテマトーデス（SLE）などの自己免疫疾患でも検出される．

表1 悪性腫瘍随伴症候群の関連癌と関連抗体

悪性腫瘍随伴症候群	関連癌	関連抗体
癌関連網膜症（CAR）	肺小細胞癌，胃癌，産婦人科領域癌，その他の癌	抗リカバリン抗体，抗hsc70抗体，抗エノラーゼ抗体，抗神経フィラメント抗体
悪性黒色腫関連網膜症（MAR）	皮膚悪性黒色腫	抗網膜双極細胞抗体
皮質性小脳変性症	肺小細胞癌，乳癌，産婦人科領域癌，Hodgkin病	抗YO抗体（抗Purkinje細胞抗体）
脳脊髄炎／純粋感覚性ニューロパチー	肺小細胞癌，Hodgkin病	抗Hu抗体（ANNA-1）
進行性感覚運動性ニューロパチー	肺小細胞癌，乳癌，その他の癌	
Guillain-Barré症候群	Hodgkin病	
再発-寛解型ニューロパチー	肺癌，乳癌，リンパ腫，黒色腫	
皮下運動性ニューロパチー	リンパ腫	
オプソクローヌス・ミオクローヌス症候群	神経芽細胞腫，肺癌，乳癌	抗Ri抗体（ANNA-2）
Lumbert-Eaton症候群	肺小細胞癌，乳癌，消化器癌	抗電位関門型カルシウムチャネル抗体
炎症性筋疾患	乳癌，肺癌，卵巣癌，胃癌	

ANNA：antineuronal nuclear autoantibody

表2 CARとMARの臨床症状の比較

	CAR	MAR
病巣	視細胞	双極細胞
夜盲	＋	＋
羞明	＋	＋
暗順応障害	＋	＋
視野	輪状暗点	中心暗点
網膜電図の異常	a波およびb波	b波
網膜血管炎	＋	－
関連癌	肺小細胞癌 胃癌 産婦人科領域癌 その他の癌	皮膚悪性黒色腫
関連抗体	抗リカバリン抗体 抗hsc70抗体 抗エノラーゼ抗体 抗神経フィラメント抗体	抗双極細胞抗体
癌の予後	比較的良好	比較的良好

に抗網膜双極細胞抗体[*4]の存在がみられれば，診断が確定する．欧米では十数例の報告があるが，わが国でも最近，数例の報告がある．

CARの発症メカニズム

CARの発症は，癌細胞が網膜との共通抗原を発現し，それに対する血清自己抗体が網膜視細胞を傷害することで起こる[2]．その抗原としてリカバリンやhsc70などが同定されている[3]．筆者らの検討では，30種類の培養癌細胞について調べた結果，ほとんどの腫瘍細胞でリカバリンの発現がみられ，特に肺癌，子宮頸部腺癌などで強発現していた．リカバリンは光伝達カスケードの調節を行う網膜に特異的な蛋白質である[4]．光刺激を受けた活性型ロドプシンはロドプシンキナーゼによってリン酸化され，活性を失う．リカバリンは，このロドプシンキナーゼをカルシウム依存性に制御する．CARで

[*4] **抗網膜双極細胞抗体**
網膜双極細胞は網膜内の中間ニューロンであり，MARの患者の血清中には網膜双極細胞と交差反応する自己抗体がみられる．また悪性リンパ腫のなかでも重症例のほうがMARを発症する率が高い．

は，抗リカバリン抗体によってこのリカバリン活性が阻害されることでロドプシンキナーゼ活性が恒常的に亢進し，結果として網膜視細胞内にカルシウムが蓄積してアポトーシスを引き起こしていると考えられている．

　一方，hsc70 は，ほとんどの組織に存在し，ストレスによる細胞内の蛋白質の変性を防御する作用がある．CAR の症例では血清中に抗リカバリン抗体と抗 hsc70 抗体が両方検出されることがよくある．ラットを用いた系で，硝子体中に抗体を注入して ERG を測定した結果，抗 hsc70 抗体だけでは影響はなかったが，抗リカバリン抗体を加えて入れると ERG の反応はほぼ消失した．抗リカバリン抗体単独では，反応は半分に減弱した[5]．これらのことから，抗 hsc70 抗体は抗リカバリン抗体による網膜障害を増強させている可能性があると考えられる．

CAR の治療

　CAR に対する治療としては，免疫抑制として副腎皮質ステロイドの全身投与や免疫グロブリンの大量投与，アザチオプリン・alemtuzumab（アレムツズマブ）の投与や，血清中の自己抗体除去として血漿交換などの有効例の報告はあるが，抵抗性のものもあり，確立した治療法はない．

カコモン読解　第 21 回　一般問題 45

癌関連網膜症で正しいのはどれか．3 つ選べ．
a 夜盲を呈する．
b 視野は正常である．
c ERG は減弱または消失する．
d 血清抗リカバリン抗体が陽性である．
e 副腎皮質ステロイド薬パルス療法が著効する．

【解説】　癌関連網膜症の臨床所見は，網膜色素変性症と類似する．すなわち夜盲，輪状暗点や視野狭窄，ERG の平坦化がみられる．また，血清中に抗リカバリン抗体，抗 hsc70（heat shock cognate protein 70）抗体などの網膜組織に対する自己抗体の存在が確定診断となる．治療はステロイドやほかの免疫抑制薬などが用いられるが，それらに抵抗性のものもあり，決定的な治療法は確立していない．

【模範解答】　a，c，d

（平岡美紀，大黒　浩）

8. 膠原病・自己免疫疾患

膠原病

膠原病とその類縁疾患

　膠原病は病理組織学的には結合組織病であり，結合組織に広範な炎症性変化と，フィブリノイド変化を来たす類似した一群の疾患を指す．結合組織が豊富に存在する眼においても種々の症状を呈するが，全身症状同様に眼症状も多彩であり，また疾患同士で多くの共通する所見も呈する．膠原病とその類縁疾患としては全身性エリテマトーデス，関節リウマチ，若年性関節リウマチ，多発性筋炎，皮膚筋炎，強皮症，結節性多発動脈炎，強直性脊椎炎，側頭動脈炎，Reiter病，反発性多発軟骨炎，Wegener肉芽腫症，Crohn病など多数の疾患が挙げられるが，本項では全身性エリテマトーデス，Wegener肉芽腫症，結節性多発動脈炎について所見を述べる．

全身性エリテマトーデス

　全身性エリテマトーデス（systemic lupus erythematosus；SLE）は皮膚，関節，腎，中枢神経系，眼など多臓器に多彩な慢性炎症を来たす自己免疫疾患である．顔面皮膚に蝶形紅斑と呼ばれる特徴的な皮膚症状を示すことが多い．日光，薬剤，外傷，感染，妊娠などが誘因となり，10～30歳代の女性に認められることが多い．原因は不明である．診断は内科的診断によるものであるが，米国リウマチ協会の診断基準を表1に示す．

　血中の自己抗体としてはLE因子，抗dsDNA抗体，抗Sm抗体などが知られている[1]．

眼症状：20～30％に合併し，網膜循環障害による網膜病変が多い．免疫複合体による微小血管症によるものや血管炎によるものと考えられている．一般的には網膜出血，綿花様白斑が多いが，全身症状の経過と並行ではなく，全身症状と関係なく変化することもある（図1）．さらに網膜動脈狭細化，網膜静脈拡張・蛇行，さらに網膜無灌流域の出現が認められる．高血圧を合併する症例では，高血圧によるものとの鑑別は困難である．さらに無灌流域が拡大するとともに

表1　全身性エリテマトーデスの診断
（米国リウマチ協会による）

蝶形紅斑
円盤状皮疹
光線過敏症
口腔潰瘍
関節炎
漿膜炎
腎障害
精神異常
血液異常
免疫異常
抗核抗体
以上のうち，4項目以上を満たすもの

文献はp.274参照．

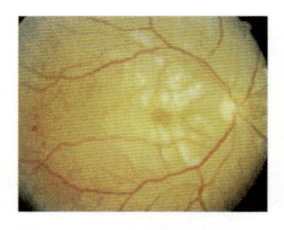

図1　SLEの眼底像
（岸　茂：眼科診療プラクティス32 眼疾患診療ガイド．東京：文光堂；1997. p.328.）

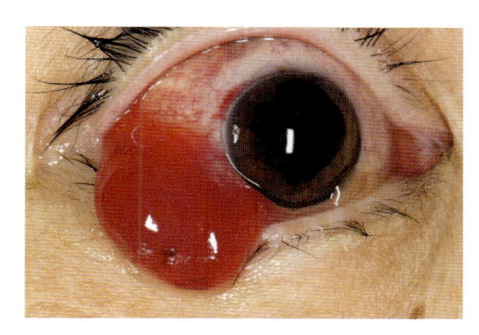

図2 SLE患者にみられる結膜リンパ浮腫（49歳，女性）

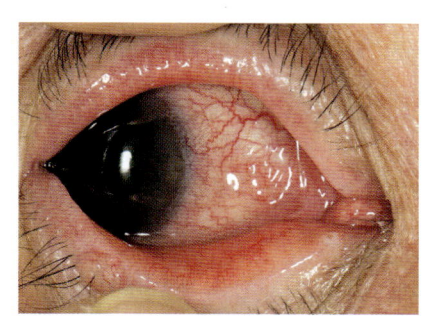

図3 Wegener肉芽腫症の強膜炎（65歳，男性）

網膜新生血管が発生，硝子体出血，増殖網膜症，血管新生緑内障へと進行することもある．また脈絡膜の循環障害はまれではあるが，漿液性網膜剝離，網膜色素上皮剝離，脈絡膜剝離の原因となることもある．前眼部の病変としては結膜下出血，結膜炎，結膜リンパ浮腫（図2），角膜上皮障害，強膜炎，虹彩毛様体炎，などがある．また，中枢神経障害に伴って眼球運動障害，眼瞼下垂などが認められることもある．

治療：全身症状の治療に関してはステロイドの全身投与が主となるが，シクロスポリンなどの免疫抑制薬が用いられることもある．眼症状の治療に関しては，無灌流域の多発・新生血管の出現に対しては網膜光凝固術，硝子体出血・増殖硝子体網膜症に関しては硝子体手術が必要となることがある．

Wegener肉芽腫症

1936年にWegenerにより，気道の壊死性肉芽腫性病変，全身諸臓器の壊死性血管炎，巣状壊死性糸球体腎炎を三主徴とする疾患として報告された．本症は30～50歳代が好発年齢で，男女比はほぼ同等である．

初発症状：鼻漏，鼻閉などで，慢性副鼻腔炎類似の症状が半数近くを占める．全身症状として発熱，体重減少，全身倦怠感，末梢神経障害，関節痛などがあり，耳鳴り，耳漏，難聴も生じる．腎障害が進行すると腎不全に，気道症状が進行すると呼吸不全に陥り，死に至る．

眼症状：本症の40～80％に合併するといわれており，角膜辺縁部潰瘍，壊死性強角膜炎（図3），ぶどう膜炎，網膜，視神経の炎症性変化などがみられる．また，眼窩内肉芽腫による眼球突出，眼球運動障害などの眼窩病変を起こすことも知られている（図4）．網膜出

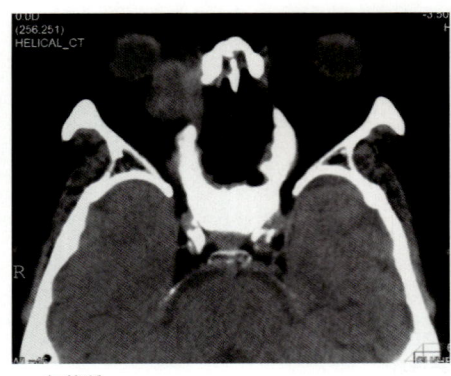

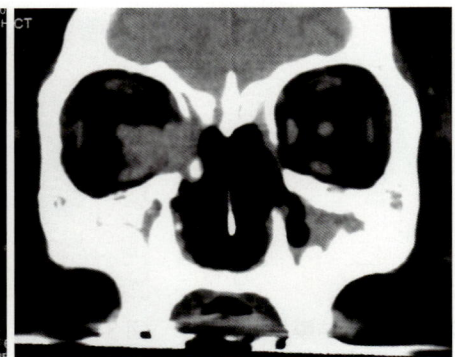

a. 矢状断　　　　　　　　　　　b. 前頭断

図4　Wegener 肉芽腫症
眼窩内に腫瘤性病変を認める．

血，綿花様白斑，血管閉塞，硝子体出血，虹彩ルベオーシスへ進行することもある．
診断：気道やその他の部位での生検による壊死性肉芽腫性病変の検出や，血液検査にて炎症所見の検出ならびに抗好中球細胞質抗体（antineutrophil cytoplasmic antibody；ANCA）陽性などによってである．
治療：ステロイドと免疫抑制薬の全身投与が有効である．眼科的には全身的な加療に加えて，局所的に強膜炎に対してはステロイド点眼，角膜潰瘍に対してはステロイド点眼ならびに感染予防などの治療が必要になる．

結節性多発動脈炎

　かつては結節性動脈周囲炎と呼ばれた疾患で，動脈の壊死性血管炎とそれに伴い虚血性変化を来たす疾患である．中型から小型血管に生じる従来からの古典的結節性多発動脈炎と呼ばれるものと，細小動脈や毛細血管に及ぶ顕微鏡的結節性多発動脈炎と呼ばれるものがある．古典的結節性多発動脈炎ではANCA陽性が多く，顕微鏡的結節性多発動脈炎ではミエロペルオキシダーゼに対する自己抗体（MPO-ANCA）陽性であることが多い．

　眼科的には壊死性強膜炎，角膜周辺部潰瘍，ぶどう膜炎，網膜血管炎，網膜中心動静脈閉塞，滲出性網膜剥離，脈絡膜虚血などがある．

　治療はステロイドならびに免疫抑制薬の全身投与となるが，眼局所に対しては対症療法となる．

（大島裕司）

自己免疫疾患

自己免疫疾患とは，自己抗原を標的とし免疫応答が働くことにより組織障害を来たす疾患である．自己免疫疾患の一症状として眼病変を来たす疾患は数多い．本項では Sjögren 症候群，抗リン脂質抗体症候群，大動脈炎症候群，強皮症について述べる．

Sjögren 症候群

Sjögren 症候群とは，涙腺や唾液腺をはじめとする外分泌腺を主な標的臓器とする臓器特異的自己免疫疾患で，乾性角結膜炎や口腔内乾燥感を生じる疾患である．Sjögren 症候群の発症機序は不明であるが，ウイルス感染，遺伝，環境，性ホルモンの関与が示唆されている．いずれにせよ，リンパ球が腺組織に浸潤することにより標的外分泌腺が破壊され発症する．

診断と症状：Sjögren 症候群は，表1に示す診断基準により診断する．眼症状はドライアイであり，重症度が高い症例も多い（図1）．

表1 わが国における Sjögren 症候群の改訂診断基準

1. 生検病理組織検査で次のいずれかの陽性所見を認めること

   a. 口唇腺組織で 4mm^2 あたり1 focus（導管周囲に50個以上のリンパ球浸潤）以上
   b. 涙腺組織で 4mm^2 あたり1 focus（導管周囲に50個以上のリンパ球浸潤）以上

2. 口腔検査で次のいずれかの陽性所見を認めること

   a. 唾液腺造影で Stage 1（直径1mm 未満の小点状陰影）以上の異常所見
   b. 唾液分泌量低下（ガム試験にて10分間で 10mL 以下または Saxon テストにて2分間で 2g 以下）があり，かつ唾液腺シンチグラフィにて機能低下の所見

3. 眼科検査で次のいずれかの陽性所見を認めること

   a. Schirmer 試験で5分間に 5mm 以下で，かつローズベンガル試験（van Bijsterveld スコア）で3以上
   b. Schirmer 試験で5分間に 5mm 以下で，かつ蛍光色素試験で陽性

4. 血清検査で次のいずれかの陽性所見を認めること

   a. 抗 Ro/SS-A 抗体陽性
   b. 抗 La/SS-B 抗体陽性

〈診断基準〉
上の4項目のうち，いずれか2項目以上を満たせば Sjögren 症候群と診断する

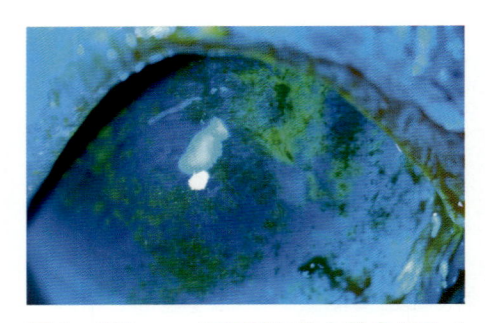

図1 Sjögren症候群に伴う重症ドライアイ
点状表層角膜症と角膜びらんを認める．

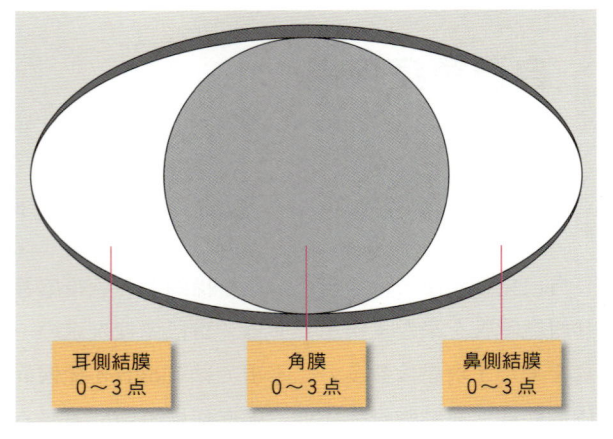

図2 van Bijsterveldスコア
耳側結膜，角膜，鼻側結膜の三つの象限で，その染色程度（染色範囲か染色密度か諸説あり）を，0：無染色，1：軽度，2：中等度，3：重度に分類し記載し，合計（9点満点）をローズベンガルスコアとして用いる．蛍光色素試験の場合も同様に角膜部の染色程度を0～3に程度分類し，フルオレセインスコア（3点満点）とする．

Sjögren症候群は関節リウマチ，全身性エリテマトーデス（systemic lupus erythematosus；SLE），強皮症，皮膚筋炎，混合性結合組織病，慢性甲状腺炎などの自己免疫疾患を合併しない原発性Sjögren症候群と，それらを合併する続発性Sjögren症候群に大別される．ドライアイ，ドライマウスなどの外分泌腺障害による乾燥症状以外に，腺外症状（関節痛，筋肉痛，Raynaud現象，環状紅斑，呼吸障害，腎炎，易疲労感などの不定愁訴）と呼ばれる全身臓器の障害も20～30％で認められる[1]．角膜結膜染色検査では，van Bijsterveldスコア（図2）を用いて程度分類する．

治療：外分泌腺である涙腺が破壊され，涙液分泌低下がベースにあることを考えて治療を行う．まず，点眼により涙液の水分を補う．通常の点眼回数でコントロール不可能な場合は，頻回点眼を行う．ただし，防腐剤が角結膜上皮障害を助長する可能性もあるので，できるだけ防腐剤無添加の点眼液を用いる．Sjögren症候群では結膜にも炎症が生じているとの報告もあり，1日2～3回程度のステロイド点眼（0.1％フルオロメトロンなど）が効果的な場合もある．これら保存的治療でコントロールできない場合は，涙点プラグを挿入する（図3）．涙点プラグを挿入できない症例では外科的涙点閉鎖が必要となるが，手術で完全に閉鎖することは難しい．

文献はp.274参照．

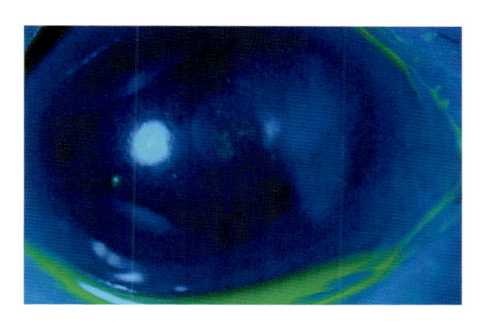

図3 涙点プラグ治療開始2か月後
図1の症例に対して涙点プラグを施行後2か月の前眼部写真．角膜に染色はみられず，涙液貯留があることがわかる．

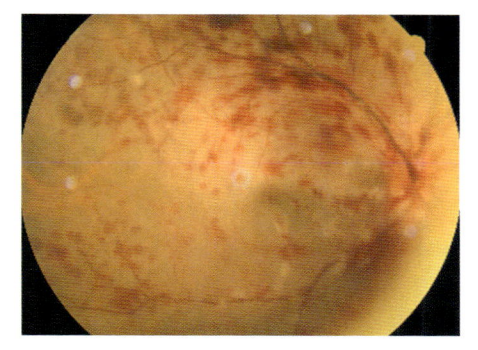

図4 APSに併発した網膜中心静脈閉塞症
症例は59歳，女性．網膜出血，視神経乳頭周囲および黄斑部浮腫を認めた．また，耳上側網膜静脈の怒張が著明であった．
(中茎敏明ら：抗リン脂質抗体症候群が原因と考えられた網膜中心静脈閉塞症の1例．臨床眼科 2005；59：681-685．)

抗リン脂質抗体症候群

　抗リン脂質抗体症候群（antiphospholipid antibody syndrome；APS）は後天性自己免疫疾患の一つであり，抗リン脂質抗体（抗カルジオリピン抗体〈aCL〉とループスアンチコアグラント〈LA〉に大別される）が動静脈血栓，習慣性流産，血小板減少症などの臨床症状と関連していると考えられている[*1]．血栓症が動脈と静脈ともにみられる点が特徴的である．基礎疾患を欠く原発性とSLE（全身性エリテマトーデス）などの自己免疫疾患に続発する二次性のものに分類される．続発性の場合は基礎疾患としてSLEが最も多い[2]．

診断と症状：診断は，1999年に報告されたSapporo criteriaによって診断されることが提唱されており，この診断基準では検査所見としてaCL，LAのうち少なくとも一方が陽性で，血栓症と妊娠合併症の二つの臨床所見のうち1項目以上が存在する場合にAPSと診断する[3]．全身症状としては動静脈血栓症，習慣性流産や子宮内胎児致死などの妊娠合併症，血小板減少症などがある．眼症状としては，霧視や視力低下を主訴とすることが多く，網膜動脈閉塞症，網膜静脈閉塞症（**図4**）や脈絡膜循環障害などの血管閉塞性疾患の報告が多い[4-6]．また，視神経萎縮，虚血性視神経症などが原発性抗リン脂質抗体症候群で報告されている[7]．

治療：APSの治療については，いまだ十分なコンセンサスは得られていない．抗リン脂質抗体陽性であれば必ず血栓症を起こすわけで

[*1] APSに関連する抗リン脂質抗体はリン脂質そのものに対する抗体ではなく，リン脂質に結合することにより構造が変化した血清蛋白を認識することが明らかにされた．リン脂質であるカルジオリピンを抗原としたaCLの真の標的抗原は，β_2-グリコプロテインI（β_2-GPI）であることが発見された．

はなく，一律には治療せず発症リスクに応じて治療が行われている．APS患者における血栓症の再発率は70％にも及ぶことから，血栓症の既往を有する症例では予防のための治療が必要であると考えられている．全身的には抗凝固療法（ワルファリン，低用量アスピリン）や抗血小板療法の抗血栓療法が行われている．SLEなどの膠原病に合併した続発性抗リン脂質抗体症候群には，副腎皮質ステロイドが併用される[8]．眼科的には全身的治療に加えて，網膜中心動脈閉塞症や網膜中心静脈閉塞症に準じた治療を行う．

大動脈炎症候群

　大動脈炎症候群（高安動脈炎）は，大動脈およびその主要分枝や肺動脈，冠動脈に閉塞性あるいは拡張性病変を来たす原因不明の非特異的大型血管炎である．男女比は1：9で女性に多く，15〜35歳が好発年齢である．発症機序は不明であるが，前駆感染が引き金となる自己免疫性血管炎と理解されている．

診断と症状：難治性血管炎に関する調査研究班の作成した大動脈炎症候群（高安動脈炎）の診断基準（**表2**）に従い診断する．典型的な眼底病変は循環障害に起因する低血圧性網膜症であり，慢性的な網膜中心動脈の血圧低下により血管の拡張・蛇行，毛細血管瘤や軟性白斑の出現を認める．

治療：内科的には，副腎皮質ステロイドによる消炎が基本となる．眼科的には，新生血管を認める場合には無灌流領域網膜に光凝固を行う．

強皮症

　強皮症（scleroderma）は，皮膚および多臓器の線維化を主症状とする膠原病の一つであり，統一用語として進行性硬化症（systemic sclerosis）という名称が採用されることが多い．臨床的によくみられるのは，皮膚硬化と肺・心・腎・消化器の線維化を生じるびまん性と，病変が身体の一部のみにみられる限局性に大別される．50〜60歳代に好発し，圧倒的に女性に多い[8]．

診断と症状：典型例は皮膚硬化により容易に診断されるが，早期には皮膚生検や特異抗体が参考となる．診断基準としては，1990年に報告された厚生省強皮症調査研究班の診断基準案[9]や1980年に報告された米国リウマチ協会の分類予備基準[10]が用いられている．全身症状としては，Raynaud現象，手指・手の腫脹または多発性関節

表2 大動脈炎症候群（高安動脈炎）の診断基準 （難治性血管炎に関する調査研究班）

1. 疾患概念と特徴

大動脈とその主要分枝および肺動脈，冠動脈に狭窄，閉塞または拡張病変をきたす原因不明の非特異性炎症性疾患．狭窄ないし閉塞をきたした動脈の支配臓器に特有の虚血障害，あるいは逆に拡張病変による動脈瘤がその臨床病態の中心をなす．病変の生じた血管領域により臨床症状が異なるため多彩な臨床症状を呈する．若い女性に好発する．

2. 症状

(1) 頭部虚血症状：めまい，頭痛，失神発作，片麻痺など
(2) 上肢虚血症状：脈拍欠損，上肢易疲労感，指のしびれ感，冷感，上肢痛
(3) 心症状：息切れ，動悸，胸部圧迫感，狭心症状，不整脈
(4) 呼吸器症状：呼吸困難，血痰
(5) 高血圧
(6) 眼症状：一過性または持続性の視力障害，失明
(7) 下肢症状：間欠跛行，脱力，下肢易疲労感
(8) 疼痛：頸部痛，背部痛，腰痛
(9) 全身症状：発熱，全身倦怠感，易疲労感，リンパ節腫脹（頸部）
(10) 皮膚症状：結節性紅斑

3. 診断上重要な身体所見

(1) 上肢の脈拍ならびに血圧異常（橈骨動脈の脈拍減弱，消失，著明な血圧左右差）
(2) 下肢の脈拍ならびに血圧異常（大腿動脈の拍動亢進あるいは減弱，血圧低下，上下肢血圧差）
(3) 頸部，背部，腹部での血管雑音
(4) 心雑音（大動脈閉鎖不全症が主）
(5) 若年者の高血圧
(6) 眼底変化（低血圧眼底，高血圧眼底，視力低下）
(7) 顔面萎縮，鼻中隔穿孔（特に重症例）
(8) 炎症所見：微熱，頸部痛，全身倦怠感

4. 診断上参考となる検査所見

(1) 炎症反応：赤沈亢進，CRP促進，白血球増加，γグロブリン増加
(2) 貧血
(3) 免疫異常：免疫グロブリン増加（IgG, IgA），補体増加（C3, C4）
(4) 凝固線溶系：凝固亢進（線溶異常），血小板活性化亢進
(5) HLA：HLA-B52，B39

5. 画像診断による特徴

(1) 大動脈石灰化像：胸部単純写真，CT
(2) 胸部大動脈壁肥厚：胸部単純写真，CT，MRA
(3) 動脈閉塞，狭窄病変：DSA，CT，MRA
　　弓部大動脈分枝：限局性狭窄からびまん性狭窄まで
　　下行大動脈：びまん性狭窄（異型大動脈縮窄）
　　腹部大動脈：びまん性狭窄（異型大動脈縮窄）
　　しばしば下行大動脈，上腹部大動脈狭窄は連続
　　腹部大動脈分枝：起始部狭窄
(4) 拡張病変：DSA，超音波検査，CT，MRA
　　上行大動脈：びまん性拡張，大動脈弁閉鎖不全の合併
　　腕頭動脈：びまん性拡張から限局拡張まで
　　下行大動脈：粗大な凹凸を示すびまん性拡張，拡張の中に狭窄を伴う念珠状拡張から限局性拡張まで
(5) 肺動脈病変：肺シンチ，DSA，CT，MRA
(6) 冠動脈病変：冠動脈造影
(7) 多発病変：DSA

6. 診断

(1) 確定診断は画像診断（DSA，CT，MRA）によって行う．
(2) 若年者で血管造影によって大動脈とその第一次分枝に閉塞性あるいは拡張性病変を多発性に認めた場合は，炎症反応が陰性でも大動脈炎症候群（高安動脈炎）を第一に疑う．
(3) これに炎症反応が陽性ならば，大動脈炎症候群（高安動脈炎）と診断する．
(4) 上記の自覚症状，検査所見を有し，下記の鑑別疾患を否定できるもの．

7. 鑑別疾患

① 動脈硬化症
② 炎症性腹部大動脈瘤
③ 血管型Behçet病
④ 梅毒性中膜炎
⑤ 巨細胞性動脈炎
⑥ 先天性血管異常
⑦ 細菌性動脈瘤

炎で初発することが多く，皮膚硬化は腫脹に続いて数か月後にみられるようになる．顔面は皮膚硬化に伴い独特の表情の乏しい仮面様顔貌となり，開口困難となる．このほかに，逆流性食道炎などの上部消化管障害がみられる．さらに，心不全，肺線維症や肺高血圧，腎病変として強皮症性腎クリーゼなどがみられる．眼症状としては，眼瞼皮膚の硬化，乾性角結膜炎，眼瞼の毛細血管拡張，白内障，脈

絡膜循環障害などが報告されている．

治療：疾患そのものに対する治療として，副腎皮質ステロイドとペニシラミンがあるが，副腎皮質ステロイドの投与については賛否両論がある．眼科的には全身的治療に加えて，眼症状に応じた治療を行う．

カコモン読解　第19回　一般問題51

抗リン脂質抗体症候群にみられるのはどれか．3つ選べ．
a 網膜細動脈瘤　　b 網膜中心動脈閉塞症
c 網膜静脈分枝閉塞症　　d 前部虚血性視神経症
e 黄斑部毛細血管拡張症

解説　抗リン脂質抗体症候群の眼病変は，血栓形成による血管閉塞に伴い発症し，血栓症が動脈と静脈ともにみられる点が特徴である．選択肢のなかで，血栓により血管閉塞が誘発される疾患は網膜中心動脈閉塞症，網膜静脈分枝閉塞症，前部虚血性視神経症である．

網膜細動脈瘤は，動脈硬化により動脈壁が脆弱化することにより発症する．黄斑部毛細血管拡張症は原因不明で，黄斑部に毛細血管瘤と浮腫を認める疾患である．

模範解答　b，c，d

（福島敦樹）

9. 感染症

ヒトヘルペスウイルス感染症

種類

　ヒトヘルペスウイルス（human herpes virus；HHV）は現在 8 種が知られており，α，β，γ の三つの亜科に分けられている（表 1）．ヘルペスウイルスは人体に潜伏感染をする性質やヒトの免疫を巧みに回避するさまざまな仕組みをもっている．そのことによって，ヒトに寄生しながら人類とともに歩んできたウイルスであり，全身のさまざまな臓器に多岐にわたる感染症を引き起こしてくる．一方，眼においても α ヘルペスウイルスは特に眼感染症の原因ウイルスとして古くから知られており，β ヘルペスウイルスも重要な眼感染症の原因ウイルスとして最近話題になっている．また，γ ヘルペスウイルスも眼との関連がいわれている．
　本項では，ヒトヘルペスウイルス感染症で，全身疾患との関連で論じることのできるものを中心にまとめた．

単純ヘルペスウイルス

　単純ヘルペスウイルス（herpes simplex virus；HSV）は神経向性があり，神経節に潜伏感染する特徴がある．年齢が進むとともに潜伏感染率は上昇していくが，最近わが国では，若年者における未感染者が増加している．HSV は多彩な感染症を引き起こすが，1 型と 2 型があり（HSV-1，HSV-2），顔面の皮疹や口唇ヘルペスは HSV-1 によるものが多く，特にヘルペス性角膜炎はほとんど HSV-1 による．一方，性器ヘルペスは HSV-2 によるものが多い．HSV は潜伏と再発を繰り返して宿主を悩ますが，宿主を殺すことは滅多にない．しかし，まれに重篤なヘルペス脳炎で死亡するケースもある．
　HSV による眼感染症（眼瞼単純疱疹，ヘルペス性結膜炎，ヘルペス性角膜炎，急性網膜壊死）を起こす患者の多くは，ほかに全身疾患をもたない免疫正常者である．HSV による眼感染症と性器ヘルペスを同時に起こすようなことはなく，ましてヘルペス脳炎を発症するようなこともない．そういう点で，HSV はヘルペスウイルスのな

表1 ヒトヘルペスウイルスの種類

系統名	一般名	和名	亜科
HHV-1	herpes simplex virus type 1	単純ヘルペスウイルス1型	α
HHV-2	herpes simplex virus type 2	単純ヘルペスウイルス2型	α
HHV-3	varicella-zoster virus	水痘帯状疱疹ウイルス	α
HHV-4	human cytomegalovirus	ヒトサイトメガロウイルス	β
HHV-5	Epstein-Barr virus	エプスタイン-バーウイルス	γ
HHV-6	human herpes virus-6	ヒトヘルペスウイルス6	β
HHV-7	human herpes virus-7	ヒトヘルペスウイルス7	β
HHV-8	Kaposi's sarcoma-associated herpesvirus	ヒトヘルペスウイルス8（カポジ肉腫関連ヘルペスウイルス）	γ

HHV：human herpes virus

かで最も眼感染症の頻度が高いにもかかわらず，全身疾患との関連はあまりないといえる．ただ，例外として，アトピー性皮膚炎（atopic dermatitis；AD）と関連した HSV 眼感染症が問題となる．

アトピー性皮膚炎との関連：AD はアレルギー反応によって，瘙痒感の強い特徴的な慢性皮膚炎症の寛解と増悪を繰り返す疾患である．遺伝的素因と環境因子の両者がこの疾患の発症と関与しているが，わが国では最近 AD 患者が非常に増加し，世界でも有数の罹病率となっている．AD ではアトピー性角結膜炎・アトピー白内障・円錐角膜・網膜剥離など，多くの眼合併症を併発してくることが知られているが，感染症を起こしやすいことも問題である．特に黄色ブドウ球菌と HSV が問題となる．

AD には重症のヘルペス皮膚感染を生じることがあり，カポジ水痘様発疹（Kaposi's varicelliform eruption；KVE）[*1] となる．その機序については不明な点も多いが，最も大きな要因としては，HSV に対する細胞性免疫の不全が考えられている[1]．また，正常皮膚に比較して AD 患者の皮膚では HSV が増殖しやすいこと[2]，手で掻くことが皮膚での HSV 感染を広げる要因となっていること[3] なども報告されている．

KVE では眼表面にも HSV の感染が及ぶ可能性が高く，ヘルペス性角膜炎が KVE に合併してくることがある．また，KVE が顔面片側に限局している場合に帯状疱疹様にみえることがあり，帯状単純疱疹（zosteriform simplex）といわれている．

アトピー性皮膚炎患者でのヘルペス性角膜炎の特徴：AD 患者は前

[*1] **カポジ水痘様発疹**
eczema herpeticum（EH）ともいわれており，1887 年に Kaposi によって最初に報告された．湿疹様皮膚に HSV が感染することによって生じる広範な水疱性疾患であり，皮膚症状のみならず，発熱，倦怠感，所属リンパ節腫脹を伴うこともある．このカポジ水痘様発疹の基礎疾患としてアトピー性皮膚炎が最も多く，また重要である．

文献は p.274 参照．

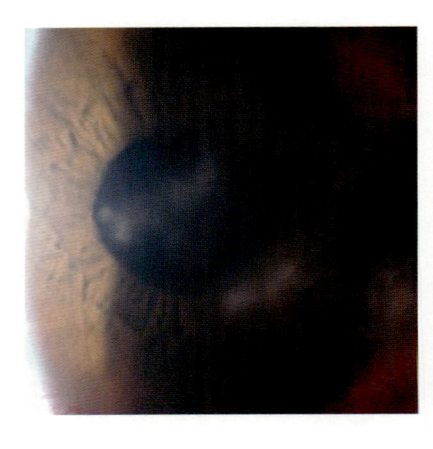

図1 アトピー性皮膚炎患者に生じた樹枝状瘢痕（37歳，男性）
何度も上皮型ヘルペスを生じ，樹枝状の上皮下混濁が残存している．

記のように皮膚にHSV感染を生じている場合のみならず，一般に角膜においてもヘルペスを起こしやすいことが知られている．AD患者におけるヘルペス性角膜炎は両眼性が多く（ただし同時発症はまれ），主として上皮型であり，再発が多く，また上皮の修復が遅いために表層実質に瘢痕が残りやすいことが報告されている（図1)[4]．また，AD患者ではアシクロビル耐性株による角膜ヘルペスの発症が報告されている[5]．もともとアシクロビル耐性株は増殖力が弱いことが多いが，AD患者ではこのように増殖しにくいウイルスにも病気を生じさせる力を与えてしまうことになる．

水痘帯状疱疹ウイルス

眼科領域では帯状ヘルペスウイルスと呼称される場合があるが，水痘帯状疱疹ウイルス（varicella-zoster virus；VZV）が正式な名称である．

名前のとおり，VZVの初感染は水痘の形で生じる．VZVは最初上気道に感染し，ウイルス血症を生じた後に，全身に水疱を生じ，やがて終息する．しかしHSV同様に神経向性があり，各神経節に潜伏感染が成立する．これが年余を経て再活性化したものが帯状疱疹である．そして，三叉神経第1枝領域に生じると眼部帯状疱疹としてさまざまな眼合併症を生じてくる．

VZVはHSVと異なり，再発病変としての帯状疱疹を生じるのは生涯に一度のことがほとんどである．しかし，単純疱疹と異なり，その範囲は広く，神経痛を含めて合併症も多彩で重症となる．

眼部帯状疱疹（herpes zoster ophthalmicus）：VZVによる眼合併症は多彩であり，結膜炎，上皮型角膜炎[*2]，実質型角膜炎[*3]，上強膜炎，強膜炎，虹彩炎[*4]，虹彩萎縮，眼筋麻痺，涙腺炎など，きわ

＊2 上皮型角膜炎
VZVによる上皮型は，terminal bulbを認めない細く小さい偽樹枝状角膜炎や星芒状角膜炎を呈する．

＊3 実質型角膜炎
VZVによる実質型は，小浸潤から銭型，円板状など種々の大きさを呈し，部位も中央，周辺を含めさまざまである．

＊4 虹彩炎
VZVによる虹彩炎は，豚脂様角膜後面沈着物を伴う肉芽腫性を呈する．

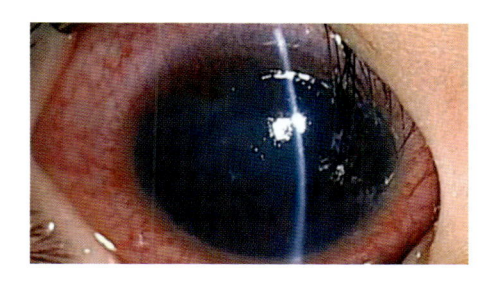

図2 水痘角膜炎
（1歳4か月，女児）
角膜実質浅層中心の斑状混濁と上方よりの血管侵入，強い毛様充血と結膜充血を認める．
（写真提供：鳥取市立病院　細川満人先生．）

めて多彩である．眼部帯状疱疹の眼合併症は，活発なウイルス増殖よりも免疫反応を反映したものとなり，治療にステロイドを十分に使用することが推奨されている．いったん終息すればHSVの場合と異なり再発することはきわめてまれだが，遷延例はかなり認められ，また，ステロイド点眼で消炎した際に早期にやめると，再燃することがある．眼合併症は皮疹のピークよりも遅れて生じてくることが多いので，初診で眼所見がなくても引き続き経過観察が必要である．その際，Hutchinsonの法則[*5]は診療上役に立つ．

水痘角膜炎（varicella keratitis）：水痘罹患後数か月を経て，片眼に円板状角膜炎の形で，角膜中央の浮腫と混濁を生じてくることがまれにあり，水痘角膜炎といわれている（図2）．小児において，水痘罹患後まもなく，その続発症として生じる．直接の角膜への感染による病態か，一度潜伏したVSVの再活性化による病態であるかは不明である．ステロイド点眼とアシクロビル眼軟膏で軽快するが，早期にやめると再燃することが多く，弱視の発症も伴うため，健眼と同等の良好な視力を得ることが難しい．

進行性網膜外層壊死（progressive outer retinal necrosis；PORN）：急性網膜壊死は免疫正常者の網膜内層に発症し，病態にウイルス増殖と免疫反応による炎症の両方が関与しており，炎症が強く，前眼部炎症や硝子体混濁も伴うが，このPORNは免疫不全の患者の網膜の外層に急激に発症・拡大する．視力予後はきわめて不良である．

ヒトサイトメガロウイルス

human cytomegalovirus（HCMV）によるサイトメガロウイルス網膜炎は，免疫不全の患者に起こるのが大きな特徴である．それ以外の臓器でもHCMVは免疫不全に伴って感染を起こしてくる．ただ，最近話題となっているサイトメガロウイルス虹彩炎，角膜内皮炎はその例外といえる．

臨床的特徴：サイトメガロウイルス網膜炎は免疫不全の患者に，多

[*5] **Hutchinsonの法則**
帯状疱疹で，鼻尖・鼻翼に皮疹があれば眼合併症を起こしてくる頻度が高い，という法則．これは　鼻と眼がどちらも三叉神経第1枝の枝である鼻毛様体神経の支配を受けていることによる．

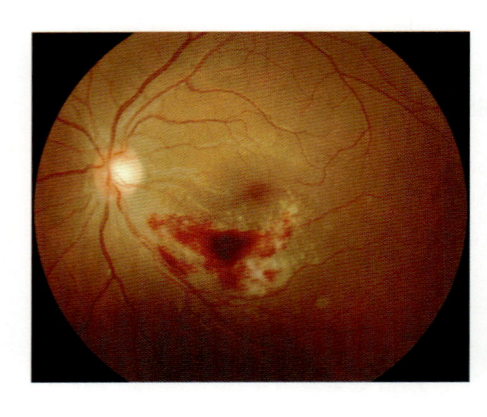

図3 サイトメガロウイルス網膜炎（29歳，女性）
後極部血管を中心とした出血・滲出斑を認める．

くは両眼性に起こる．AIDSの重要な症状の一つであったが，それに関しては，近年 highly active anti-retroviral therapy（HAART）*6 の導入により，その頻度は減少している．臨床所見としては後極部の血管周囲の出血・滲出斑を特徴としている（図3）．免疫不全で生じるため，硝子体混濁や前眼部炎症は認められないか，あってもごく軽度である．

検査：眼局所においてはPCRによる前房や硝子体からのウイルスDNA検出が重要であるが，CMVで網膜炎を起こしている患者の場合，免疫不全を背景として全身の他の臓器の感染の可能性もあり，血清の抗CMV抗体価の上昇，血清のCMV抗原血症（antigenemia）の証明などの全身的なウイルス検索も重要となる．

治療：抗CMV薬（ガンシクロビル，バルガンシクロビル）の投与とともに，免疫不全の改善が必要だが，改善に伴い炎症が生じることもあるので注意が必要である（immune recovery uveitis*7）．

その他のヘルペスウイルス

その他のヘルペスウイルス属についても眼感染症の原因ウイルスとしての報告があるが，確立されたものは少ない．Epstein-Barr virus（HHV-5）やHHV-6はHCMVとともに造血幹細胞移植後に再活性化をすることが報告されており，免疫不全患者でのさまざまな合併症に関連している可能性が指摘されているが，そのような場合において眼感染症に関与したという報告はまだない．

HHV-8はAIDS患者のカポジ肉腫から発見されたウイルスであり，当然眼瞼のカポジ肉腫の原因ウイルスである．これはAIDSなどの免疫不全患者で生じるので，その他のヘルペスウイルスに関して全身疾患と関連した唯一確かなものであるといえる．

（井上幸次）

*6 HAART
抗HIV治療において，非核酸系逆転写酵素阻害薬，プロテアーゼ阻害薬のいずれかと核酸系逆転写酵素阻害薬2剤を含む3剤以上の抗ウイルス薬を組み合わせる強力な多剤併用療法のこと．この導入により，AIDSは罹患者が死亡する病気から生存可能な病気となった．

*7 immune recovery uveitis
HAARTなどの導入により，CMV網膜炎を有する患者で臨床的な免疫能の回復に伴って眼内炎症を生じるケースが認められるようになり，こう呼ばれている．強い前房内や硝子体の炎症を生じてくればステロイドによる治療が必要となり，硝子体混濁，黄斑浮腫，網膜上膜などを合併してくれば硝子体手術が必要となることもある．

梅毒

定義と分類

Treponema pallidum（トレポネーマ）による感染症である．先天梅毒，および性感染症としての後天梅毒に大別される．後天梅毒は，再興感染症[*1]のひとつとして臨床上問題となっている．

後天梅毒の症状

症状のある顕性梅毒は第1～4期にまで区分され，全身症状としては，梅毒による皮疹（暗紅色の丘疹）が全身にみられる．大半が皮膚や粘膜に病変を認めない潜伏梅毒である．

後天梅毒の眼症状の多くは，第2期梅毒で認められる．ぶどう膜炎，結膜炎，角膜実質炎，強膜炎（図1, 2），視神経網膜炎などを認める．なかでもぶどう膜炎は最も頻度の高い合併症であり，第2期梅毒のおよそ5％にみられる．しかし，いろいろなタイプのぶどう膜炎が生じるため，診断に苦慮する例も多い．梅毒性ぶどう膜炎は，わが国のぶどう膜炎の1％前後を占めており[1]，ぶどう膜炎をみたときには必ず梅毒を鑑別する必要がある．

ぶどう膜所見（1）虹彩毛様体炎：豚脂様角膜後面沈着物を伴う肉芽腫性が多いとされていたが，線維素析出や前房蓄膿を伴う非肉芽腫性の場合もある．

ぶどう膜所見（2）網脈絡膜炎：びまん型と限局孤立型（placoid型）があり，約半数は両眼性である．びまん型では，主として後極部から赤道部にかけて硝子体炎や網膜血管炎を伴った滲出性病変がみられる．滲出病巣は消退するが，時に色素沈着を認め，また血管の白線化や視神経萎縮などを来たす．血行性に運ばれたトレポネーマは血管壁およびその周囲に炎症性変化を起こす．その際の網膜血管炎は静脈だけでなく動脈にも炎症を認めることが多く，時には動静脈閉塞を来たすこともある．限局孤立型は，placoid状の黄白色混濁病巣として主として黄斑部に認められ（図3），硝子体炎を伴う[2]．漿液性網膜剥離，乳頭炎や網膜血管炎を合併することもある．

[*1] **再興感染症**
感染性病原微生物として以前より知られていて，それによる疾病の発生数は減少し，公衆衛生上ほとんど問題とならない感染症と認識されていたが，近年，再び増加してきたもの，あるいは将来的に問題となる可能性がある感染症を"再興感染症"と呼ぶ．その原因としては，耐性菌の増加，地球温暖化による生態系の変化，交通手段の発達，病原性の強毒化などが考えられる．逆に，AIDSなど新しく認められるようになった感染症を"新興感染症"と呼ぶ．

文献は p.275 参照．

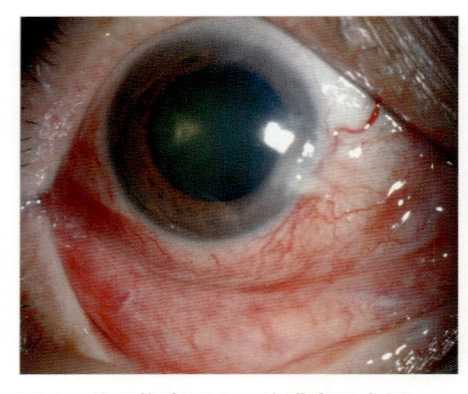

図1 後天梅毒による強膜炎の症例
70歳，男性．ステロイド抵抗性の強膜炎として紹介受診し，梅毒性強膜炎と診断．上強膜から結膜にかけて強い充血を認める．

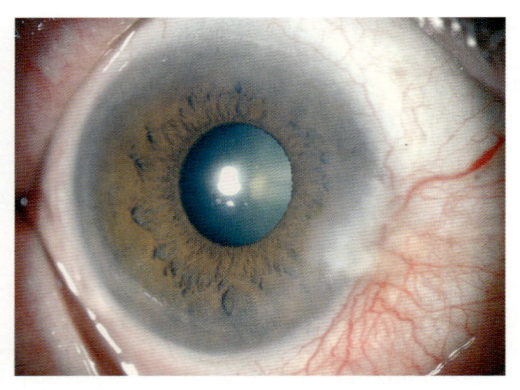

図2 アモキシシリン内服治療3週間後
（図1の症例）
充血の改善を認める．

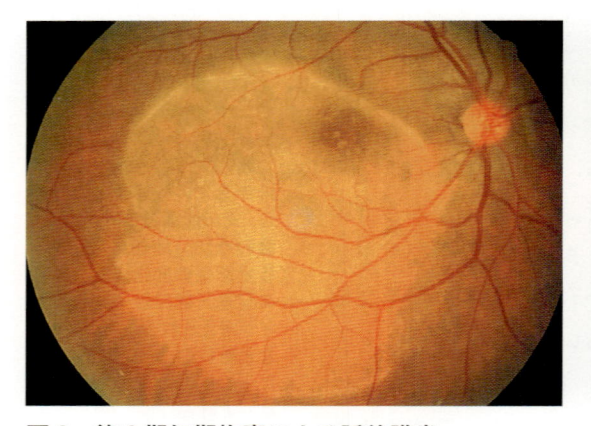

図3 第2期初期梅毒による脈絡膜炎
黄斑部を中心に黄白色円形の混濁を認める．
（堀内知光：梅毒によるぶどう膜炎．ぶどう膜炎．東京：医学書院；1999．p.175-181．）

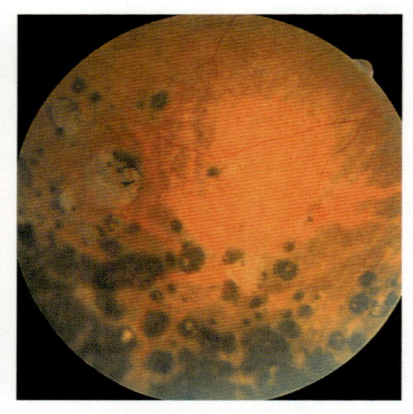

図4 先天梅毒による網脈絡膜炎陳旧例
"ごま塩状眼底"を認める．
（堀内知光：梅毒によるぶどう膜炎．ぶどう膜炎．東京：医学書院；1999．p.175-181．）

先天梅毒の症状

発症時期により三つに分けられる．

胎児梅毒：胎児梅毒の場合は，死産ないし生後間もなく死亡することが多い．

早発性先天梅毒：約5％の頻度でぶどう膜炎，特に網脈絡膜炎を生じる．虹彩毛様体炎に併発した白内障や続発緑内障を認めることもあるが，多くは眼疾患に気づかれず，やがて鎮静化し，眼底は色素集積を伴った網膜色素上皮の萎縮所見である"ごま塩状"の変化（pepper-and-salt-fundus，図4）を中間周辺部から周辺部にかけて認めることが多い[2]．

表1 梅毒血清反応

STS	TPHA	判定
陰性	陰性	非梅毒
陰性	陽性	陳旧性梅毒, 梅毒以外の感染症
陽性	陰性	生物学的偽陽性, まれに梅毒感染初期
陽性	陽性	治療を要する梅毒

STS：serologic tests for syphilis（梅毒血清反応）
TPHA：treponema pallidum Latex agglutination（梅毒血球凝集反応）

後天性先天梅毒：遅発性先天梅毒では, 主に学齢期から思春期にかけて梅毒性病変が発症し, 特にHutchinson歯牙（上顎切歯の咬合面の切痕）, 角膜実質炎, 内耳性難聴はHutchinson三徴といわれる. Hutchinson三徴は, 生涯続くので診断価値が高い.

検査

血清学的検査が重要となる. 下記の①と②を組み合わせて評価する（表1）.

① **梅毒血清反応（serologic tests for syphilis；STS）**：トレポネーマの脂質（カルジオリピン）との交叉反応を利用したもので, 疾患の活動性を反映し, 治療が奏効すると陰転化する. しかし生物学的偽陽性[*2]が起こりうる.

② **特異的検査**：梅毒トレポネーマに特異的な抗体を検出し, 感度が高い.

治療

ペニシリン系抗生物質の点滴あるいは内服を行う. 視神経炎や囊胞性黄斑浮腫を合併するような炎症の強い症例では, 消炎を目的としてステロイドを併用することもあるが, その単独使用は避ける. STS定量の数値が駆梅療法の治療判定に有用である. 抗体価8倍以下あるいは初期値（治療前）の1/4以上の低下を目標とする. 治療効果の判定は, 臨床所見とともに治療前と比べてSTS定量値の1/4以上の低下, もしくは2けたまでの抗体の低下で治療効果ありと判定する.

（福島敦樹）

[*2] **生物学的偽陽性**
梅毒感染がないのに血液の梅毒反応が陽性にでてしまうこと. STS法は脂質との交叉反応を利用した検査法であるため, 膠原病など梅毒以外の疾患でも陽性となることがある. そのため, TPHA法（血球凝集反応）やFTA-ABS法（蛍光抗体吸収法）など, 特異的抗体検査が必要である. TPHA法は簡便であるが, STS陽性でTPHA陰性の場合があり, 生物学的偽陽性か梅毒の初期が考えられる. その際にFTA-ABSを行い, 陽性であれば梅毒を考え, 陰性であれば後日再検査する. 再検査でもSTSのみ陽性の場合は, 生物学的偽陽性と判定する.

結核

結核菌感染から眼結核発症までの流れ

図1に結核菌感染から眼結核発症までの流れをフローチャートとしてまとめる．大多数の肺結核患者において，結核菌が飛沫感染により肺胞に感染（初感染）後いったんは治癒するが，環境の変化により結核菌が再活性化し肺結核が発症する（二次型肺結核症）．さらに感染巣からリンパ・血行性に進展して眼結核を含む肺外結核が発症する．結核は以前より患者数が減少したが，最近の社会情勢の変化とともに，わが国では罹患率下降の鈍化または一時上昇がみられている．

眼結核で最も頻度が高いのはぶどう膜炎であり，粟粒結核，結核腫，網膜血管炎の病型を呈する．ぶどう膜炎の原因として結核性ぶどう膜炎の頻度は高くないが，常に原因として考えておかなくてはならない疾患であり，現在では結核感染を示唆する簡便な検査としてクォンティフェロン®TB-2Gが一般的になった．治療は抗結核療法が必要であるが，内科医と連携して進める．場合によっては，ステロイド全身投与の併用が必要である．

感染経路

結核患者の咳や会話の際に気道から喀出される結核菌（*Mycobacterium tuberculosis*）を含む微細な飛沫核を吸入し，それが肺胞領域に沈着して結核の初感染が生じる[1]．たいていはそこで乾酪壊死に陥り治癒することが多いが，休止菌が残存することがある．初感染後，その病巣がすぐに進展拡大して発病する（一次結核症）ことがあるが，まれである．大部分は初感染原発巣がいったん治癒し，その後時間をおいて宿主側の環境変化に応じて発病する（二次結核症）．肺の結核病巣がリンパ行性または血行性に進展し病変を生じることを肺外結核といい，ほとんどの臓器に進展し，眼結核のほか結核性胸膜炎，脊椎カリエス，脳結核，中耳結核，肝臓や腸などの消化器結核，皮膚結核などを引き起こす．

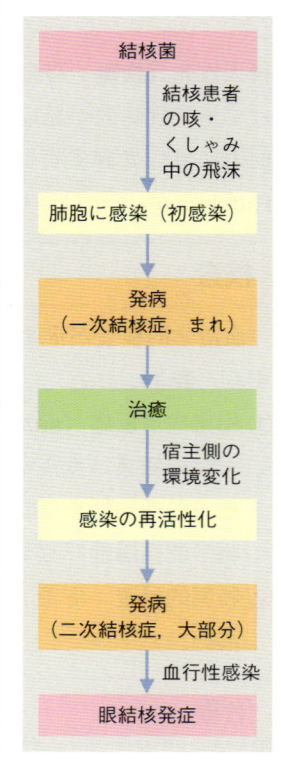

図1　眼結核の進行フローチャート

文献は p.275 参照.

疫学

わが国は，先進国で最も罹患率が高く結核の中蔓延国とされている．現在の問題点としては，若年者や高齢者の患者が増加している．感染の危険因子として，免疫抑制療法状態の患者やHIV感染者では常に結核感染を考慮すべきであり，ほかに宿主の防御機構が低下した状態である糖尿病，胃切除後，じん肺，慢性消耗性疾患，高齢，低栄養などが挙げられる．また，関節リウマチなどに対するTNF (tumor necrosis factor)-α阻害薬であるインフリキシマブ投与例における二次結核症の発症の危険が指摘されている．

全身所見

肺結核の自覚症状として，慢性の咳・痰，血痰，喀血，胸痛，呼吸困難，発熱，寝汗，全身倦怠感，易疲労感，体重減少などが生じる．微熱，易疲労感，寝汗が続くと結核感染が疑われ，それに体重減少，咳，痰が出現すると肺結核を強く疑う．血液検査では赤沈亢進，血清蛋白分画でのアルブミンの減少，γグロブリンの上昇などが生じる．白血球数は正常から軽度増加するが，粟粒結核[*1]では2万以上になることもある．

[*1] 粟粒結核
結核菌が血行性に播種して，2臓器以上にびまん性に結核病巣が散布しているものをいう．免疫能が低下した高齢者に多い．症状は発熱や食欲不振，倦怠感などであり，血液検査所見では白血球数・赤沈・CRP・ALPの上昇，低蛋白血症などを示す．

眼所見

眼のほとんどすべての組織に結核菌感染が起こりうる．頻度が高いのは結核性ぶどう膜炎であり，一般に粟粒結核，結核腫，網膜血管炎の3病型に分類され[2,3]，豚脂様角膜後面沈着物や虹彩・隅角結節を伴う，いわゆる肉芽腫性前部ぶどう膜炎や汎ぶどう膜炎を伴うこともある[3]．以下に，その3病型と角膜実質炎について述べる．

脈絡膜粟粒結核：粟粒結核患者において結核菌が脈絡膜に播種したものをいう．眼底所見は網膜下レベルに約1/2～1乳頭径大の黄白色の円形病巣が散在する．通常，両眼性であり前房や硝子体中に炎症所見を伴うことがある．フルオレセイン蛍光眼底造影では低蛍光か過蛍光を呈し後期で蛍光漏出を伴う．インドシアニングリーン蛍光眼底造影では，初期から低蛍光を示す．眼底所見と蛍光眼底造影パターンは急性後部多発性斑状色素上皮症のそれに似ている．病理学的には，脈絡膜に形成されたリンパ球・Langhans細胞を伴う類上皮細胞肉芽腫である．

脈絡膜結核腫：後極部の網膜下に白～黄色の数乳頭径大の隆起した

孤立または多発した病巣を呈し，滲出性網膜剥離，網膜下出血，網膜血管炎などを伴うこともある．片眼性で，通常，前房や硝子体中に炎症所見を呈さない．眼トキソプラズマ症や眼トキソカラ症，眼サルコイドーシス，転移性脈絡膜腫瘍，脈絡膜悪性黒色腫などとの鑑別が必要である．

網膜血管炎：頻度として最も多く，通常，閉塞性網膜血管炎の形をとる（図2）．以前，Eales病と診断されていた原因の一つにこの病型が含まれている可能性がある．網膜静脈の白鞘化とその血管周囲に放射状に網膜出血を伴うことが多い．黄斑耳側に好発し網膜動脈周囲炎を伴うこともある．FAでは網膜血管壁の組織染色および蛍光漏出，その周囲の網膜無灌流領域を呈し，放置されれば網膜新生血管形成から硝子体出血を生じる．

角膜実質炎：角膜周辺部での実質深層における浸潤が生じるが，角膜上皮は侵されないのが特徴であり[4]，梅毒性との鑑別が重要である．治療はステロイドの点眼や内服で消炎するが，もとになる眼外結核の根絶のために抗結核薬内服が必要である．

その他，散在性網脈絡膜炎や地図状脈絡膜炎様の所見，網膜下膿瘍，眼内炎，角膜炎，結膜潰瘍，強膜炎，眼瞼腫瘤などの報告がある[3-5]．

検査

肺結核では胸部X線，胸部CTのほかに喀痰などの塗抹染色検査や分離培養，薬剤感受性試験，核酸増幅法による検査を行う．以下に，眼科医が行うことができる検査について述べる．

胸部X線検査とcomputed tomography（CT）検査：結節影，小粒状影，分枝状陰影，浸潤影などを呈する[6]．上肺野に多く石灰化や空洞化を伴うことが多い．びまん性粒状影は粟粒結核でみられる．X線検査所見が軽度の場合は見逃されやすいので，積極的にCTを撮影する．CTでは肺門縦隔リンパ節腫脹を伴う濃厚浸潤影や肺野の結節影を示す[6]．

ツベルクリン反応（ツ反）：結核菌に感染，感作されたヒトが結核菌培養濾液由来の蛋白様物質に対して示す遅延型皮膚反応，過敏反応（Ⅳ型アレルギー）である[6]*2．判定基準を表に示す（**表1**）．一般的に結核感染の診断はツ反の陽転化によってなされるが，BCG接種後や非結核性抗酸菌感染症時も偽陽性となるので，臨床的には強陽性となったときや，過去と比べ20mm以上径が増大しているときだ

＊2 ツ反の方法と判定
精製ツベルクリン（tuberculin purified protein derivative；PPD）0.1mLのツベルクリン液を皮内に注射する．丘疹が7〜8mmの大きさで周囲との境界が鮮明であり，丘疹の表面に毛穴が浮き出してみえるように注射する．通常，注射48時間後に判定するが，判定時には必ず肘を曲げ，硬結は必ず手で触れて確認する．記載は発赤長径の大きさ，硬結，二重発赤，その他の副反応の有無を記載する．

表1 ツベルクリン反応の判定基準

反応判定符号	判定基準となる反応
陰性（−）	発赤の長径9mm以下
弱陽性（＋）	発赤の長径10mm以上
中等度陽性（＋＋）	発赤の長径10mm以上で硬結を伴うもの
強陽性（＋＋＋）	発赤の長径10mm以上で硬結に二重発赤，水疱，壊死などを伴うもの

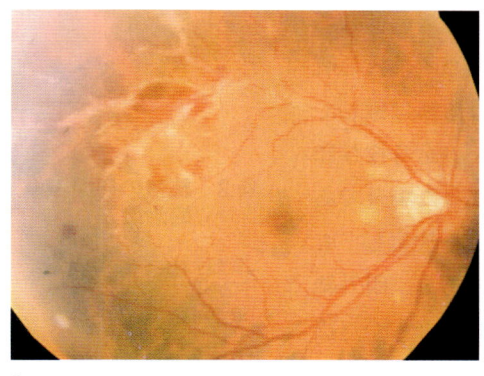

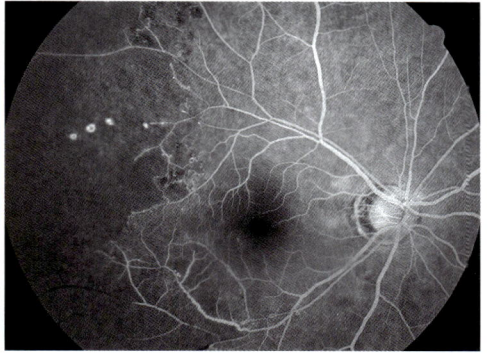

図2 結核性閉塞性網膜血管炎患者の所見（20歳, 男性）
a. 右眼底写真. 耳側網膜血管はびまん性に白鞘化を呈しており, 網膜出血と軟性白斑を伴っている.
b. 右眼フルオレセイン蛍光眼底造影写真. 網膜動静脈は中間周辺部で途絶し, その末梢では網膜無灌流領域が生じている.

けが, 結核の疑いがあると考えられる. また, 陳旧性結核病巣があっても正常人と同じ陽性であることが多く, 陳旧性結核病巣の検出には有用ではない. また, 重度の結核, 免疫抑制薬の投与中, ウイルス, 細菌, 真菌感染, 低蛋白状態, 新生児, 高齢者などで偽陰性を示すことがある.

抗体検査：抗原としてリポアラビノマンナン（LAM）抗原やcord factorおよび糖脂質抗原などを用いたキットが発売されていて, 培養陰性結核の早期診断や肺外結核の診断に際し補助診断として有用である可能性がある. 感度, 特異度ともにおおむね良好であるが, 非結核性抗酸菌症などに陽性になる可能性やHIV陽性患者において感度が低下するなどの問題点がある.

クォンティフェロン® TB-2G：結核感染者のTリンパ球が, 結核菌特異抗原による抗原刺激によりインターフェロン-γ（IFN-γ）を産生することを利用し, 患者血液中のTリンパ球の結核菌抗原に対する反応性をみる検査キットである. BCGの接種や非結核性抗酸菌感染の影響を受けず, 非常に高い感度と特異度を有する（感度89.0％, 特異度98.1％）ので, 現在はツ反に代わって活動性結核や潜在性結核の補助診断として有用な検査法である[6,7]*3.

診断

肺結核の診断には喀痰などの試料を塗抹染色し, かつ分離培養し結核菌を同定することが必要である. 眼結核の確定診断にも眼局所から結核菌を証明するか, 定型的な病理学的所見を呈することが必

*3 クォンティフェロン® TB-2Gの検査方法と注意点
ヘパリン採血管にとった全血に抗原刺激を加え一晩培養し培養上清中に出てきたIFN-γをELISA法で測定する. その値により陽性, 判定保留, 陰性に判定される. 採血後検体はTリンパ球活性を低下させないために室温にて移送・保管, 採血後12時間以内に特異蛋白による刺激が必要, という条件がある. そのため検査のできる地域や曜日が限られることに注意を要する. さらに結核感染後いつから陽性に出るか, 免疫抑制薬が投与されていると, この検査の応答性が低下する, などの問題点がある.

要ということになるが，実際には臨床上難しい．眼外に活動性のある結核感染がある患者では，眼病変が前述した典型的な眼結核の所見であり，かつ抗結核薬投与後に眼所見が改善すれば診断は難しくない．また眼所見が非典型的である場合も，抗結核薬の全身投与に反応すれば診断できる．問題は，眼病変から結核を疑った場合である．呼吸器内科を含めた他科にコンサルトし肺外病変を検索してもらうが，それでも結核感染が証明されないことがままある．眼外結核が証明されず，かつツ反が強陽性を示さないと診断が難しく，抗体検査も合わせて行うが陰性であっても結核は完全に否定できない．その時は抗結核薬を全身投与して眼病変が改善することをみる，いわゆる診断的治療を行う．このように他臓器での結核が明らかにならないと眼結核の診断が難しかったが，現在は，まずクォンティフェロン®TB-2G を行う．この検査は，接触者検診や医療管理者に対する結核管理においてもツ反に代わって使用するようになってきている．

治療

眼病変に肺結核病変を伴う場合，呼吸器内科に相談して治療を進める．具体的には 2008 年の日本結核病学会の指針によると，イソニアジド（INH）＋リファンピシン（RFP）＋ピラジナミド（PZA）にストレプトマイシン（SM）（またはエタンブトール〈EB〉）の 4 剤を 2 か月間治療後，RFP＋INH で 4 か月間治療する（**表 2**）[6]．眼科的に結核を疑うが全身的に証明されない場合は，成人 INH 300 mg/日と RFP 450 mg/日を 3 か月以上併用して投与する．網膜静脈炎を伴う場合，結核菌に対するアレルギー反応による炎症が疑われるので，抗結核薬のほかにプレドニゾロンの全身投与を併用することが多い．しかし抗結核薬の診断的投与を行う場合は，まず抗結核薬のみの投与で所見の改善をみてからプレドニゾロンの併用を考える．抗結核薬使用の際は副作用に注意して使用する[*4]．フルオレセイン蛍光眼底造影で閉塞性網膜静脈炎を呈していると考えられるときは，無灌流領域に対し網膜光凝固術が必要であり，硝子体出血や増殖膜形成による牽引性網膜剥離に対しては硝子体手術が必要である．

（齋藤　航）

表 2　結核の初回標準的治療法

原則として I 法を用い，PZA 投与不可の場合，II 法を用いる．	
I 法	RFP＋INH＋PZA＋EB（SM）の 4 剤併用で 2 か月治療　その後 RFP＋INH で 4 か月間治療
II 法	RFP＋INH＋EB（SM）で 2 か月治療　その後 RFP＋INH で 7 か月間治療

RFP：rifampicin
　（リファンピシン）
INH：isoniazid
　（イソニアジド）
PZA：pyrazinamide
　（ピラジナミド）
SM：streptomycin
　（ストレプトマイシン）
EB：ethambutol
　（エタンブトール）

[*4] **抗結核薬の副作用**
肝障害（INH, RFP, PZA, EB），過敏症（INH, RFP），胃腸障害（RFP, PZA, EB），第 VIII 脳神経障害・腎障害（SM），視神経炎（EB）などがあるが，眼科医にとって最も重要な副作用は EB による視神経炎である．通常，両眼性で球後視神経炎の形をとることが多く，中心暗点と視力，色覚低下を呈するタイプと，傍中心・周辺部の暗点を呈し視力，色覚が保たれるタイプがある．可逆的であるが，発見が遅れた場合，不可逆的になることがあるので注意が必要である．

トキソプラズマ症

病態の進行と治療について

　トキソプラズマ症は，世界に広く分布するトキソプラズマ原虫[*1]が細胞内寄生することにより発症する人畜共通感染症である．ヒトへの感染は，妊婦の初感染の際に増殖体が経胎盤的に胎児に移行する先天感染[*2]とネコの糞便中の接合子囊，生肉中の増殖体や囊胞などが経口，経気道または経皮的に感染する後天感染[*3]とがある．

　眼トキソプラズマ症には，① 先天感染による陳旧性瘢痕病巣，② 先天感染後の再発性網脈絡膜炎，③ 後天感染による網脈絡膜炎，の3タイプがある．病巣の部位や程度によっては自覚症状を伴わないこともある．特徴的な色素性瘢痕病巣を認めれば診断は容易であるが，病期や炎症の程度を正確に把握することが，過不足なく的確な治療を行ううえで非常に重要である．治療は，抗トキソプラズマ薬とステロイドの単独または併用での全身投与が基本となる．健常な成人の場合，活動性病巣は自然に治癒する傾向があるので，病巣が周辺にあって小さい場合などは必ずしも薬物治療を行う必要はなく，経過観察のみでよい．

眼トキソプラズマ症の臨床像

1. 先天感染による陳旧性瘢痕病巣：先天性トキソプラズマ症における網脈絡膜炎の出現頻度は高く，75〜80％とされる．特徴的な所見は両眼の黄斑部に存在する灰白色の壊死性瘢痕性病巣である．境界明瞭な黒褐色の色素沈着を伴い，健常部とは脱色素輪で明瞭に境界されている．大きさは2〜3乳頭径大のことが多い．娘病巣が主病巣に隣接あるいは少し離れた部位にみられることがある．黄斑部が障害されている場合や小眼球，斜視，白内障，虹彩後癒着などの発達異常を認める場合，視力予後はきわめて不良である．

2. 先天感染後の再発性網脈絡膜炎：再発時年齢は10〜20歳代が多い．陳旧病巣と隣接あるいは少し離れた部位に限局性滲出性網脈絡膜炎としてみられる．白色でわずかに隆起し，病巣周辺の網膜は

[*1] **トキソプラズマ原虫**
トキソプラズマは終宿主であるネコへ経口感染すると，その小腸上皮細胞で胞囊体（oocyst）となり，糞便中に体外へ出る．胞囊体は湿気のある土中では1年以上も生存できるうえに，ネコは好んで砂場に排泄することから，そこで遊ぶ子どもへの感染源となることが多いと推測されている．

[*2] **先天性トキソプラズマ症**
先天性トキソプラズマ症の四大徴候は，① 脳水腫，② 脳内石灰化，③ 精神・運動発達遅延，④ 網脈絡膜炎であり，Sabinの四徴と呼ばれている．主たる臨床像は脳脊髄膜炎に基づく中枢神経系障害である．

[*3] **後天性トキソプラズマ症**
後天感染は不顕性感染に終わることが多いが，10〜20％の症例でかぜに似た症状を呈する．症状は発熱，リンパ節腫脹，全身倦怠感，筋痛，手掌・足底を除く斑丘疹などで，頻度は低いが肝脾腫，リンパ球増大，血液中の異型リンパ球の増加などがみられることがある．AIDS患者や免疫抑制薬の使用などに伴い免疫能が低下すると，不顕性感染であったトキソプラズマ症が顕性化し，脳炎，肺炎，心筋炎などを伴い生命に影響することもある．

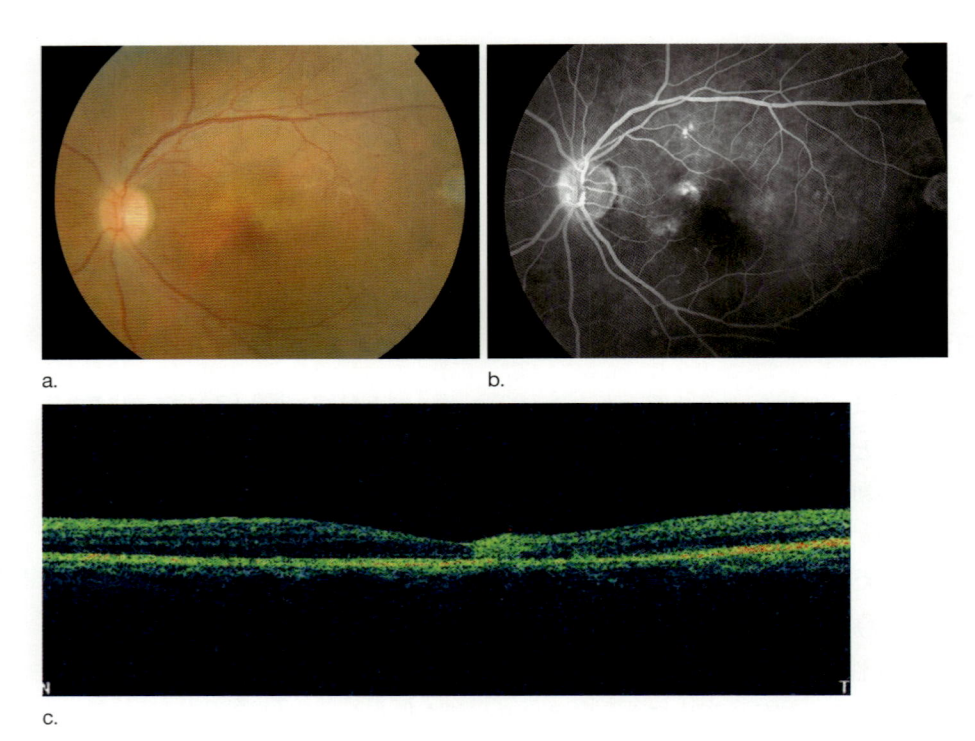

図1 眼トキソプラズマ症の所見

左眼の視力低下，変視を自覚．視力：左眼（0.5）．
a. 眼底写真．黄斑部に1/3乳頭径の白色混濁を認める．
b. フルオレセイン蛍光造影写真．病変部に一致して過蛍光を認める．
c. OCT（水平断）．白色混濁に一致して網膜内層の高反射塊を認める．

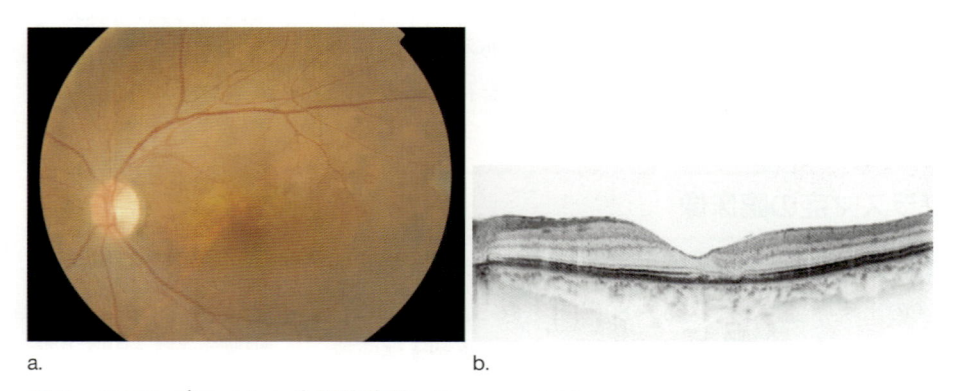

図2 クリンダマイシン内服治療後（図1と同一症例）

a. 眼底写真．浸潤病巣は瘢痕化し，視力は（1.0）に改善した．
b. OCT（水平断）．網膜の層状構造が消失し，IS/OSも途絶している．

浮腫状に混濁しているため境界は不明瞭である．硝子体中に炎症細胞が浸潤し，炎症が強い症例では前房炎症や角膜後面沈着物が観察される．フルオレセイン蛍光眼底写真では，造影早期には病変中央が閉塞性血管炎により低蛍光となる．中・後期には病変周辺部に色素の漏出や組織染による過蛍光を生じる．

3. 後天感染：先天感染の再発病巣と同様に限局性惨出性網脈絡膜炎を生じるが，陳旧病変が存在しない点が先天感染と異なる（図1，2）．通常片眼性で，1乳頭径大のものが多い．まれに視神経病変を来たすことがある．機序として，網脈絡膜病巣からの二次的な場合と，原虫の視神経への直接侵襲による場合がある．前者はEdmund-Jensen型と呼ばれ，視神経乳頭周囲の病巣と扇形の視野欠損を主徴としている．

トキソプラズマ症の検査所見

血清中の抗トキソプラズマ抗体価の上昇がみられる．しかし，わが国では不顕性感染が約10～30％存在することから，抗体陽性という結果のみからトキソプラズマ症と診断することはできない．発症後に抗体価の上昇がみられる場合は意義があり，後天感染の場合は抗トキソプラズマIgM抗体が検出される．眼内液を用いたPCR法によりトキソプラズマDNAが検出されれば確定診断となるが[1]，病変の活動性の指標とはならない．

文献はp.275参照．

眼トキソプラズマ症の治療

基本方針：抗トキソプラズマ薬が治療の中心となる．アセチルスピラマイシン®（800～1,200 mg/日）を，通常6週間を1クールとして投与する．効果があればもう1クール追加する[2]．このほかスルホンアミド剤，ピリメタミン，クリンダマイシンも使われる．視力低下を伴うもの，黄斑部および視神経乳頭付近の活動性病変，硝子体混濁を伴う大きな病巣などは，抗トキソプラズマ薬とステロイドを併用する．

重症例に対して：薬物治療に抵抗性の硝子体混濁や牽引性網膜剥離が生じてきた症例では，硝子体手術が必要となる．

（香留　崇，三田村佳典）

風疹

風疹ウイルス感染症

　眼病変を来たす感染症として，風疹ウイルスの母子感染が重要である．風疹ウイルスは，母体の急性または持続性活動性感染に伴うウイルス血症に続いて胎盤炎を生じ，胎盤感染を経て胎児に感染する．妊娠中いつでも感染が起こりえるが，特に妊娠前期（第一三半期），各臓器形成の臨界期に感染を起こすと，恒久的な臓器障害・奇形を来たす（先天風疹症候群）．同じように妊娠前期・中期に胎内感染を起こし，類似した臨床像を呈する胎児感染症を総称してTORCH 症候群[*1] と呼ぶ．

先天風疹症候群（CRS）と眼異常

　CRS（congenital rubella syndrome）は妊娠早期に母体が風疹ウイルスに罹患すると起こりやすく，妊娠4週以内では約85％，妊娠2か月以内では20〜30％，妊娠3〜4か月以内では約5％の発生頻度である．胎児の器官形成が障害され種々の症状を呈するが，三主徴として感音性難聴，先天性心疾患（動脈管開存症，肺動脈狭窄症な

[*1] **TORCH 症候群**
トキソプラズマ原虫（*Toxoplasma gondii*），その他の病原体（Others, 梅毒など），風疹ウイルス（Rubella virus），サイトメガロウイルス（Cytomegalovirus），単純ヘルペスウイルス（Herpes simplex virus）の頭文字をとっている．

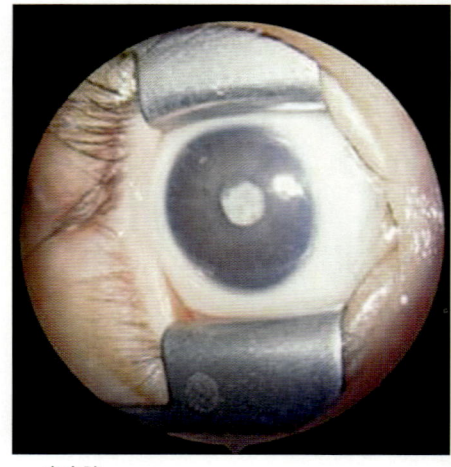

a. 白内障　　　　　　　　　b. 網膜症

図1　先天風疹症候群

表1 先天風疹症候群の届出基準

1) 臨床症状による基準—Aから2項目以上，または，Aから一つとBから二つ以上，もしくは，Aの (2) または (3) とBの (1)	2) 検査診断による基準—以下のいずれか一つを満たし，出生後の風疹感染を除外できるもの
A (1) 先天白内障または緑内障 　(2) 先天性心疾患（動脈管開存，肺動脈狭窄，心室中隔欠損，心房中隔欠損など） 　(3) 感音性難聴 B (1) 網膜症 　(2) 骨端発育障害（X線診断によるもの） 　(3) 低出生体重児 　(4) 血小板減少性紫斑病（新生時期のもの） 　(5) 肝脾腫	1. 風疹ウイルスの分離陽性，またはウイルス遺伝子の検出（RT-PCR法など） 2. 血清中に風疹特異的IgM抗体の存在 3. 血清中の風疹HI価が移行抗体の推移から予想される値を高く超えて持続 （出生児のHI価が月当たり1/2の低下率で低下していない） RT-PCR：reverse transcription polymerase chain reaction（逆転写ポリメラーゼ連鎖反応） HI：hemagglutination inhibition（赤血球凝集抑制反応）

ど），および眼疾患が挙げられる．その他，神経障害，発達遅延の頻度が高い．臓器障害は進行性であり，顕性化するのが生後数か月以上経過してからのこともある．また持続感染が生後1年に及ぶこともあり，患児はこの間ウイルスを排泄し続け感染源になる．

　眼異常として白内障（**図1a**）の頻度が高く，ほかに網膜症，小眼球，緑内障，角膜混濁，虹彩炎がみられる．風疹網膜症（rubella retinopathy）は，眼底所見として後極部から赤道部にかけてびまん性に微細な網膜色素上皮の脱色素斑・色素斑が混在し，"ごま塩状（salt-and-pepper）"を呈するのが特徴で，診断的価値が高い（**図1b**）．視神経乳頭や網膜血管には異常がみられず，網膜症自体は停止性で視機能に影響しない．両眼性または片眼性にみられ，時に生後数か月して発症することがある．

CRSの診断と届出

　診断には，母体の風疹罹患歴や風疹ワクチン接種の有無，風疹抗体価を調べるとともに，患児の風疹ウイルス分離，ウイルス遺伝子の検出，IgM抗体の検出などが必要である．CRSは診断から7日以内に保健所に届け出る必要があり，**表1**に示す臨床症状と検査診断の基準を両方とも満たすものが対象となる．

眼疾患の治療と予防

　高度の先天白内障に対しては，遮断弱視を来たすため早期手術が必要である．ほかの眼異常や重複障害を有するため，早期からロービジョンケアを始める必要がある．

　CRSの予防には，未感染者への風疹ワクチン接種[*2]が第一である．

（仁科幸子）

[*2] **風疹ワクチン接種**
2006年よりMR（麻疹・風疹混合）ワクチン接種が開始され，対象は生後12〜24か月と小学校就学前1年間の2回接種となった．ただし，2008（平成20）年4月1日〜2013（平成25）年3月31日までの間，第3期（中学1年生相当），第4期（高校3年生相当）が定期予防接種の対象として追加されている．

視神経網膜炎

文献は p.275 参照.

疾患概念

視神経と網膜に炎症を生じ，視機能が障害される病態の総称である．ウイルス性（単純ヘルペス，B型肝炎，麻疹，インフルエンザなど），細菌性（*Bartonella henselae* による猫ひっかき病[*1]，図1），スピロヘータ（梅毒，Lyme 病，レプトスピラ症），トキソプラズマ，トキソカラなどがある（図2, 3）．サルコイドーシスに伴い発症することもある（図4, 5）．

[*1] **猫ひっかき病**
猫ひっかき病は，グラム陰性細菌である *Bartonella henselae* の感染により生じる．小児に多くみられ，ネコに引っかかれたり，ネコノミに刺されたりして感染する．所属リンパ節腫脹，発熱，肝脾腫大，脳炎などを生じうる．眼底所見として，視神経乳頭周囲肉芽腫と黄斑部の星状白斑を伴う神経網膜炎が特徴的である（図1）．

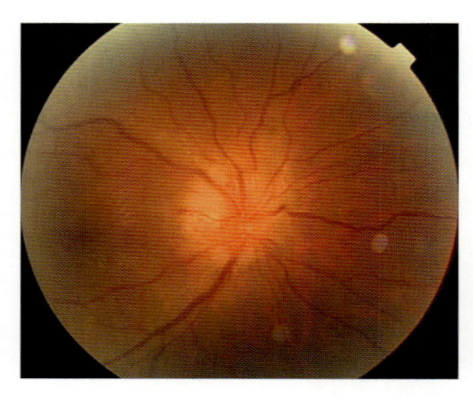

図1 猫ひっかき病による視神経網膜炎
20歳，男性．右眼．視神経乳頭浮腫と黄斑部星状白斑を認める．

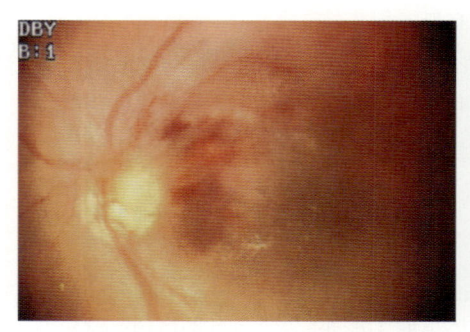

図2 トキソカラによる視神経網膜炎の眼底写真
乳頭腫脹，網膜下出血，乳頭黄斑間の硬性白斑を認める．
（中村 誠：視神経網膜炎．田野保雄編．眼科プラクティス 12 眼底アトラス．東京：文光堂；2006. p.300.）

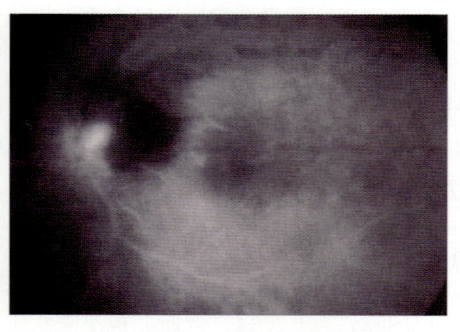

図3 トキソカラによる視神経網膜炎の蛍光眼底造影写真
乳頭の過蛍光と出血によるブロックを認める．
（中村 誠：視神経網膜炎．田野保雄編．眼科プラクティス 12 眼底アトラス．東京：文光堂；2006. p.300.）

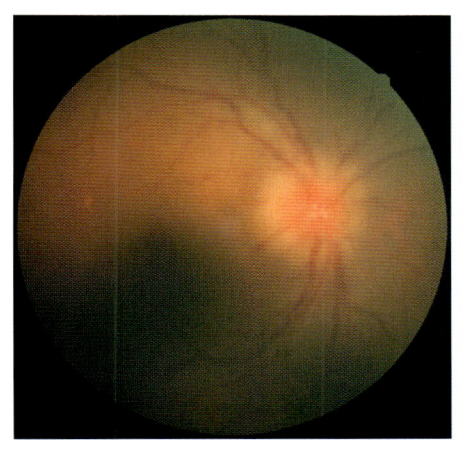

図4 サルコイドーシスによる視神経網膜炎
52歳，女性．右眼．視神経乳頭浮腫を認める．

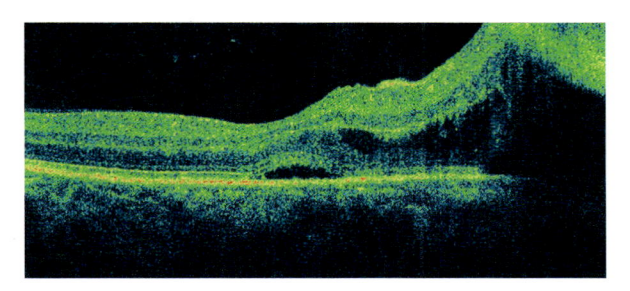

図5 OCT像（水平断）
乳頭近傍では外網状層の浮腫がある．中心窩に漿液性網膜剥離がみられる．

臨床像

比較的若年者に多く，片眼性が多い．突然の視力低下で発症し，その程度はさまざまである．感冒様症状などの感染を疑わせることがある．発症前に動物と接したかなど先行感染の可能性の有無も確認しておく必要がある．視神経乳頭や網膜浮腫，漿液性網膜剥離，硬性白斑[*2]，乳頭あるいは網膜表層出血がみられる．硬性白斑はHenle層への脂質，フィブリン，ヒアリンの沈着や貪食細胞から構成される．

乳頭の毛細血管の透過性亢進が成因であり，蛍光眼底造影で造影初期より乳頭上の血管からの蛍光漏出がみられる．造影後期には乳頭から黄斑部にかけて広い範囲で過蛍光を呈する．瞳孔反応はswinging flash testにて相対的瞳孔求心路障害（relative afferent pupillary defect；RAPD）が観察されることが多い．

視神経網膜炎の病因を確定するため，猫ひっかき病抗体，結核，梅毒，レストスピラ病などの血清学的検査やPCRにより感染原因を調べる．原因を特定できないことも多い．眼窩内，頭蓋内病変を鑑別する目的で，眼窩および頭蓋内CT・MRI検査を行っておく．

[*2] 乳頭腫脹と黄斑部の特徴的な星芒状硬性白斑を生じる特発性の病態をLeber星芒状視神経網膜炎（Leber's stellate neuroretinitis）と呼ぶ．

鑑別診断

視神経炎：視神経炎では急激な視力低下（片眼あるいは両眼）に先立ち眼窩周囲痛，眼球運動痛がみられることがある．

前部虚血性視神経炎：突然の視力障害と視野障害で発症する．視神

経乳頭の蒼白あるいは充血性の乳頭浮腫を呈することもある．高齢者に多く，全身的基礎疾患の有無を十分に精査する．視機能の障害は不可逆的であることが多い．

Vogt-小柳-原田病：Vogt-小柳-原田病では，乳頭浮腫のみを呈する場合がある．両眼性で，前眼部に炎症所見がみられることがある．

治療

6〜8週で自然回復傾向があり，無治療で経過をみる．視機能不良の場合，ステロイドの内服治療（プレドニン® 30mg/日）を試みる．感染症が原因と特定されれば原因疾患の治療を行う．猫ひっかき病では抗生物質（テトラサイクリン系），梅毒ではペニシリンの投与を行う．予後は比較的良好である．

（吉田茂生）

10. 全身症状を伴うぶどう膜炎

サルコイドーシス

病理

　原因不明*¹ の肉芽腫性炎症疾患であり，非乾酪性類上皮細胞肉芽腫が肺，リンパ節，筋肉，心臓，皮膚，眼，肝臓，神経など，全身多臓器に生じる．肉芽腫は乾酪壊死を伴わず，単球系貪食細胞（類上皮細胞，Langhans 巨細胞）およびリンパ球から構成される．また肉芽腫性血管炎，microangiopathy を伴う[1,2]．

疫学

　サルコイドーシスは，近年わが国における非感染性ぶどう膜炎の原因疾患の第一位を占める．2004 年の全国疫学調査では，サルコイドーシスと診断され，非乾酪性類上皮細胞肉芽腫が証明された患者の罹患率は 10 万人あたり 1.01 人であった．女性にやや多く発症し，発症年齢の分布は全体と女性では二峰性を示し，全体では第一ピークが 25〜34 歳，第二ピークが 60〜64 歳に認められた．男性のピークは 20〜34 歳，女性の第一ピークは 25〜39 歳，第二ピークは 60〜64 歳で第一ピークの約 2 倍の頻度であった．高齢発症の患者が増加傾向にある．本症は世界中でみられるが，地域，人種によって有病率，症状，重症度が異なっている[1,3]．

臨床像

　サルコイドーシスの発見時の自覚症状では視力低下，霧視，羞明，飛蚊症などの眼症状が最も多い．咳，呼吸困難などの呼吸器症状，皮疹，結節性紅斑などの皮膚症状のほか，全身倦怠感，発熱，関節痛などがみられることがある．まったく自覚症状を伴わないこともある（図1）[1-4]．

全身所見：多彩な所見（表1）を示す．胸部病変が 70〜90％ と，高頻度に認められ，なかでも，両側肺門リンパ節腫脹（bilateral hilar lymphadenopathy；BHL，図2）が最も頻度が高い．次いで眼病変が認められ，皮膚病変（図3, 4）は 10〜30％ に認められるが，結

---

*1 病因
外因としては，皮膚常在菌の *Propionibacterium acnes* による感染が発症に関与している可能性が注目されている．また，家族内発症例が認められ，多数の遺伝素因が複雑に絡み合う多因子（多遺伝子）疾患の可能性が高い．疾患・感受性遺伝子検索では HLA-DR3, DR5, DR6, DR8 が共通してもっている *DRB1* 遺伝子が疾患感受性に関与していると考えられている．また，Th1 サイトカインである interferon α 遺伝子の関与が報告されている[1]．

文献は p.275 参照．

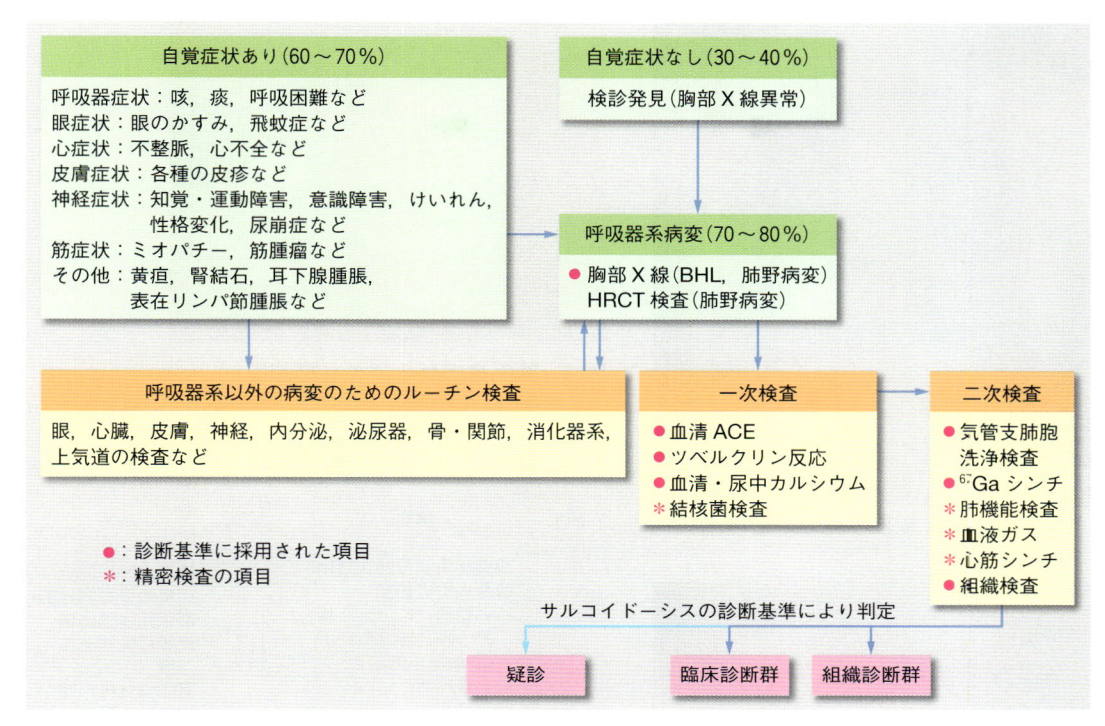

図1 サルコイドーシス診断の手順

```
自覚症状あり（60〜70％）                          自覚症状なし（30〜40％）
呼吸器症状：咳，痰，呼吸困難など                    検診発見（胸部X線異常）
眼症状：眼のかすみ，飛蚊症など
心症状：不整脈，心不全など
皮膚症状：各種の皮疹など                          ┌─────────────────────┐
神経症状：知覚・運動障害，意識障害，けいれん，      │ 呼吸器系病変（70〜80％）│
         性格変化，尿崩症など                    │ ● 胸部X線（BHL, 肺野病変）│
筋症状：ミオパチー，筋腫瘤など                    │   HRCT検査（肺野病変）   │
その他：黄疸，腎結石，耳下腺腫脹，                 └─────────────────────┘
       表在リンパ節腫脹など

呼吸器系以外の病変のためのルーチン検査    一次検査            二次検査
眼，心臓，皮膚，神経，内分泌，泌尿器，    ● 血清ACE          ● 気管支肺胞
骨・関節，消化器系，                    ● ツベルクリン反応       洗浄検査
上気道の検査など                        ● 血清・尿中カルシウム  ● 67Ga シンチ
                                     * 結核菌検査          * 肺機能検査
                                                          * 血液ガス
● ：診断基準に採用された項目                                  * 心筋シンチ
＊：精密検査の項目                                           ● 組織検査

                          サルコイドーシスの診断基準により判定
                    疑診        臨床診断群        組織診断群
```

（日本眼炎症学会・日本サルコイドーシス／肉芽腫性疾患学会：サルコイドーシス診断基準と診断の手引き—2006．日本眼科学会雑誌 2007；111：117-121．）

表1 全身所見

臓器	所見	臓器	所見
呼吸器	胸部X線（BHL, 肺野陰影） HRCT所見（BHL, 粒状陰影，縦隔リンパ節腫脹） 気管支鏡（網目状毛細血管怒張，小結節，気管支狭窄） BAL（総細胞数，リンパ球比率の増加，CD4/8比の増加）	神経・筋	中枢性神経障害（尿崩症，けいれん，精神症状，知覚・運動障害，髄膜炎） 脳神経麻痺（顔面神経麻痺） 脊髄神経麻痺 ミオパチー 筋腫瘤
皮膚	皮膚サルコイド 瘢痕浸潤 結節性紅斑	その他	肝機能障害 脾腫 腎結石 耳下腺腫脹 骨梁減少 腹腔内リンパ節腫大 表在リンパ節腫大 甲状腺腫 生殖器腫瘤 消化管病変（潰瘍，粘膜肥厚，隆起）など
心臓	高度房室ブロック 心室中隔基部の非薄化 67Gaシンチグラムでの異常集積 左室収縮不全，心室不整脈		

HRCT：高分解能（high resolution）CT，BAL：気管支肺胞洗浄（bronchoalveolar lavage）

節性紅斑の頻度は低い．心臓病変は本症の死亡原因の第一位であり，注意が必要である．

多くの症例は慢性型と考えられるが，急性で結節性紅斑，関節炎，

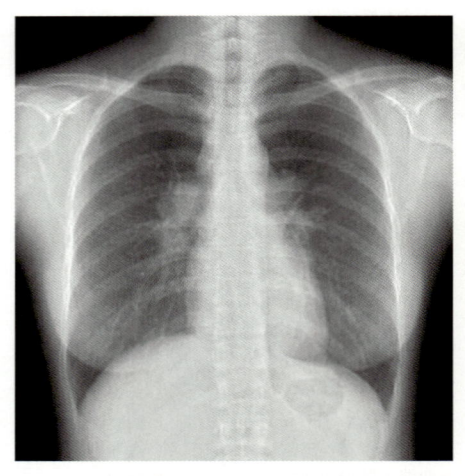

図2　両側肺門リンパ節腫脹（BHL）の胸部単純X線写真（30歳，女性）

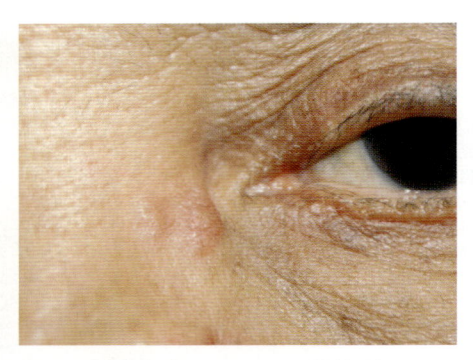

図3　顔面皮膚サルコイド結節型（76歳，女性）

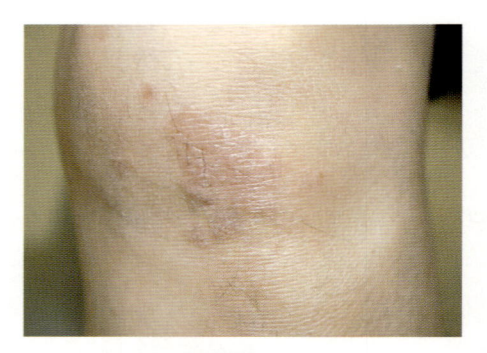

図4　膝蓋皮膚瘢痕浸潤（71歳，女性）

表2　サルコイドーシス眼病変

部位	病変	部位	病変
前眼部	豚脂様角膜後面沈着物 前房内炎症細胞 虹彩結節（Koeppe結節：瞳孔縁，Busacca結節：虹彩上） 虹彩後癒着 隅角結節 テント状周辺虹彩前癒着（PAS） 台形状PAS	眼底	網膜血管周囲炎 網膜血管周囲結節 網脈絡膜滲出斑 視神経乳頭充血 浮腫 嚢胞様黄斑浮腫 視神経乳頭肉芽腫 脈絡膜肉芽腫
硝子体	雪玉状混濁 真珠の首飾り様（数珠状）混濁 びまん性微塵状混濁 雪土手状混濁 硝子体出血	外眼部	乾性角結膜炎 上強膜炎 強膜炎 涙腺腫脹 眼瞼腫瘤 結膜濾胞 顔面神経麻痺　など

BHL，発熱を伴う Löfgren 症候群や，慢性あるいは亜急性ぶどう膜炎，耳下腺腫脹，顔面神経麻痺，発熱を伴う Heerfordt 症候群のような非典型例もある[2]*2．

眼所見：眼病変（表2）は，60〜80％の頻度で認められる．肉芽腫性ぶどう膜炎であり，汎ぶどう膜炎を示すことが多く，慢性に経過することが多い．診断基準と診断の手引き（表3, 4）に挙げられる眼病変（図5〜15）のほかに，乾性角結膜炎，結膜結節，視神経乳頭浮腫，涙腺腫脹，顔面神経麻痺などがみられる．また，虹彩後癒着も来たしやすい．隅角結節（図7, 8）とテント状周辺虹彩前癒着（peripheral anterior synechia；PAS，図9）はサルコイドーシスに特異性が高い所見である．眼合併症として，30〜40％に白内障，緑内障が認められる．黄斑浮腫，黄斑前膜も多く認められる．

*2 若年性サルコイドーシスと Blau 症候群
NOD2（nucleotide-binding oligomerization domain）遺伝子異常が原因．前者は4歳以下で発症，両者とも臨床像はほぼ一致しており，成人型と異なり肺病変を伴わず，関節炎，ぶどう膜炎，皮膚炎を三主徴とする疾患．難治性のぶどう膜炎となる．前者は孤発例，後者は家族発症で，常染色体優性遺伝[5]．

表3 サルコイドーシスの診断基準
(『サルコイドーシス診断基準と診断の手引き―2006』の要約)

組織診断群

一臓器における組織診断，かつ，下記の1)～3)のいずれか
1) 他臓器における組織診断
2) サルコイドーシス病変を強く示唆する臨床所見
3) 全身反応を示す検査所見

臨床診断群

二臓器以上における 2) かつ 3)

全身反応を示す検査所見

下記6項目中2項目以上
① 両側肺門リンパ節腫脹（BHL）
② 血清ACE活性高値
③ ツベルクリン反応（ツ反）陰性
④ クエン酸ガリウム（^{67}Ga）シンチグラムにおける著明な集積所見
⑤ 気管支肺胞洗浄（BAL）でリンパ球増加またはCD4/CD8比高値
⑥ 血清あるいは尿中カルシウム高値

(日本眼炎症学会・日本サルコイドーシス／肉芽腫性疾患学会：サルコイドーシス診断基準と診断の手引き―2006．日本眼科学会雑誌 2007；111：117-121.)

表4 眼病変を強く示唆する所見 (抜粋)

下記眼病変の6項目中2項目以上
① 肉芽腫性前部ぶどう膜炎（豚脂様角膜後面沈着物，虹彩結節）
② 隅角結節またはテント状周辺虹彩前癒着
③ 塊状硝子体混濁（雪玉状，数珠状）
④ 網膜血管周囲炎（主に静脈）および血管周囲結節
⑤ 多発するろう様網脈絡膜滲出斑または光凝固斑様の網脈絡膜萎縮巣
⑥ 視神経乳頭肉芽腫または脈絡膜肉芽腫

除外診断

結核性，ヘルペス性ぶどう膜炎，HTLV-I関連ぶどう膜炎，Posner-Schlossman症候群，Behçet病，眼内悪性リンパ腫などを除外する．

(日本眼炎症学会・日本サルコイドーシス／肉芽腫性疾患学会：サルコイドーシス診断基準と診断の手引き―2006．日本眼科学会雑誌 2007；111：117-121.)

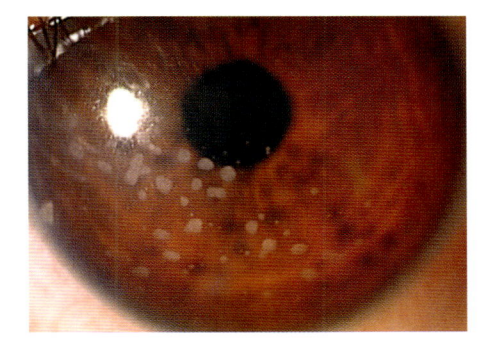

図5 豚脂様角膜後面沈着物（26歳，女性）

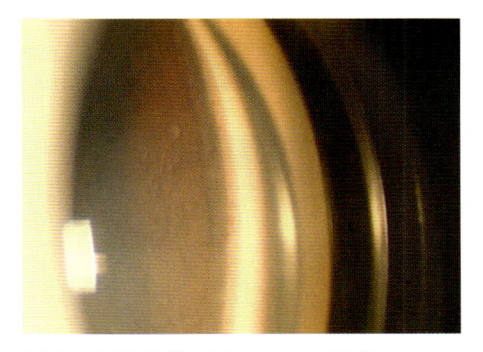

図6 虹彩結節（Busacca結節）（26歳，女性）

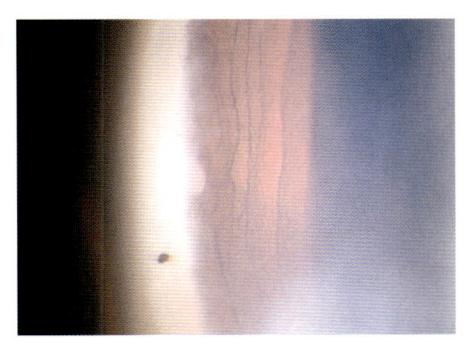

図7 隅角結節（22歳，女性）

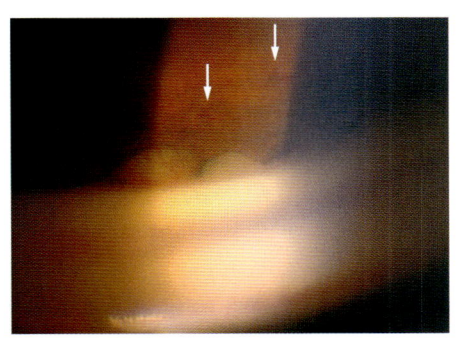

図8 隅角結節（虹彩ルベオーシスを伴う）（31歳，男性）

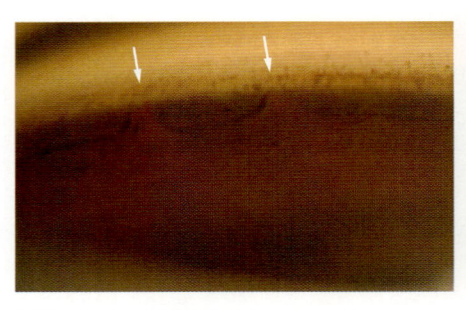

図9 テント状PAS（22歳，女性）

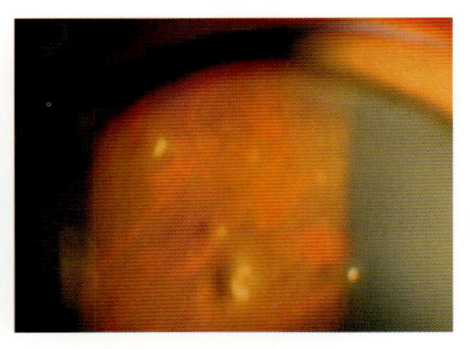

図10 雪玉状混濁（22歳，女性）

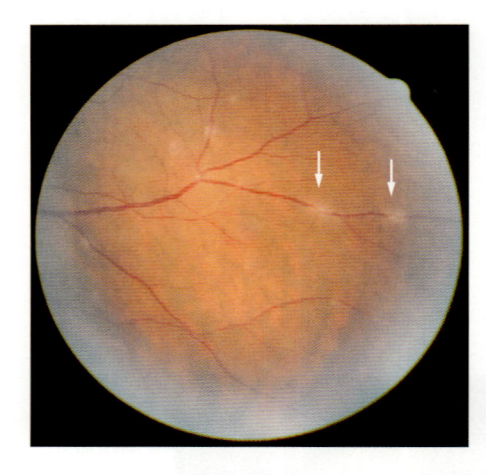

図11 結節性網膜静脈周囲炎（30歳，女性）

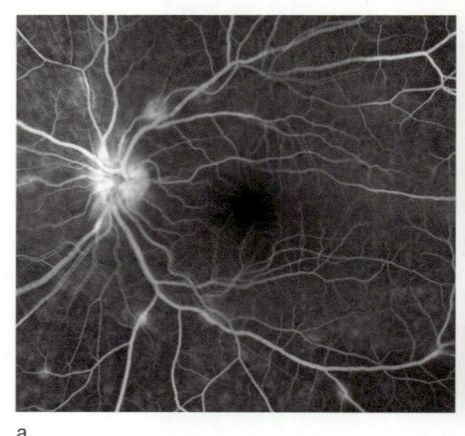

図12 蛍光眼底写真（30歳，女性．図11と同一症例）
a. FA（フルオレセイン蛍光造影）．網膜静脈の結節状過蛍光．
b. IA（インドシアニングリーン蛍光造影）．病変部の低蛍光斑．

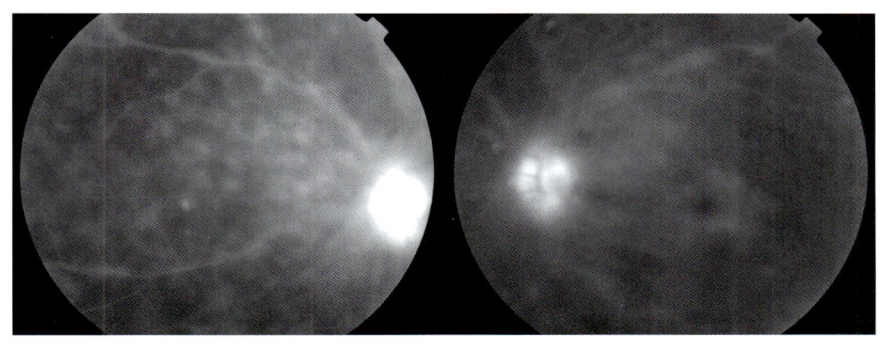

図 13　蛍光眼底写真 (57 歳, 女性)
網膜静脈周囲炎, 網脈絡膜滲出斑, 嚢胞様黄斑浮腫がみられる.

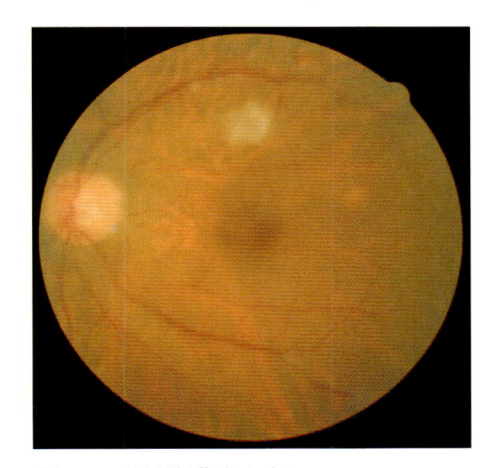

図 14　網脈絡膜滲出斑 (60 歳, 女性)

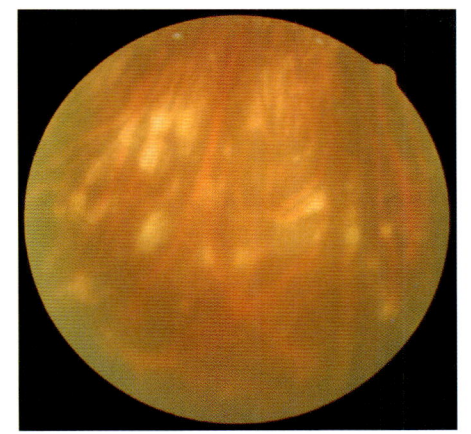

図 15　光凝固斑様網脈絡膜萎縮病巣 (67 歳, 女性)

診断

　サルコイドーシスの診断基準は 2006 年に改訂された (**表 3, 4**). 組織診断群と臨床診断群に分けられ, 多臓器疾患であることが強調され, 少なくとも二臓器以上でサルコイドーシスを強く示唆する臨床所見があることが, 診断の要件になっている. 従来の診断基準で含まれていた検査所見の, γグロブリンの上昇, 血清リゾチウム高値の項目が削除されている[2].

　診断手順を**図 1**に示す. 眼症状よりサルコイドーシスが疑われた場合, 胸部 X 線検査, ツベルクリン反応 (ツ反), 血清 ACE, 血清あるいは尿中カルシウムを一次検査として施行する. 胸部単純 X 線検査で異常所見を認めない場合でも胸部 CT や high resolution CT (HRCT) の実施が推奨されている. さらに二次検査として, 気管支肺胞洗浄 (bronchoalveolar lavage; BAL), ^{67}Ga シンチグラフィ, 組

織検査を実施する．多臓器疾患のため，他科との連携が重要である*3．

眼病変の治療（1）薬物治療

　原則としてステロイドの局所投与と散瞳薬で治療する．局所治療で改善が得られない場合，全身治療の適応となる．

局所治療：軽症〜中等度の前眼部の炎症はステロイド点眼，散瞳薬の点眼を行う．中等度以上の炎症は点眼に加えて，ステロイドの局所注射を行う．特に囊胞様黄斑浮腫，硝子体混濁や網脈絡膜炎で視力低下を来たした場合，持続性ステロイドの後部Tenon囊下注が適応となる．ケナコルト-A®（トリアムシノロンアセトニド）20 mg Tenon囊下注，時に4 mg硝子体内投与．眼圧上昇，白内障進行，眼内炎に注意が必要である．

全身治療：ステロイドが従来より使用されている．ステロイドの全身投与*4の適応は以下のような活動性病変があり，視機能障害のおそれがある場合とされる．①局所治療に抵抗する重篤な前眼部炎症．重症の虹彩毛様体炎，隅角または虹彩結節が大きく，多数あるいは虹彩上に新生血管を伴う場合．②高度の硝子体混濁．③広範な滲出性網脈絡膜炎および網膜血管炎．④網膜無血管領域を伴わない網膜あるいは視神経乳頭新生血管．⑤黄斑浮腫．⑥視神経乳頭の浮腫，肉芽腫．⑦脈絡膜肉芽腫．

　ステロイド投与法：第一選択はプレドニゾロンの経口投与．初期投与量は30〜40 mg/日，連日あるいは60 mg隔日．重症の場合60 mg/日，連日，2週間〜1か月．1〜2か月ごとに5〜10 mgずつ減量，最終投与量を2.5〜5 mg/日，1〜数か月続けて終了する．全投与期間は3か月から1年以上．15 mg/日となったときに再燃しやすいので，20 mg/日からの減量は病勢をみながら慎重に行う．投与終了にあたっては活動性眼病変の鎮静化とともに全身検査データに留意する．ステロイドの副作用に注意する[6]．

　ステロイド以外の薬剤としては，主にメトトレキサートが使用されている．アザチオプリン，シクロホスファミドが報告されているが，わが国での使用経験は少ない．近年，抗TNF-α抗体（インフリキシマブ）の有用性も報告されている．

眼病変の治療（2）手術治療

　術前の十分な消炎が必要である．消炎が不十分な場合は炎症再燃

＊3 Kveim反応
材料入手困難と感染性の問題のため，現在，わが国では行われていない．サルコイドーシス病変組織（脾臓，リンパ節）抽出物による皮内反応．皮内注射後4〜6週後に同部を生検する．

＊4 ステロイドの全身投与
サルコイドーシスの症例の多くは自然治癒（28〜70％）することが認められており，このような場合，2年以内に病変が消失することが多い．長期的にみると，自然治癒をステロイド治療が遷延させる可能性とステロイド導入の必要な症例では，ステロイドからの離脱が困難な可能性を指摘されており，ステロイド全身投与は極力避けることが原則である．
　一般にステロイドの全身投与の適応は，心病変，神経病変，局所治療抵抗性の眼病変，高カルシウム血症を認める症例で，肺では広範な病変，特に気管支，血管周囲の病変があり，自覚症状のある症例が適応と考えられている[6]．

や増悪を招くことが予想されるので，周術期にステロイドの短期全身投与も考慮する．眼合併症の治療として，白内障手術，緑内障手術のほか，薬物治療抵抗性の硝子体混濁，硝子体出血，黄斑浮腫，黄斑上膜に対して，硝子体手術が行われている[7]．

　虹彩後癒着による iris bombé で緑内障発作に対してレーザー虹彩切開術（場合によっては周辺虹彩切除術を選択），網膜血管の閉塞による無灌流領域や新生血管に対して，レーザー網膜光凝固術が施行されている．

〔朱　さゆり〕

Vogt-小柳-原田病

病因

　Vogt-小柳-原田病は，全身メラノサイトを標的にする自己免疫疾患である．有色人種に多く，白色人種には少ない．発症者のほとんどがHLA-DR4陽性である．真の病因（トリガー）はいまだ不明であるが，ウイルス感染症などが考えられている．通常は機能制御されている（免疫トレランス状態である）メラノサイト抗原特異的T細胞が，ウイルス感染した抗原提示細胞上のHLA-DR4を介して活性化かつ異常増殖することによって，リンパ球を介した自己免疫病として発症する．最近の基礎研究で，本症発症に関わるT細胞[*1]の抗原として，メラノサイトに含まれるチロシナーゼファミリー蛋白などが判明している[1,2]．また特定のメラノサイト抗原ペプチドで動物を感作することによって，ヒトVogt-小柳-原田病と同様の病態を動物に誘発できることも知られている[1]．

[*1] T細胞
リンパ球の一種で，特にヘルパーT細胞といわれる細胞群は自己免疫病などの起点となる反応を誘導する．

文献はp.276参照．

臨床症状と検眼鏡所見

　前駆期には，頭痛などの髄膜炎症状，耳鳴り・めまい・感音性難聴などの内耳症状，悪心・嘔吐，感冒様症状などを合併する．眼病期には急激な両眼性の視力低下を来たす．典型的には，急性期に両眼の眼底後極部を中心に胞状滲出性網膜剥離が観察される（図1）．網膜皺襞を伴うことも多い．急性期を過ぎてから，夕焼け眼底，皮膚脱色，脱毛・白髪などを併発する．

　本症眼病初期には，前眼部炎症所見と同時に浅前房を来たすことがある（図2）．超音波生体顕微鏡（ultrasound biomicroscope；UBM）で観察すると，毛様体浮腫に加えて，毛様体・脈絡膜が強膜から剥離している像が観察される[3]．ステロイド全身投与によって毛様体・脈絡膜剥離が解消され，それに伴い前房深度が回復する．

蛍光眼底造影所見

　フルオルセイン蛍光眼底造影検査（fluorescein angiography；FA）

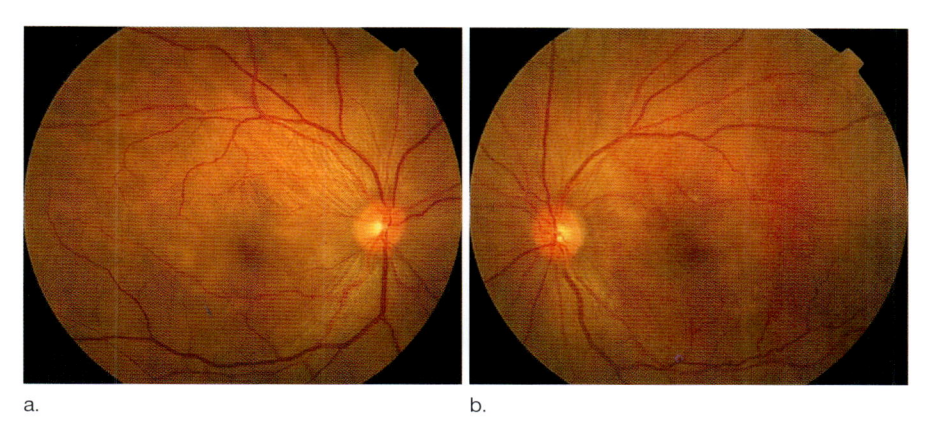

10. 全身症状を伴うぶどう膜炎　155

a.　　　　　　　　　　　　　　　b.

図1　急性期眼底
57歳，女性．後極を中心に胞状滲出性網膜剥離を形成．視神経乳頭は発赤．

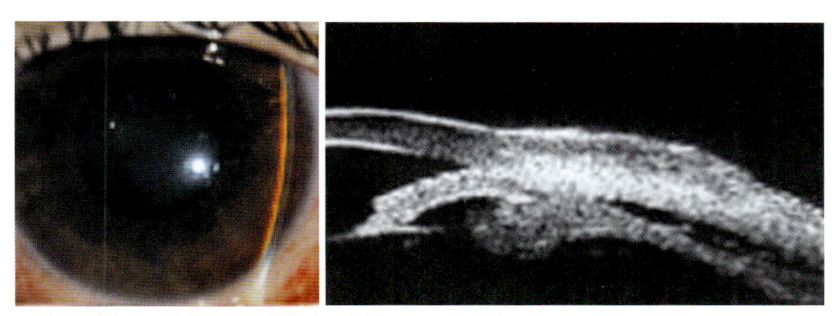

a. 治療前左眼（左図：前眼部写真，右図：UBM所見）．

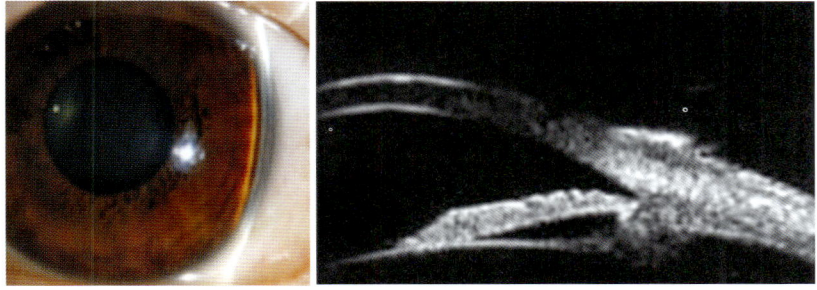

b. 治療後左眼（左図：前眼部写真，右図：UBM所見）．

図2　急性期前眼部所見
63歳，男性．毛様体浮腫により，浅前房となっている．ステロイド全身投与によって，治療前に存在した毛様体浮腫と毛様体剥離が消失した．

の初期相では，網膜色素上皮細胞層から点状，斑状の色素漏出がみられる．後期相になると，網膜剥離の範囲に一致して蛍光色素が網膜下に貯留する（図3）．インドシアニングリーン造影検査（indocyanine green angiography；IA）では，脈絡膜への炎症細胞浸潤によって脈絡膜血管の狭窄が生じるため，初期相ではICGの流入遅延による後極部背景低蛍光（dark background）が観察される（図3）．

a. FA

b. IA

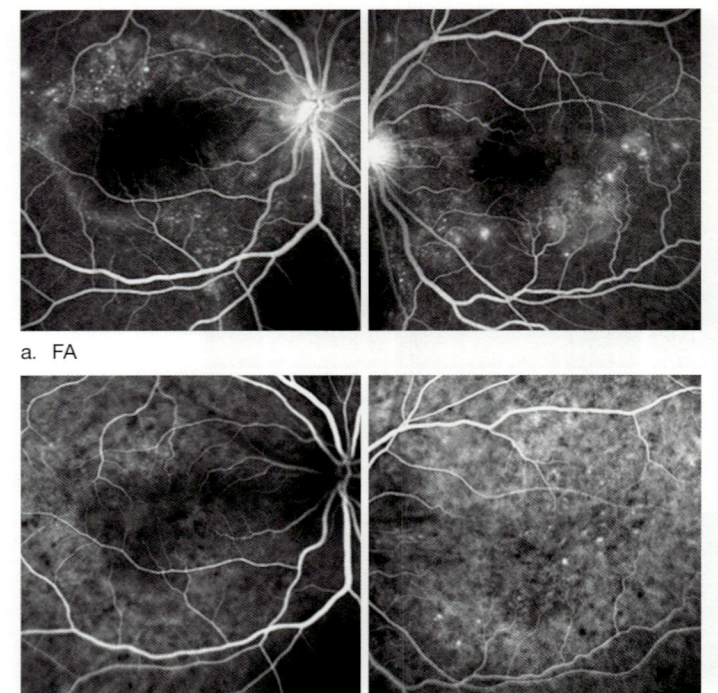

図3 急性期蛍光眼底造影所見（図1と同一症例）

時間経過とともに有窓血管から脈絡膜組織間質にインドシアニングリーン（ICG）が貯留するが，脈絡膜の炎症部位に一致して充盈欠損が残存する[4,5]．

OCT検査

網膜色素上皮層と神経網膜の間に解離がみられる．治療に伴い網膜剥離の丈が減少するので，OCT（optical coherence tomography）は，診断と同時に治療効果判定にも有用である（図4）．

治療方針

自己免疫反応なので，発症直後からのステロイド大量投与が著効する．初期量としてベタメタゾンなどの長期間持続性のあるステロイドをプレドニゾロン換算で200～240mgの点滴静注として開始する．漸減しプレドニゾロン換算で50～60mgとなったところで，プレドニゾロン内服に切り替える．その後3～4か月かけて内服を漸減する．また最近は入院期間短縮の目的でメチルプレドニゾロン1,000mg 3日間点滴し，その後プレドニゾロン内服40～60mgから漸減するパルス漸減療法も行われる．いずれにせよ初回治療は非常に大切で，十分量のステロイドが投与されないと再発を繰り返す遷延型

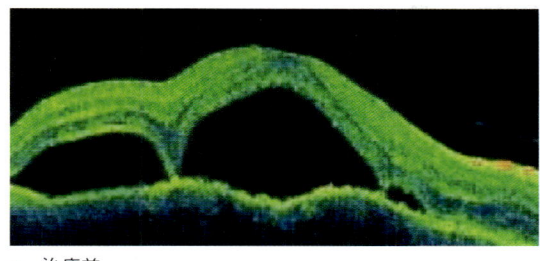

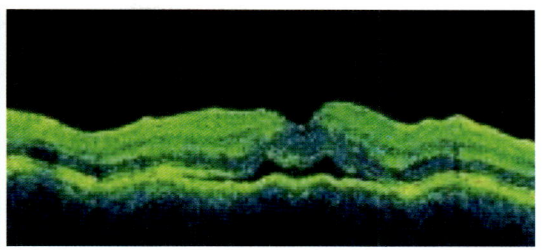

a. 治療前   b. 治療後3日

図4　OCT所見（図1と同一症例）
ステロイド全身投与によって，速やかな網膜剥離の減少を認める．

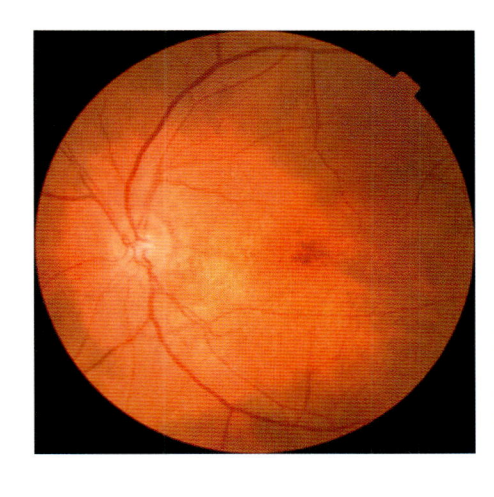

図5　慢性期眼底
色素が減少するために，脈絡膜血管が目立つようになっている．黄斑部に一部色素沈着が始まっている．

となり，経過中特に黄斑部に色素沈着，脈絡膜新生血管，瘢痕病巣などを形成し，視力予後が不良である．炎症が落ち着くと典型的な夕焼け状眼底を呈する．遷延型に移行しなければ視力予後は概してよい．

図1の症例も，ステロイド全身投与で胞状滲出性網膜剥離は速やかに消失し視力も回復した．一方で脈絡膜のメラノサイトは消失を始めるため，治療開始2か月の時点で脈絡膜血管の同定が容易になり眼底全体が赤みを帯び始めた．図5に図1の症例とは異なる症例であるが，発症3年を経過した眼底写真を示す．脈絡膜血管の透見は細部にわたり可能になり，黄斑部に色素沈着が始まっている．ステロイド全身投与に反応して，網膜剥離は消退することが多いが，約2～3割の症例で何らかの形で内眼炎が再発する．その多くは虹彩炎を繰り返すタイプであるが，なかには後眼部炎症を繰り返す遷延型原田病に移行する症例もある．夕焼け眼底は，こういった脈絡膜における炎症が強く，大量のメラノサイトが変性消失した場合に生じる．炎症の程度が軽い症例では，必ずしも夕焼け眼底になるとは限らない．夕焼け眼底の赤道部から周辺部に散在性に小円形の脱

色素斑がみられることが多い．組織学的にダレン・フックス結節（Dalen-Fuchs nodule）と呼ばれる，網膜色素上皮細胞の変性や増殖によるものである．

鑑別診断

交感性眼炎，後部強膜炎，視神経乳頭炎などとの鑑別が問題になる．交感性眼炎との鑑別は検査結果や臨床症状からは不可能であるので，外傷歴や手術歴の有無を念頭に置いて問診する．交感性眼炎以外の疾患の鑑別には，HLA-DR4陽性であること，脳脊髄液検査でリンパ球が陽性であることなどが重要である．また，めまい・難聴・耳鳴り・頭髪異常感覚・髄膜炎による頭痛などの眼外症状の有無を，他科受診を含めてよく検討・確認する．後部強膜炎との鑑別のポイントは，本症はほぼ両眼性であるが，後部強膜炎は片眼性のことも多いということである．また，CTやエコー検査で強膜厚の増加がないか留意する（時に脈絡膜の肥厚と画像上鑑別が難しいこともある）．

本症は，時に典型的な網膜剝離を伴わなくても視神経乳頭炎の形で発症することがある．乳頭型の場合，フルオレセイン蛍光造影（FA）でも後極部の蛍光漏出・貯留像は軽度である一方，初期相より視神経乳頭から旺盛な蛍光漏出が観察される．乳頭型Vogt-小柳-原田病の眼病初期には，ほかの原因による視神経乳頭炎との鑑別が困難である．このため眼底所見やほかの検査結果から視神経炎と診断した症例でも，常に乳頭型Vogt-小柳-原田病を念頭に置き，可能であれば治療前に髄液検査や眼外症状の十分な問診を行っておくことも重要である．

本症の再発時は，必ずしも典型的な胞状網膜剝離を伴うとは限らず，ほかの肉芽腫性ぶどう膜炎との鑑別が困難なことがある．特に初発時は軽症で，本人の自覚症状が軽いうちに自然軽快したような症例のなかには，十分な消炎ができなかったことにより活性化自己反応性リンパ球が残存し，慢性両眼性汎ぶどう膜炎という形で眼科初診することがある．この場合は典型的な胞状網膜剝離を伴うことが少なく，豚脂様角膜後面沈着物を伴う前房炎症や硝子体混濁などの臨床所見を呈する．このため両眼性・再発性肉芽腫性内眼炎をみたときには，鑑別疾患として，サルコイドーシスなどに加えて必ず本症も念頭に置いて検査を進めるべきである．経過中に夕焼け眼底を呈してくることで，本症と診断できることも多々経験する．

（園田康平，近藤由樹子）

Behçet 病

発症にかかわる背景因子と疫学的動向

Behçet 病は地中海沿岸から中近東,東アジアに及ぶ北緯 30～45°にわたる,いわゆるシルクロード沿いの地域に多くみられる.これらの地域における Behçet 病患者の HLA-B51 抗原陽性率は健常群と比較して高く,HLA-B51 抗原を主体とした免疫遺伝学的な背景因子が本症の発症に関係している可能性がある.一方,外的な発症要因として口腔内細菌叢におけるレンサ球菌の影響,特にレンサ球菌由来の熱ショック蛋白質(heat shock protein;HSP)[*1]の関与などが指摘されているが,不明な点も多い.

わが国における疫学調査によると本症は近年,減少傾向にある.眼症状の重症例は男性に多い傾向にあるが,重症例は減少しつつある.

診断

Behçet 病はぶどう膜,網膜をはじめ,皮膚,粘膜,消化器,血管,神経などの多臓器を侵す全身疾患であり,その診断は臨床診断基準(表1)に則って行われる.

前眼部・中間透光体:前眼部の主な眼所見は,毛様充血,前房フレアおよび細胞,前房蓄膿[*2],虹彩後癒着などである.前房蓄膿は前房内の好中球が下方に沈殿した結果であり,本症に特徴的な所見である(図1).ただし,前房蓄膿は必発の所見ではなく,Behçet 病以外でも観察されることがあるので注意を要する.前眼部炎症は片眼ずつ,時に両眼同時に繰り返し生じるが,毎回の炎症は 1～2 週間程度で鎮静化していく.硝子体には微塵状の混濁が発作性に生じ,視力低下の原因となる.

眼底:網脈絡膜炎,網膜血管炎,網膜出血などが発作性に生じる.網脈絡膜炎は眼底周辺部や後極部に網膜滲出斑として繰り返し現れ(図2,3),周囲には網膜の浮腫や出血を伴う.蛍光眼底造影検査で"シダ状の蛍光漏出"[*3]と称される所見は網膜毛細血管レベルの炎症

[*1] **熱ショック蛋白**
細胞を保護する役割を有する一連の蛋白質.熱などのストレスが加わることによって細胞内で発現する.ほかの蛋白質が本来の機能を発揮するのを助ける働き,すなわち分子シャペロンとしての機能のほか,細胞内の蛋白質輸送に関与する.Hsp 60, 70, 90 などが知られ,分子量に応じた名称がつけられている.

[*2] **前房蓄膿**
前房蓄膿は Behçet 病における代表的な眼所見のひとつであるが,ほかのぶどう膜炎,たとえば HLA-B27 関連ぶどう膜炎や潰瘍性大腸炎・乾癬などの他臓器疾患に伴うぶどう膜炎でもしばしば観察される.また,細菌や真菌などによる感染性ぶどう膜炎でもみられることがあり,診断にあたってはこれらの疾患との鑑別が重要である.

[*3] **シダ状の蛍光漏出**
蛍光眼底造影でみられる網膜血管からのシダ(羊歯)状蛍光漏出は,本症の診断上,きわめて重要な所見である.網膜毛細血管レベルの炎症を示唆するこの所見が,眼底の広範囲にわたって存在するのが特徴である.

表1 Behçet病の診断基準 （厚生省特定疾患ベーチェット病調査研究班，1987年改変）

1. 主症状	3. 病型診断の基準
1) 口腔粘膜の再発性アフタ潰瘍 2) 皮膚症状 　a. 結節性紅斑 　b. 皮下の血栓性静脈炎 　c. 毛囊炎様皮疹，痤瘡様皮疹 　参考所見：皮膚の被刺激性亢進 3) 眼症状 　a. 虹彩毛様体炎 　b. 網膜ぶどう膜炎（網脈絡膜炎） 　c. 以下の所見があればa. b. に準じる 　　a. b. を経過したと思われる虹彩後癒着，水晶体上色素沈着，網脈絡膜萎縮，視神経萎縮，併発白内障，続発緑内障，眼球癆 4) 外陰部潰瘍	1) 完全型：経過中に4主症状が出現したもの 2) 不全型 　a. 経過中に3主症状，あるいは2主症状と2副症状が出現したもの 　b. 経過中に定型的眼症状とその他の1主症状，あるいは2副症状が出現したもの 3) 疑い：主症状の一部が出現するが，不全型の条件を満たさないもの，および定型的な副症状が反復あるいは増悪するもの 4) 特殊な病型 　腸管（型）ベーチェット病 　血管（型）ベーチェット病 　神経（型）ベーチェット病
2. 副症状	4. 参考所見
1) 変形や硬直を伴わない関節炎 2) 副睾丸炎 3) 回盲部潰瘍に代表される消化器病変 4) 血管病変 5) 中等度以上の中枢神経病変	1) 皮膚の針反応 2) 炎症反応：赤血球沈降速度の亢進，血清CRPの陽性化，末梢白血球数の増加 3) HLA-B51（B5）の陽性

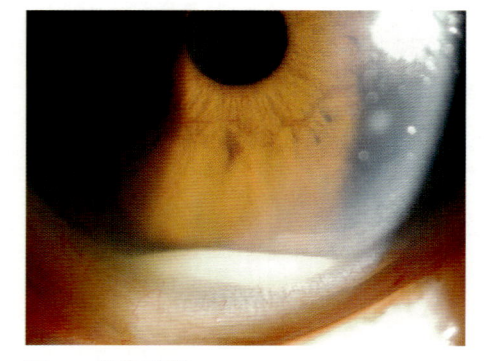

図1 前房蓄膿

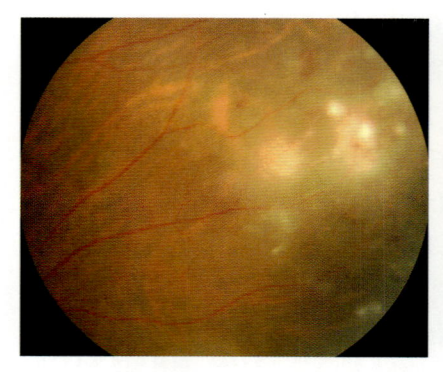

図2 網脈絡膜炎にみられる眼底周辺部の網膜滲出斑

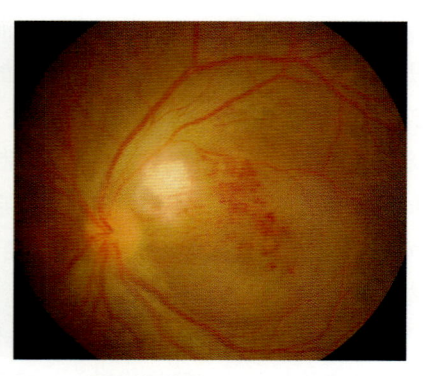

図3 網脈絡膜炎にみられる眼底後極部の網膜滲出斑

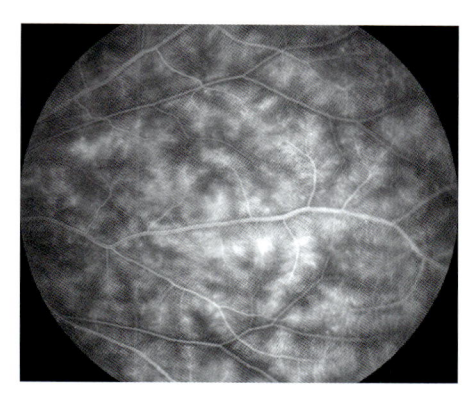

図4 網脈絡膜炎の蛍光眼底造影所見にみられるシダ状の蛍光漏出

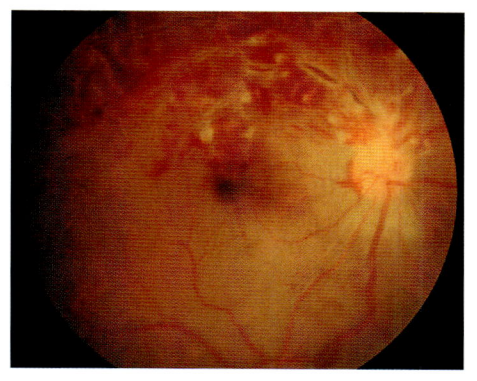

図5 網膜血管炎による網膜静脈分枝閉塞症様の出血

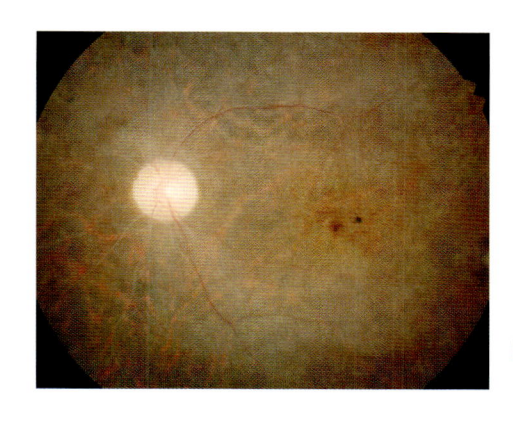

図6 びまん性の網脈絡膜萎縮と視神経萎縮

に起因し，本症に特徴的な所見で，眼底の広範囲にわたって観察される（図4）．この網膜毛細血管からの蛍光漏出は炎症発作期だけでなく寛解期にも検出されることが多く，診断的価値が高い．閉塞性の網膜血管炎によって網膜静脈分枝閉塞症様の出血を生じることもある（図5）．炎症発作時には視神経乳頭の発赤や腫脹がみられ，視神経乳頭には新生血管を生じ，硝子体出血の原因となる．

合併症

主な眼合併症には，併発白内障，続発緑内障，囊胞様黄斑浮腫，硝子体出血などがあり，晩期には網脈絡膜萎縮，視神経萎縮，続発網膜剝離，低眼圧（眼球癆）などに至ることがある．

続発緑内障の原因は，虹彩後癒着（瞳孔ブロック）や虹彩・隅角の血管新生などによる血管新生緑内障のほか，ステロイドによる眼圧上昇の可能性も考慮する．

囊胞様黄斑浮腫は炎症寛解期にもみられ，しばしば遷延する．

網脈絡膜炎をたびたび繰り返すことによって網膜血管は狭細化

し，末期にはびまん性の網脈絡膜萎縮や視神経萎縮を来たし，不可逆的な視機能障害の原因となる（**図6**）．

網膜剥離には，急性期の激しい網膜ぶどう膜炎とともにみられる滲出性網膜剥離のほか，慢性期の毛様体炎膜形成による網膜への牽引による剥離がある．毛様体炎膜による牽引性網膜剥離は低眼圧を引き起こし，やがて眼球癆に至る．

治療

Behçet病の眼症状に対する治療は，炎症発作期における対症療法としての消炎と，炎症発作そのものを抑制する治療に大別される．

炎症発作期の治療：軽度の前眼部炎症に対しては，副腎皮質ステロイドと散瞳薬の点眼を用いる．前房蓄膿を伴う激しい虹彩毛様体炎には，点眼治療とともにステロイドの結膜下注射を行う．中等度あるいは高度の後眼部炎症には，ステロイドの後部Tenon嚢下注射やプレドニゾロン30〜40mg/日の内服を短期間に限って使用することがある．

炎症発作の抑制を目的とした治療：わが国ではコルヒチンが第一選択薬として用いられている．白血球の遊走を抑制する作用があり，1.0mgを1日2回に分けて経口投与する．副作用として下痢のほか，ミオパチー，末梢神経炎，催奇形性などが指摘されている．

シクロスポリン（ネオーラル®）はT細胞を選択的に阻害する免疫抑制薬で，1日量5mg/kgを1日2回に分けて経口投与する．副作用として腎機能障害のほか，肝障害や神経Behçet病様症状を誘発することがあり，使用に際しては副作用防止のためにも薬剤の血中濃度をモニターすることが必要である．

インフリキシマブ（レミケード®）[*4]は，Behçet病の眼炎症発作にかかわるTNF-αに対するモノクローナル抗体で，コルヒチンやシクロスポリンでは発作が十分に抑制されない難治例が適応となる．眼炎症発作の抑制効果の高い有効な薬剤であるが，導入に際しては結核をはじめとする感染症の可能性を否定しておくなど，厳重なスクリーニングが必要である．投与方法は5mg/kgを点滴静注し，その後は2週，6週後に投与し，以後8週間隔で点滴を継続する．

ステロイドの全身投与は減量や中止により，しばしば眼炎症発作の誘発を招くことから，使用に関しては慎重な考えが一般的であるが，低用量のまま長期に使用した場合には炎症の抑制に有効なことがある．海外ではこのステロイド内服に加え，アザチオプリン（ア

[*4] **インフリキシマブ**
Behçet病のぶどう膜炎発作に深くかかわるサイトカインであるTNF-αを選択的に抑制する抗体療法で，本治療法が臨床応用されるようになってからBehçet病による失明率は劇的に減少した．ただし，副作用に対する厳重な監視が必要であること，一部に無効症例が存在すること，長期予後が不明であるなどの問題点もある．

ザニン®, イムラン®) やインターフェロンα-2aによる治療が行われている.

> **カコモン読解** 第18回 一般問題38
>
> 疾患と蛍光眼底造影所見の組合せで誤っているのはどれか.
> a サルコイドーシス────────細静脈の結節性過蛍光
> b トキソプラズマ症────────病巣部の輪状過蛍光
> c Behçet病────────────毛細血管からのびまん性蛍光漏出
> d HLA-B27関連ぶどう膜炎───視神経乳頭の過蛍光
> e Vogt-小柳-原田病────────細静脈からのびまん性蛍光漏出

解説 Vogt-小柳-原田病の蛍光眼底造影所見は,造影早期の多発する点状蛍光漏出と,中後期における剥離網膜に一致した色素の貯留であり(**図7a, b**),一般にBehçet病にみられるような網膜血管からのびまん性蛍光漏出はみられない.

サルコイドーシスでは,結節性の白鞘(静脈周囲炎)に一致して組織染による過蛍光がみられる.

活動期にあるトキソプラズマ症では病巣が輪状に過蛍光を呈し,徐々にその程度が増していくが,中心部は低蛍光のまま推移する.

HLA-B27関連ぶどう膜炎は,主に前眼部の激しい急性炎症を特徴とするが,多くの症例で視神経乳頭の発赤と蛍光眼底造影で乳頭の過蛍光がみられる.

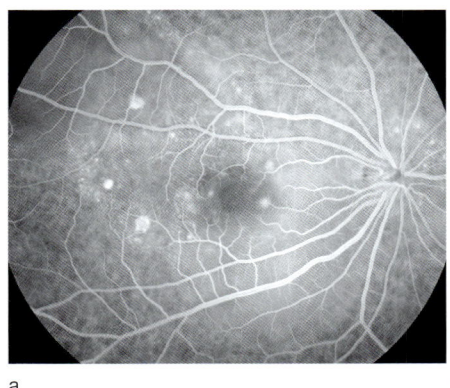

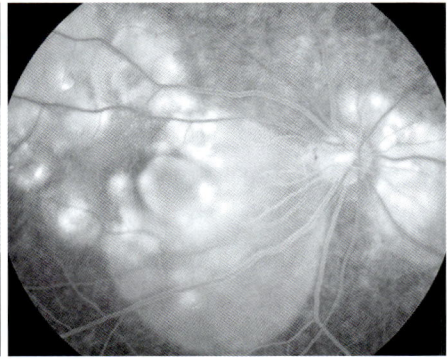

a.　　　　　　　　　　　　　　　b.
図7　Vogt-小柳-原田病の蛍光眼底造影所見
a. 造影早期にみられる多発する点状蛍光漏出.
b. 造影中後期における剥離網膜に一致した色素の貯留.

模範解答 e

(後藤　浩)

関節リウマチ，若年性関節リウマチ

関節リウマチとは

　関節リウマチ（rheumatoid arthritis；RA）は，慢性進行性の多発性関節炎を特徴とする全身性炎症性疾患である．関節滑膜などから産生される腫瘍壊死因子（tumor necrosis factor-α；TNF-α），インターロイキン-1（interleukin-1；IL-1），IL-6，IL-11，IL-17などの炎症性サイトカインや破骨細胞分化因子（receptor activator of NF-κB ligand；RANKL）が破骨細胞を成熟・活性化させることにより，骨破壊がもたらされ関節障害が形成される．有病率は1％前後で，主として中年女性に好発するが，高齢になると男性例も増加する．関節破壊は発症後1年以内で急速に進行し，適切な治療がなされなければ以降も増悪寛解を繰り返す．診断には，米国リウマチ学会分類基準が用いられる（表1)[1]．また，疾患活動性は，朝のこわばりの持続時間や腫脹および疼痛を認める関節数で評価される．活動期には，関節症状のほかに発熱，体重減少，貧血，リンパ節腫脹などの全身症状や皮下結節なども出現する．さらに悪性関節リウマチでは，活動期に関節炎とともに間質性肺炎，肺線維症，胸膜炎，心筋梗塞，皮膚潰瘍などを合併する．診断には赤沈亢進，CRP上昇，血清マトリックスメタロプロテアーゼ-3（matrix metallo-proteinase-3；MMP-3)[*1]上昇などが有用であり，また，活動期にはリウマトイド

文献は p.276 参照.

[*1] **MMP-3**
細胞外マトリックスであるプロテオグリカン，フィブロネクチン，コラーゲンなどを分解する酵素で，RAでは滑膜増殖に伴い滑膜表層細胞で大量に生産され関節破壊に関与するため，早期診断や予後予測のマーカーとなる．痛風や変形性関節症では上昇しない．

表1　関節リウマチ分類基準

以下の7項目中4項目を満たせばRAと診断される
① 朝のこわばり（1時間以上） ② 3領域以上の関節腫脹 ③ 近位指節間（PIP）関節，中手指節間（MP）関節，手関節の腫脹 ④ 対称性関節腫脹 ⑤ 皮下結節 ⑥ リウマトイド因子陽性 ⑦ 手指・手のX線変化（骨びらんなどの特徴的変化）

（Arnett FC, et al：The American Rheumatism Association 1987 revised criteria for the classification of rheumatoid arthritis. Arthritis Rheum 1988；31：315-324.）

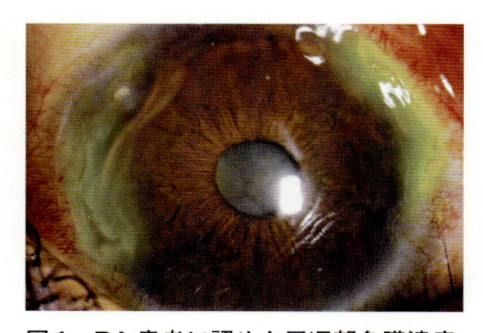

図1　RA患者に認めた周辺部角膜潰瘍

因子や免疫グロブリンも増加する[2]．

RAの眼合併症（表2）

乾性角結膜炎（続発性Sjögren症候群）を伴うことが多い．また，強膜炎を認めることもある．強膜炎の程度は，上強膜炎程度の軽微なものから壊死性強膜炎に進展し穿孔に至る例までさまざまである．強膜炎に伴って周辺部角膜潰瘍や急性角膜実質炎を認めることがあるが，一方で，角膜辺縁部の潰瘍や菲薄化は強膜炎を認めない症例でもみられる（図1）．虹彩毛様体炎は強膜炎に続発して認められるが，RAに特徴的ではない．むしろ虹彩毛様体炎として注意が必要であるのは，後述する若年性関節リウマチである．

表2 RAでみられる眼合併症

1. 乾性角結膜炎
2. 強膜炎
3. 周辺部角膜潰瘍

RAに対する治療[2,3]

疾患修飾抗リウマチ薬（disease-modifying antirheumatic drugs；DMARDs）により関節破壊の進展を防止し，日常生活動作の改善を図る．DMARDsは免疫調節薬，免疫抑制薬，生物学的製剤に分けられ，罹患期間や疾患活動性などによって選択される．基本的には，まず，免疫調節薬である金製剤（シオゾール®など），ペニシラミン（メタルカプターゼ®），ブシラミン（リマチル®など），サラゾスルファピリジン（アザルフィジン®など）を使用し，効果が不十分であれば免疫抑制薬であるメトトレキサート（リウマトレックス®など）やレフルノミド（アラバ®）を，さらにコントロールが難しければ，生物学的製剤であるキメラ型抗TNF-αモノクローナル抗体（インフリキシマブ〈レミケード®〉），可溶性TNF-α受容体融合蛋白（エタネルセプト〈エンブレル®〉），完全ヒト化抗TNF-αモノクローナル抗体（アダリムマブ〈ヒュミラ®〉），ヒト化型IL-6受容体モノクローナル抗体（トシリズマブ〈アクテムラ®〉）などの使用を考慮する．最近は，骨代謝制御の中心的なシグナル分子であるRANKLを抑制的に調整する，抗RANKL抗体（denosumab）の臨床応用も始まっている．これら薬物療法に加え，必要に応じて理学療法や手術療法を組み合わせる．

RAの眼合併症に対する治療

眼科的には，乾性角結膜炎に対して人工涙液やヒアルロン酸ナトリウム点眼薬，ムチン／水分分泌促進点眼薬に加え，重症例には涙点プラグによる涙点閉鎖を行う．強膜炎に関してはステロイドや非

表3 若年性関節リウマチの病型分類

	多関節型	少関節型	全身型（Still病）
関節炎の数	5関節以上	4関節以下	不定
関節炎の部位	対称性・大小関節（手指関節，肘，膝）	対称性・大関節（膝，足関節，手首など）	
好発年齢	ピークなし	2歳	ピークなし
頻度	20％	60％	20％
男女比	1：3	1：5	1：1
全身症状	微熱程度	なし	弛張熱，発疹，リンパ節腫脹，肝脾腫
ぶどう膜炎頻度	5％	20％	なし
抗核抗体陽性率	40％	75％	10％

(Kanski JJ：Juvenile idiopathic arthritis. Clinical Ophthalmology. 5th ed. London：Butterworth-Heinemann；2003. p.695-696.)

ステロイド系抗炎症薬の点眼を行い，重症例ではステロイドやシクロスポリンの内服あるいはステロイドの結膜下注射を併用する．ただし，頻回の結膜下注射は強膜の菲薄化を招くので注意を要する．角膜潰瘍には角膜保護薬，抗菌薬，ステロイドの点眼を行い，進行例で穿孔のおそれがある場合には表層角膜移植術，角膜上皮形成術，羊膜移植術などを行う．

若年性関節リウマチとは[4,5]

　若年性関節リウマチ（juvenile rheumatoid arthritis；JRA）とは，16歳以下で発症し6週間以上続く原因不明の慢性関節炎で，国際的には若年性特発性関節炎（juvenile idiopathic arthritis；JIA）と呼ばれる[*2]．発症6か月間の臨床症状によって全身型，少関節型，多関節型の3型に分類されるが（表3），全身型や少関節型が多関節型へ移行する症例もある．リウマトイド因子は全体の20％ほどでしか陽性にならず，特に幼小児や少関節型では陽性率が非常に低いので診断的価値は少ない．一方，抗核抗体（antinuclear antibody；ANA）は多くの例で上昇を認めるとされ，特にぶどう膜炎を有する症例での陽性率が高い．

JRAの眼合併症[4,5]

　10～20％に虹彩毛様体炎を発症するが，なかでは少関節型に合併しやすい（表3）．特に関節症状の初発年齢が早い例，抗核抗体陽性

[*2] **若年性特発性関節炎**
以前，原因不明の小児慢性関節炎に対してわが国，米国では"若年性関節リウマチ"，欧州では"若年性慢性関節炎（juvenile chronic arthritis；JCA）"と呼んでいたが，現在は国際リウマチ学会が提唱する"若年性特発性関節炎"という病名が広く用いられるようになった．

例，HLA-DR5 陽性例で合併頻度が高い．眼科受診は 10 歳前後のことが多いが，実際にぶどう膜炎を発症するのは，関節炎症状発現後 5 年以内の 1～6 歳である．毛様充血や眼痛を伴うことがないことから "white uveitis" と呼ばれ，また，幼小児は視力低下を訴えないため発見が遅れることが多い．ぶどう膜炎は両眼性の非肉芽腫性虹彩毛様体炎で，前房炎症の程度はごく軽微な場合から高度な場合までさまざまである．大部分の症例で角膜後面沈着物や虹彩後癒着を認めるが，前房蓄膿や眼底所見はみられない．関節炎症状が完全に鎮静化した後でも，およそ 1/4 の症例ではぶどう膜炎が長期間遷延化するため併発白内障や帯状角膜変性がみられ，これが視力低下の原因となって眼科を受診する例も少なくない．全周性の虹彩後癒着から瞳孔ブロックを生じ急性緑内障発作を引き起こすことや，慢性炎症を背景に続発緑内障を認めることもある．

JRA の治療[4,5]

全身的にはイブプロフェンなどの非ステロイド性抗炎症薬とメトトレキサートを中心とした抗リウマチ薬の投与が基本となる．最近，抗 TNF-α 抗体，可溶性 TNF-α 受容体融合蛋白，抗 IL-6 受容体抗体などによる治療が行われはじめた．眼科的には，ぶどう膜炎の早期発見がきわめて重要である．自覚症状の有無にかかわらず，関節炎発症後 6～7 年間は病型に応じて 3～9 か月ごとの定期的な眼科的スクリーニングを行う（表 4）．ぶどう膜炎が発見された場合，炎症の強いときにはベタメタゾンやデキサメタゾンなどの強力なステロイド点眼薬を用いるが，炎症の軽減に従ってフルオロメトロンなどの弱いステロイドに変更する．ただし，どんなに抗炎症を図ってもわずかな虹彩炎は持続するので，漫然とステロイドを使用せず，適宜非ステロイド性抗炎症薬への変更や，抗炎症点眼薬を一時中止して散瞳薬の点眼のみで経過を診ていくことも必要である．散瞳薬の点眼は虹彩後癒着を防ぐだけでなく，毛様体の安静を図るためにも必須であり，経過中は使用し続ける．この場合，アトロピンなど長時間作用するものでは，中等度散瞳のまま虹彩後癒着を起こす可能性や調節麻痺が持続する可能性があるので，トロピカミドなど強力で短時間作用のものを 1 日数回使用することで，瞳孔運動を促し虹彩後癒着の防止を図る．カルシウム沈着による帯状角膜変性には希塩酸，あるいはキレート剤である EDTA（エチレンジアミン四酢酸）による処理やエキシマレーザーによる角膜表層切除（photo-

表 4 眼科的スクリーニング間隔の目安

病型	抗核抗体	診察間隔
全身型		診察不要
多関節型発症	−	9 か月
多関節型発症	＋	6 か月
少関節型発症	−	4 か月
少関節型	＋	3 か月

(Kanski JJ : Juvenile idiopathic arthritis. Clinical Ophthalmology. 5th ed. London : Butterworth-Heinemann ; 2003. p.695-696.)

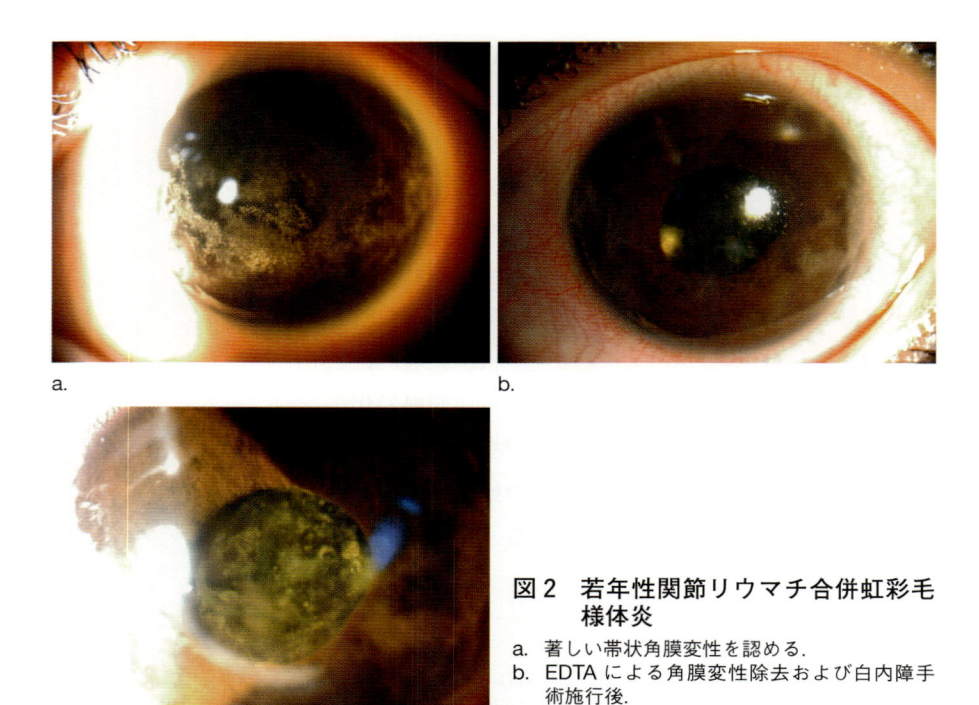

図2 若年性関節リウマチ合併虹彩毛様体炎
a. 著しい帯状角膜変性を認める．
b. EDTA による角膜変性除去および白内障手術施行後．
c. 眼内レンズ前後面に沈着した炎症細胞．

therapeutic keratectomy；PTK）を行う．併発白内障による視力低下に対しては超音波水晶体乳化吸引術および眼内レンズ挿入術を施行するが，炎症の鎮静化が得られない低年齢者に手術を行う局面では術後長期にわたるさまざまな問題点を考慮しておかなければならない（図2，表5）．また，併発白内障手術後に続発緑内障に対して手術が行われることも多く，あらかじめ将来の濾過手術を視野に入れ，結膜を温存するなどの配慮も必要である．

chronic iridocyclitis in young girls

関節症状を伴わないながらも JRA 同様の虹彩毛様体炎を認める女児例は，chronic iridocyclitis in young girls（女児慢性虹彩毛様体炎）と呼ばれ，ひとつの疾患概念としてとらえられている．この疾患もやはり抗核抗体陽性例が多い．

（薄井紀夫）

表5 若年性関節リウマチ合併ぶどう膜炎併発白内障術後の問題点

1. 虹彩毛様体炎の遷延化
2. 虹彩後癒着
3. 水晶体嚢収縮
4. 後発白内障
5. IOL への炎症細胞沈着
6. 前部硝子体混濁
7. 嚢胞様黄斑浮腫
8. 続発緑内障

IOL：眼内レンズ

HLA-B27 関連疾患

HLA-B27 と急性前部ぶどう膜炎

　HLA (human leukocyte antigen)-B27[*1] と急性前部ぶどう膜炎 (acute anterior uveitis；AAU), 強直性脊椎炎 (ankylosing spondylitis；AS), Reiter 病の関連は 1973 年に報告された[1-3]. 以来, 急性前部ぶどう膜炎のうち HLA-B27 陽性の場合は, 一つの独立した疾患として扱われている. 欧米に比較するとわが国では HLA-B27 陽性のぶどう膜炎の頻度は決して高くないが, その特徴を把握しておくことは, ほかの疾患との鑑別や, 検査・治療方針の決定を行う際に重要である. 本項では HLA-B27 関連の全身疾患, 急性前部ぶどう膜炎の疫学, 臨床像, 診断と治療に関して概説する.

疫学・発症機構

　HLA-B27 と関連がある全身疾患としては強直性脊椎炎 (AS) が最も有名であるが, 表 1 に示すように, AS のほかに分類不能脊椎関節症 (undifferentiated spondyloarthropathy), 反応性関節炎 (reactive arthritis), 乾癬性関節炎 (psoriatic arthritis), 腸炎合併関節炎

[*1] HLA-B27
ヒトの主要組織適合遺伝子複合体 (major histocompatibility complex；MHC) を HLA という. B27 は HLA クラス I 抗原の B locus のタイプの一つであり, "陽性" とは遺伝的にもともとそのタイプをもっていることが判明したという意味である.

文献は p.276 参照.

表1　HLA-B27 関連疾患

	HLA-B27 陽性率	B27 AAU 患者での発病率
強直性脊椎炎 (AS)	85～95%	55～90% (白人) 10～29% (日本人)
分類不能脊椎関節症	70%	5～21%
反応性関節炎	40～80%	8～21%
乾癬性関節炎	40～50%	3～4%
腸炎合併関節炎	35～75%	2～9%
急性前部ぶどう膜炎 (AAU)	30～88% (白人) 20～40% (日本人)	

(Sieper J：Developments in the scientific and clinical understanding of thespondyloarthritides. Arthritis Res Ther 2009；11：208.
Chang JH：Acute anterior uveitis and HLA-B27. Surv Ophthalmol 2005；50：364-388.)

(arthritis associated inflammatory bowel disease) などの骨関節系の炎症疾患があり，血清反応陰性関節症と総称される．これらの疾患はいずれも HLA-B27 が検出されることが多いが，特に AS 患者における B27 の陽性率は 85〜95％ と人種を超えて高い．

AAU は，欧米ではぶどう膜炎のなかでも頻度が高い．わが国では頻度は低いが，中国，台湾などでは頻度が高いと報告されている．AAU 患者の B27 陽性率は欧米（白人）で 30〜88％，中国人で 63〜80％ と高く，日本人で 20〜40％ と低い．また，HLA-B27 陽性 AAU 患者の AS の合併率は白人で 55〜90％ と高く，中国人でも 42％，日本人はやや低く 10〜29％ である[4-6]．一般人における HLA-B27 の陽性率が欧米では 8〜10％，中国では 4〜8％，日本人は 0.5〜1.0％ と，わが国では低いことが B27 陽性 AAU が少ない大きな要因の一つと考えられている．

さらに，HLA-B27 のサブタイプ HLA-B*2705 は欧米人に多く（90〜96％），日本人には 15〜20％ と少ない．HLA-B*2705 は AAU との関連が強い．一方，HLA-B*2704 は日本人に多い（80〜82％）サブタイプであるが，AAU との関連は薄い．日本人の AAU 患者を調べると HLA-B*2705 が多く，これも HLA-B27 陽性 AAU が日本に少ない要因の一つと考えられている．

HLA-B27 関連疾患の炎症の発症メカニズムについては，これらの疾患が報告されて四半世紀が経過しているが，明らかになっていない．細菌感染が B27 分子との molecular mimicry（分子擬態）を通して関与するという仮説や，最近では HLA-B27 分子の misfolding（誤った折り畳み）による小胞体ストレスによる IL-23/Th17 系の活性化などの仮説が提唱されている[7]．

臨床像

表 2 に臨床像の特徴をまとめた．男性に発症しやすく（男：女＝1.5〜3：1），青壮年期に多くみられる．急性の発症が多く，通常片眼に発症する．2/3 の症例で再発があり，半数が初発と同一眼に起こるが反対眼にも再発することがある．炎症発作の間隔は数か月から数年と幅があるが 1〜2 年程度が多い．炎症発作時は一般に眼痛，羞明が強く，毛様充血を伴う．時に眼瞼腫脹を伴うこともある．角膜後面沈着物は微細で，Descemet 膜皺襞を多く伴い，前房の炎症細胞，フレアが強く，前房蓄膿（図 1）や前房内フィブリン（図 2）を伴うことがある．前房蓄膿は Behçet 病のときに比べ，粘性で可

表 2　HLA-B27 陽性 AAU の臨床像の特徴

男性に多い
　（男：女＝1.5〜3：1）
20〜30 歳代に多い
急性発症，片眼性
再発が多い，反対眼にも再発
眼痛，羞明
毛様充血，強い前房炎症，前房蓄膿，フィブリン
ステロイドの治療効果が遅い
治療開始後の炎症増悪例あり

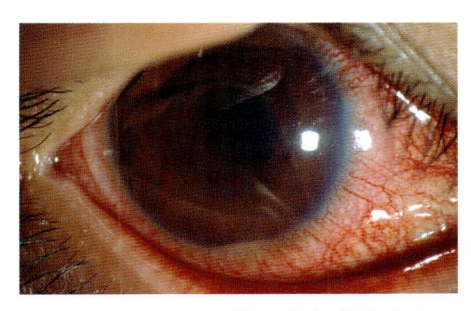

図1 HLA-B27陽性ぶどう膜炎患者の発作時の前眼部写真
毛様充血と前房蓄膿がみられる．

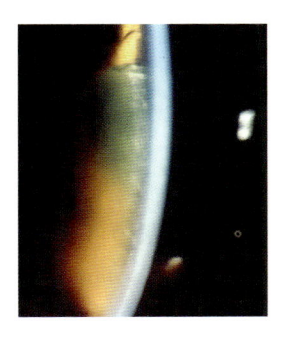

図2 HLA-B27陽性ぶどう膜炎患者の発作時の前眼部写真
前房内フィブリンがみられる．

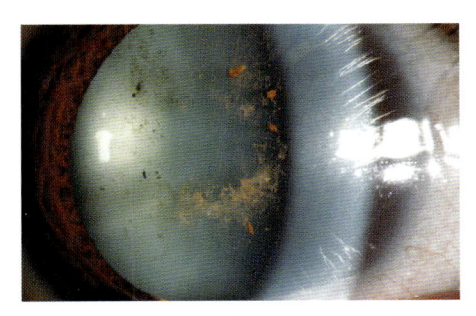

図3 HLA-B27陽性ぶどう膜炎患者の発作寛解期の前眼部写真
虹彩後癒着は解除されたが，水晶体面上に虹彩色素が多数残存している．

表3 HLA-B27陽性AAUとHLA-B27陰性AAUの比較

	HLA-B27陽性	HLA-B27陰性
発症平均年齢	31.3歳	48.3歳
性差（男：女）	3：1	1：1
前房蓄膿	33.3％	10.3％
前房内フィブリン	64.2％	31.0％
治療開始後フレア再上昇	21％	4.8％

（菊池三季：HLA-B27抗原関連前部ぶどう膜炎の臨床像についての検討．東京女子医科大学雑誌 1997；67：961-972.）

動性に乏しい．虹彩後癒着を生ずることが多く（図3），続発緑内障，併発白内障を合併することもある．炎症の主体は前部ぶどう膜であるが，時に眼底変化を伴い，乳頭発赤がみられることもある．再発例では囊胞様黄斑浮腫（cystoid macular edema；CME），黄斑前膜などを生じ，前眼部炎症が治まっても視力の回復が悪いときは注意が必要である．

表3はHLA-B27陽性AAUと陰性AAUの臨床像の差についてのわが国の報告[8]から引用した．韓国からの報告[9]でもやはり前房蓄膿は陽性例21.1％に対し陰性例では3.5％，前房内フィブリンは陽性例26.8％に対して陰性例では20.7％，CME囊の発生は陽性例9.1％に対して陰性例では2.5％と陽性例の炎症の程度が強いことが示されている．

診断

HLA-B27陽性AAUの診断は，前項の特徴に加え，鑑別すべき疾患を除外していき，HLA検査でB27陽性であればほぼ確実に診断で

表4 主な鑑別疾患

Behçet病	眼底変化がない場合は鑑別が難しい場合もある．眼外症状の詳細な問診と前房の細胞が大型，前房蓄膿の性状の違いなど前房所見の違いに注意する．
糖尿病虹彩炎	時に前房蓄膿も生じ症状が似ている．コントロール不良の糖尿病が存在．
細菌性眼内炎	免疫抑制状態，体内の感染源の存在の有無．
ヘルペスウイルス虹彩毛様体炎	豚脂様角膜後面沈着物がみられ，眼圧上昇が認められることが多い．

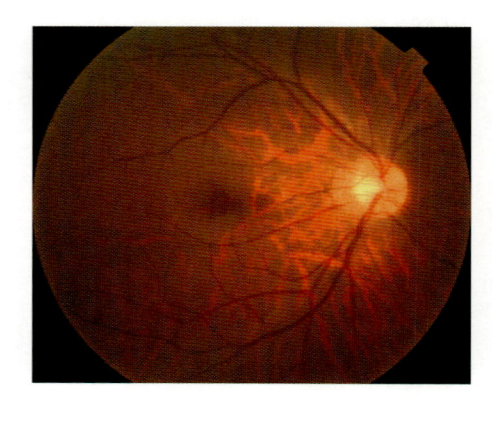

図4 再発を繰り返す症例にみられた黄斑円孔

32歳，男性．26歳時にB27陽性ぶどう膜炎を発症．再発を繰り返し，6年目に生じた黄斑円孔．硝子体手術を行ったが，視力は0.4となった．

きる．全身症状に関しては，持続する腰痛があればASが疑われるが，胸部X線写真で典型的なASの所見がない病初期の場合には診断に至るまでに長期間を要することもあり，専門医の検査が必要である．血液検査ではCRP（反応性蛋白）の上昇がみられることが多い．

主な鑑別疾患を表4にまとめる．

治療と予後

まずステロイドの局所投与を行うが，炎症の程度が強いことが多く，ステロイドの頻回点眼，結膜下注射などを行う必要がある[*2]．虹彩後癒着を生じていることが多く，散瞳薬の点眼，結膜下注射で対応する．また治療開始後でも癒着が進行することもあり，注意を要する．

このように眼炎症発作が生じた際には対症療法としてステロイドによる治療を行うと炎症は徐々に軽減し，視力予後は初期の炎症発作の後は比較的良好なことが多い．しかし再発を繰り返す例では黄斑浮腫，黄斑前膜の形成，また併発白内障，続発緑内障などが生じ

[*2] ステロイド治療に反応するが，ほかのぶどう膜炎に比較すると，炎症が遷延したり消炎に時間を要するのが本疾患では特徴的である．発作後，治療を開始しても前房フレア値の再上昇が2割の症例にみられたと報告されている（表3）．眼痛が強い場合などにステロイドの全身投与を行うこともあるが，やはり治療に対する反応は，ほかのぶどう膜炎に比較すると遅い印象がある．

ることがある．図4は自験例で26歳時に発症し，再発を繰り返して6年目に黄斑円孔を生じたため視力が0.2に低下した症例の眼底写真で，硝子体手術を行ったが視力は0.4となった．このように炎症を繰り返す例では，黄斑の障害や緑内障を生じて視力障害が残ることがあり，炎症発作時の積極的な治療により早期の消炎を図ることが必要である．

抗TNF-α製剤

　強直性脊椎炎は10〜20歳代の男性に後発し，体幹部の関節，時に手足の関節の痛みやこわばりで始まり，次第にこれらの部位が固まって動かなくなる慢性の炎症性疾患である．非ステロイド系の消炎薬や場合によってステロイドも用いられるが根本的な治療はない．欧米では有病率が高いため，早くから抗TNF-α製剤が試みられてきている．そのなかでAS患者に合併するAAUの炎症発作が，アダリムマブ，インフリキシマブ治療群では有意に減少することがすでに報告されている[10]．わが国でも最近AS患者に対する抗TNF-α製剤の投与が適応に追加されたことから，今後AAU重症例に対する応用も期待される．

〔川野庸一〕

11. 内分泌疾患

甲状腺・副甲状腺疾患

甲状腺機能亢進症（Basedow 病）

　Basedow 病は，甲状腺機能亢進による代謝症状に眼症状が伴う自己免疫疾患である．わが国での甲状腺疾患有病率は約 3.2％，そのうち Basedow 病を有するものは 0.68％，女性に限ると 1.17％ となり，Basedow 病は決してまれな疾患ではない．Basedow 病の診断は，血液検査と自覚症状による．血中 T_3，T_4 の上昇，甲状腺刺激ホルモン（thyroid stimulating hormone；TSH）の低下，血中 T_3/T_4 濃度比が 20 以上が診断の目安となる．また，Basedow 病のおよそ 90％ 以上で血中 TSH 受容体抗体価（TRAb）[*1] が陽性となる．無痛性甲状腺炎との鑑別法は放射性ヨードの甲状腺摂取率であり，Basedow 病では摂取率が高くなる．体重減少や動悸などの甲状腺中毒症状が 3 か月以上続いたり，眼球突出や眼球運動障害，眼瞼腫脹など，Basedow 病に特有の眼症状を伴っていれば Basedow 病の診断は容易である．

甲状腺眼症の病態

　Basedow 病には多彩な眼症状を伴うことが多く，甲状腺眼症といわれる．甲状腺眼症は Basedow 病患者の約 30％ にみられる．Basedow 病は男性よりも女性のほうが多いが，眼症が重症である頻度に性差はない．Basedow 病と甲状腺眼症との関連性は明らかではないが，考えられる点を以下にまとめる．
1. 甲状腺機能異常そのものが何らかの引き金になっている．
2. 甲状腺細胞に存在する TSH 受容体が眼窩内線維芽細胞に存在することより，TSH 受容体抗体が眼症の発症に関与する．
3. 外眼筋の特異抗原（67 Kd，55 Kd）に対する自己抗体の存在．

甲状腺眼症の症状

　甲状腺眼症の眼所見，症状については，米国甲状腺学会による NO SPECS 分類（**表 1**）[1)] があるが，わが国では井上による分類方法が病

[*1] **TSH 受容体抗体陽性の意義**
陽性ならば，ほぼ Basedow 病であることを示し，抗体の力価が病態を反映するため，治療効果の判定に役立つ．また甲状腺ホルモン欠乏かつ TSH 受容体抗体陽性の場合，本抗体は TSH 受容体への結合を阻害するタイプのものである可能性があり，甲状腺機能低下症の診断に有用である．

文献は p.277 参照．

表1 甲状腺眼症の分類（NO SPECS分類）(Werner SC, 1969. 1977年改変.)

class	definition	
0	no physical signs or symptoms	身体的な所見や症状がない
1	only signs, no symptoms (signs limited to upper lid retraction, stare, and lid lag)	所見のみで症状がない
2	soft-issue involvement (symptoms and signs)	軟部組織障害
3	proptosis	眼球突出
4	extraocular muscle movement	外眼筋障害
5	corneal involvement	角膜障害
6	sight loss (optic nerve involvement)	視力障害（視神経障害）

(Werner SC：Modification of the classification of the eye changes of Graves' disease. Am J Ophthalmol 1977；83：725-727. 右欄は筆者による訳出.)

表2 甲状腺眼障害の分類 (井上洋一ら, 1971. 1984年改変.)

	軽度	中等度	高度
眼瞼後退	瞼裂高8〜10mm未満	瞼裂高10〜12mm未満	瞼裂高12mm以上
眼瞼腫脹	腫脹軽度	腫脹中等度	眼瞼睫毛内反，兎眼，腫脹高度
結膜	うっ血，充血，浮腫	上輪部角結膜炎（SLK）	上強膜血管怒張（Caput Medusae様）
外眼筋	周辺視で複視	第1眼位以外で複視	第1眼位で複視
角膜	兎眼性浸潤，角膜全域に及ぶ浸潤	潰瘍	穿孔，壊死
視神経網膜	乳頭発赤，浮腫	球後視神経症	乳頭炎，乳頭周辺網膜のびまん性混濁，網脈絡膜皺襞，視力おおむね0.1以下
眼球突出度	15〜18mm未満	15〜21mm未満	21mm以上

SLK：superior limbic keratoconjunctivitis
(井上洋一ら：Dysthyroid Ophthalmopathyにおける眼球突出の病態. 眼科臨床医報 1984；80：680-684.)

期を正確に把握できる最もよい分類である（**表2**)[2]．以下に主な眼所見を列挙する．

眼球突出：球後軟部組織の脂肪組織・外眼筋腫大により起こる．Hertelの眼球突出度計で17mm以上または左右差が2mm以上を眼球突出と判定する．

眼瞼後退：眼症の約80％にみられる．Dalrymple徴候（上眼瞼後退）とGraefe徴候（下方視における上眼瞼の下転不全または下転遅延）で判定する．

眼瞼腫脹：眼窩内圧の上昇により脂肪組織が脱出して起こると考えられている（**図1**)．眼症の約70％にみられる．上眼瞼腫脹が多い

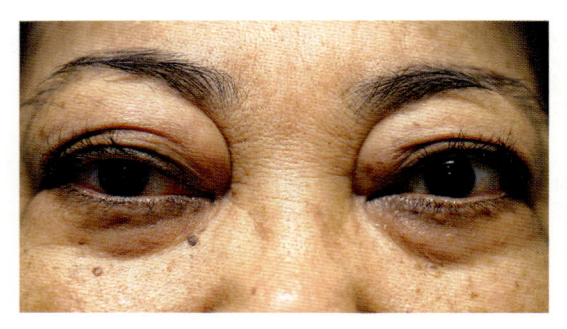

図1 甲状腺機能亢進症
60歳,女性. 右眼＞左眼の上眼瞼腫脹と眼球突出を認める.

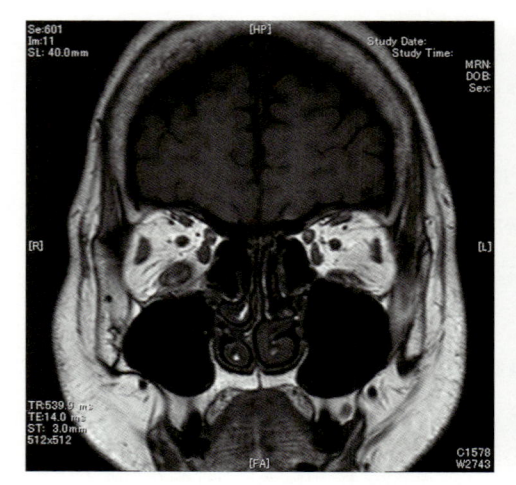

図2 図1の患者のMRI冠状断像
右眼＞左眼の下直筋が腫大している. 内直筋,上直筋にも軽度の腫大を認める.

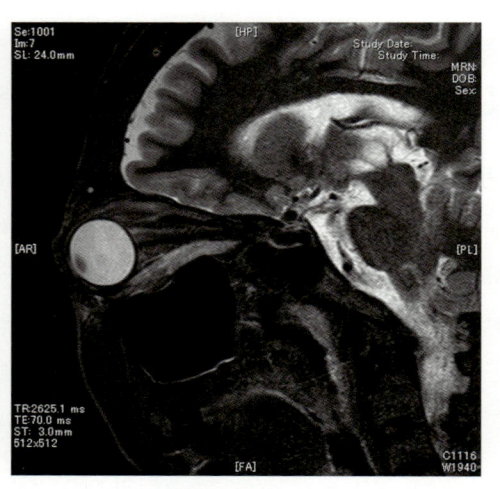

図3 図1の患者の右眼のMRI矢状断像
下直筋が著明に腫大していることがわかる.

が,下眼瞼のみや両眼瞼の腫脹を認めることもある.

角結膜障害：瞼裂開大による閉瞼不全と涙液分泌低下により,兎眼となり,角膜下方に点状表層角膜症を生じることが多い. 重症化すると角膜潰瘍,角膜穿孔となる. 結膜の充血,浮腫は眼窩圧上昇による循環障害が原因となり起こる. そのため炎症性の充血とは異なり治療が困難である. 眼症の約30％にみられる.

眼球運動障害：眼症の約20％にみられる. 外眼筋の腫大,線維化や周囲結合織との癒着により眼球運動障害が起こり,複視を呈する. 外眼筋の状態を知るにはMRI検査が有効である（図2,3）. 下直筋,内直筋が腫大することが多い. 眼球運動障害は主に腫大した外眼筋の伸展障害による. 上転障害が一般的で,次いで下転障害,外転障害の順で頻度が多い（図4）.

視神経症：眼症の約10％に起こる. 肥大した外眼筋が視神経を圧迫

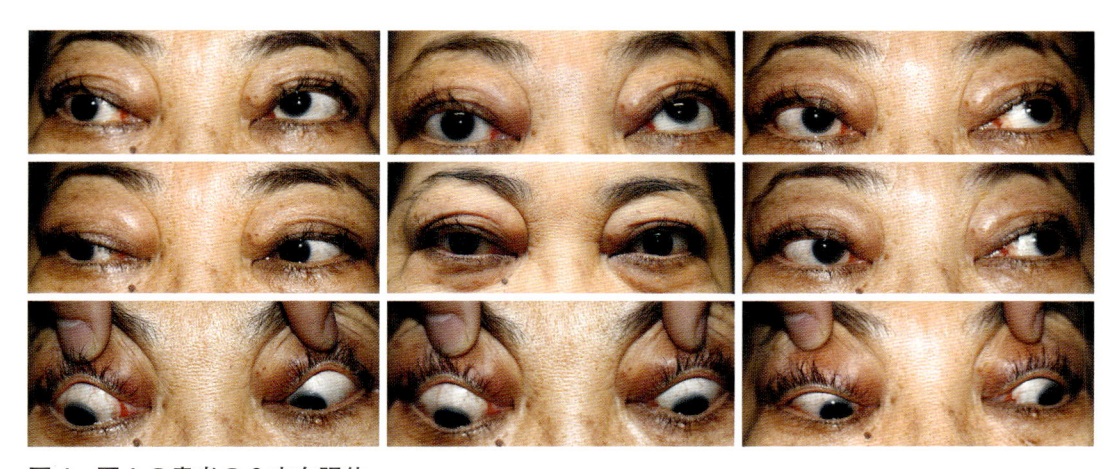

図4　図1の患者の9方向眼位
上方視で強い複視を自覚していた．右眼の著明な上転障害を認める．下直筋の腫大により伸展障害を来たしているためである．

し，視神経症を来たすとされている．球後視神経炎と同様に中心暗点による視力低下を来たす．甲状腺眼症のなかで頻度は低いが，最も急を要する病態である．

甲状腺眼症の治療

保存的治療：甲状腺眼症のなかで頻度の高い上眼瞼後退は，主に結膜下組織の平滑筋 Müller 筋が異常収縮するためと考えられており，α遮断薬の点眼（グアネチジン）が特効的薬剤となっている．しかし，わが国では個人輸入でしか使用できないため，緑内障薬として使用されているβ遮断薬，ブナゾシン塩酸塩（デタントール®）点眼を用いることもある．β遮断薬に含まれるα作用を目的としている．最近では，A型ボツリヌス毒素を上眼瞼挙筋に注射して症状を軽減させようという試みがなされている．有効率は80〜90％と高いが，繰り返し治療が必要であり，根治治療とはいえない．結膜浮腫，充血の強い例ではステロイド点眼が処方されることがあるが，効かない場合が多い．眼窩組織の炎症による眼球突出，眼瞼腫脹にはステロイドの球後注射，Tenon囊下注射を行うこともあるが，一般的にはステロイドの内服を行う．活動期の視神経症合併例では早急にステロイドを多量に使う．視神経症による視力・視野障害を認めたら，ステロイドパルス療法や大量漸減療法を行う．

放射線治療：軽度〜中等度の球後の炎症性病変を認める場合，放射線照射が選択される場合がある．放射線感受性の高いリンパ球を破壊して炎症を抑制するものである．リニアックを用いて1回1.5〜

2Gyで10回，総量15〜20Gyの分割照射を行う．本治療は全身的副作用もなく，外来で行えるために患者への負担は軽い．放射線療法は1〜3年の長期経過でも臨床的に評価できるほどの改善を示さないが，球後軟部組織の炎症を早くに鎮めることができるため，現在も行われている．

手術治療：甲状腺眼症の手術治療はその目的別に眼瞼手術，眼筋手術，眼窩手術に分けられる．上眼瞼後退に対して保存的治療を2〜3か月行って効果がない場合は眼瞼手術を行う．Müller筋摘出術や上眼瞼挙筋の後転術（上眼瞼挙筋を剝離切断し，三つの牽引糸をかけて上方に後転）があるが，最近はゴアテックス®を用いた上眼瞼挙筋の延長術も行われている．眼窩炎症の活動性が薬物や放射線療法で抑えられてもなお，第一眼位で複視を認める場合には眼筋手術を行う．基本的には斜視手術（外眼筋の後転術）と，癒着剝離術を併用する．また，高度な眼球突出，片眼性の眼球突出，難治性の視神経症などに対し，眼窩減圧術を行う．現在は経上顎洞眼窩減圧術が行われている．これはCaldwell-Lucの切開により上顎洞経由で篩骨洞にアプローチし，眼窩内壁と下壁を広範に切除する方法である．眼球突出は3〜5mm程度改善し，視神経症を有する場合は90%以上が改善する．

甲状腺機能低下症

甲状腺機能低下症ではいわゆる不定愁訴と呼ばれている症状が多く，疲労，無気力，傾眠，寒がり，嗄声，皮膚乾燥，体重増加，むくみ，便秘，脱毛，行動緩慢，言語緩慢，浮腫，腱反射低下など多彩な症状を呈する．また甲状腺機能低下の原因として，わが国ではほとんどが橋本病と考えられる．診断は血液学的検査ではFT$_4$（遊離サイロキシン）の低下，TSH・CPK（クレアチンホスホキナーゼ）・T-Cho（総コレステロール）の高値，抗甲状腺ミクロソーム抗体[*2]の陽性，抗サイログロブリン抗体[*3]陽性などである．甲状腺機能低下症に関連する眼疾患は，眼組織にムコ多糖類が蓄積することより粘液水腫を起こし，眼瞼や結膜浮腫を来たすことがある．その他，眼瞼下垂，白内障，乾性角結膜炎，外眼筋のミオトニーなどが知られているが，頻度は低い．

副甲状腺機能亢進症

副甲状腺機能亢進症は血清カルシウム，Intact PTH（iPTH）が高

[*2] **抗甲状腺ミクロソーム抗体**
甲状腺ペルオキシダーゼ（thyroid peroxidase；TPO）に対する抗体．

[*3] **抗サイログロブリン抗体**
サイログロブリンは甲状腺濾胞細胞に含まれる糖蛋白で，これに対する抗体であり，ミクロソーム抗体とともに代表的な甲状腺の自己抗体である．

値を示す疾患であり，高カルシウム血症により，多飲・多尿となる．高カルシウム血症が顕著になると食欲不振，倦怠感，記憶障害，情緒不安，頭痛，傾眠，脱水，腎機能低下などの症状を呈する．副甲状腺機能亢進症に関連する眼疾患は，高カルシウム血症のため，角膜や強膜，結膜にカルシウム沈着を生じ，特に角膜に沈着すると帯状角膜変性症を呈する．

副甲状腺機能低下症

副甲状腺機能低下症は低カルシウム血症，高 iP 血症を呈する疾患である．副甲状腺機能低下症の症状はテタニーである．患者は口周囲のピリピリする感じ，手足末梢のしびれ，手がこわばって動きにくくなる，何かの拍子に筋が硬く収縮する，小刻みに震えるようにけいれんするなどと訴える．副甲状腺機能低下症に関連する眼疾患では約半数に白内障を認める．その他，結膜炎，角膜炎，そして 10〜20％ に視神経乳頭浮腫をみることがある．テタニーが顔面神経に及ぶと眼瞼けいれんとなる．

（岡本史樹）

副腎疾患，Cushing 症候群

副腎の機能と疾患

　副腎は腎臓の上部に隣接する内分泌器官で，ステロイドホルモンを合成分泌する皮質とカテコールアミン（アドレナリンやノルアドレナリン）を合成分泌する髄質から構成されている（**図1**）．副腎皮質での合成分泌は下垂体から分泌される副腎皮質刺激ホルモン（adrenocorticotropic hormone；ACTH）により調節されているが，ミネラルコルチコイドの分泌はアンギオテンシン II によっても強く刺激されている．

　これら副腎から分泌されるステロイドホルモンやカテコールアミンは生体の機能維持に非常に重要で，疾患による副腎機能異常は全身的に大きな影響を与える．副腎皮質の疾患には，ホルモンの過剰分泌を示す Cushing 症候群やアルドステロン症，分泌低下を示す Addison 病，髄質の疾患には褐色細胞腫や神経芽細胞腫などがある．副腎の機能異常を示す代表的疾患とそれぞれの疾患でみられる全身症状と眼症状を**表1**に示す．機能亢進を示す疾患では総じて高血圧を来たし，眼はこの高血圧による影響を受けることが多い．

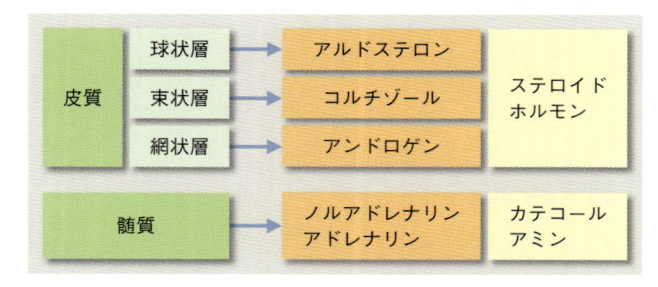

図1　副腎の層構造と分泌ホルモン
副腎は，V字，Y字，あるいは三角形の形態を呈する．コレステロールからステロイドホルモンを合成分泌する皮質とチロシンからカテコールアミン（アドレナリンやノルアドレナリン）を合成分泌する髄質から構成されている．皮質は，ミネラル（鉱質）コルチコイドのアルドステロンを分泌する球状層，グルコ（糖質）コルチコイドのコルチゾールを分泌する束状層，および性ホルモンのアンドロゲンを分泌すると網状層からなっている．

表1 代表的な副腎疾患の全身症状と眼症状

		Cushing 症候群 （ ）は出現頻度	原発性 アルドステロン症	Addison 病	褐色細胞腫
コルチゾール	分泌過剰症状	高血圧（80％），中心性肥満（80％），満月様顔貌（80％），水牛様肩（65％），伸展性皮膚線条（50％），二次性糖尿病（45％），易感染性（15％），骨粗鬆症（50％），精神症状（20％），など			
コルチゾール	分泌低下症状			低血圧，水利尿不全，低血糖，易疲労感，食欲低下	
アルドステロン	分泌過剰症状		高血圧，低カリウム血症，筋力低下，代謝性アルカローシス		
アルドステロン	分泌低下症状			低血圧，低ナトリウム血症，高カリウム血症，代謝性アシドーシス	
アンドロゲン	分泌過剰症状	月経異常（60％），体毛増加・痤瘡（40％）			
アンドロゲン	分泌低下症状			恥毛，腋毛の脱落（女性） 性欲低下，ED（男性）	
ACTH 過剰症状		色素沈着（20％）		色素沈着	
カテコールアミン分泌過剰症状					高血圧，頭痛，代謝亢進，高血糖，多汗（5H）
眼症状		高血圧性眼底変化（軽度），高眼圧，など	高血圧性眼底変化（軽度）	眼瞼色素沈着，低眼圧，など	高血圧性網膜症（重篤）

＊Cushing 症候群の症状は，病型により異なる．
ACTH：副腎皮質刺激ホルモン，ED：勃起不全．

Cushing 症候群の病態

慢性的なコルチゾールの過剰分泌を呈する症候群で，下記のように大別される（図2）．

1. Cushing 病：下垂体の ACTH 産生腺腫による．
2. 副腎皮質腫瘍（腺腫や癌）：コルチゾールを自立性に過剰分泌する．
3. 異所性 ACTH 産生腫瘍：肺小細胞癌，胸腺腫，膵癌などの下垂体以外の部位の悪性腫瘍による．
4. 医原性 Cushing 症候群：長期間のグルココルチコイド投与による．

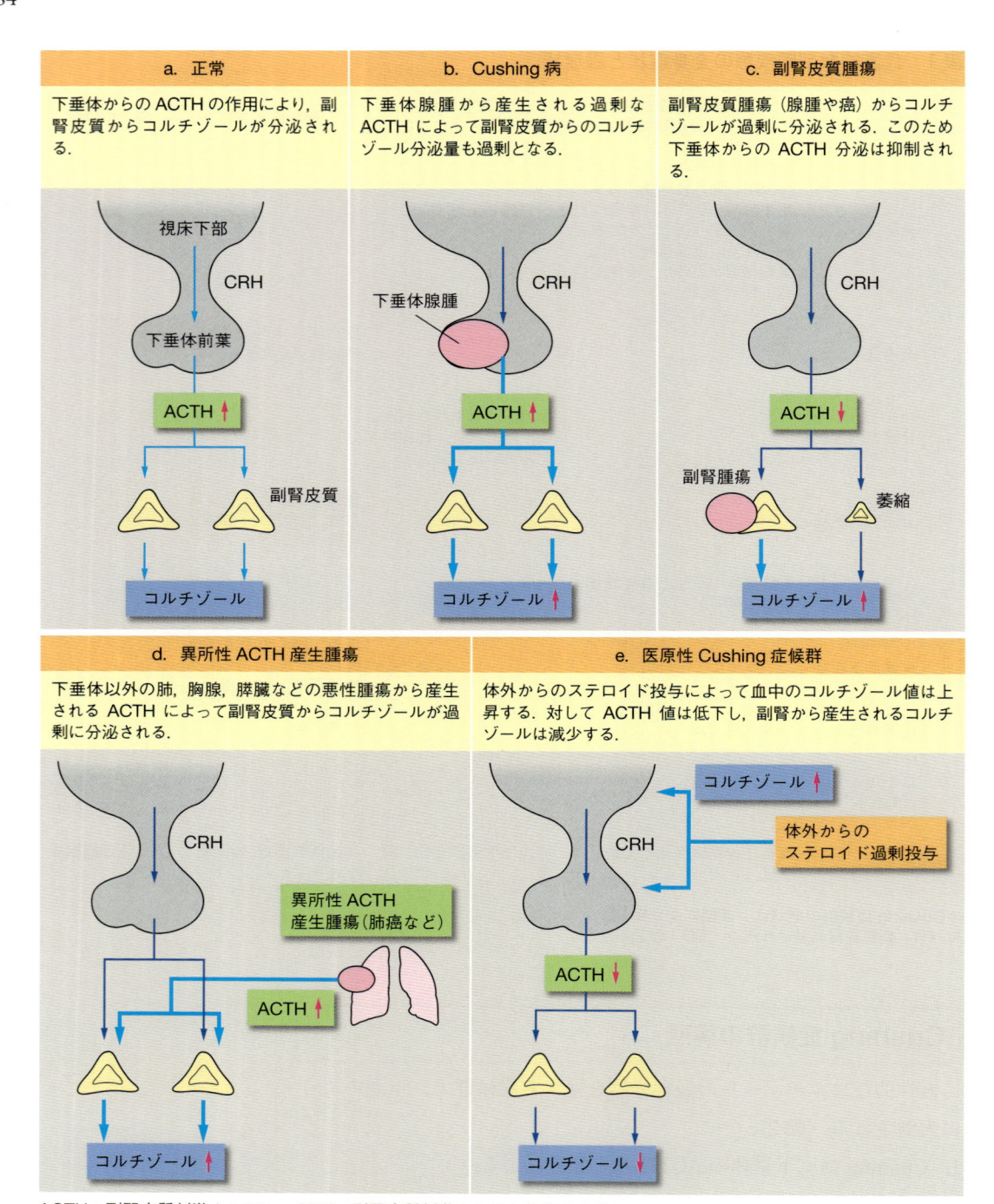

	a. 正常	b. Cushing病	c. 副腎皮質腫瘍
	下垂体からのACTHの作用により，副腎皮質からコルチゾールが分泌される．	下垂体腺腫から産生される過剰なACTHによって副腎皮質からのコルチゾール分泌量も過剰となる．	副腎皮質腫瘍（腺腫や癌）からコルチゾールが過剰に分泌される．このため下垂体からのACTH分泌は抑制される．

d. 異所性ACTH産生腫瘍	e. 医原性Cushing症候群
下垂体以外の肺，胸腺，膵臓などの悪性腫瘍から産生されるACTHによって副腎皮質からコルチゾールが過剰に分泌される．	体外からのステロイド投与によって血中のコルチゾール値は上昇する．対してACTH値は低下し，副腎から産生されるコルチゾールは減少する．

ACTH：副腎皮質刺激ホルモン，CRH：副腎皮質刺激ホルモン放出ホルモン．

図2 Cushing症候群の分類

　Cushing病が約35〜50％，副腎腺腫が約40〜50％，副腎癌，異所性ACTH産生腫瘍がそれぞれ約3％の割合である．20〜50歳代に多く，男女比は1：3〜5と女性に多い[1-5]．

文献はp.277参照．

全身的は**表1**に示すような症状がみられる．眼病変は，高血圧性の眼底変化がみられるが，典型的な高血圧性網膜症を来たす褐色細胞腫に比べると本症の変化は軽度である．眼圧上昇がみられることがあり[5,6]，これはステロイドレスポンダーが機序と考えられている．ほかに，白内障，二次性糖尿病による糖尿病網膜症，結膜浮腫，球結膜下出血，眼瞼下垂，乳頭浮腫，視神経炎，網膜萎縮，半盲，中心暗点，瞳孔異常，眼球突出，複視などがみられることがある[3,4]．

診断

　血中コルチゾール，尿中遊離コルチゾール，尿中 17-hydroxycorticosteroid（17-OHCS），血中 ACTH などの測定やデキサメタゾン抑制試験[*1]などの内科的精査でコルチゾール分泌過剰を証明する．CT や MRI 検査，超音波検査，シンチグラフィなどの画像検査で下垂体や副腎，あるいは肺などの腫瘍の有無を検索する[1,2,4]．

治療

　全身的には，下垂体や副腎などの腫瘍摘出術と術後のコルチゾール補充療法，放射線治療や薬物療法を行う[2,4]．眼科的には，高血圧による眼底変化の管理を行うが，時に重症の血管れん縮性視神経網膜症や，原因疾患の腫瘍摘出術を受けた後に中心静脈閉塞症や硝子体出血，増殖性網膜症を来たすことがあるので注意が必要である[3,4]．元来，血液凝固能が亢進している本症に対する手術などの刺激により閉塞性疾患を生じるものと考えられている．眼圧の管理も重要であり，原因疾患である腫瘍摘出によって眼圧は低下する[3,5,6]．

高血圧に要注意

　副腎疾患では高血圧を来たすことが多い．高血圧の成因として原発性アルドステロン症 6.0％，Cushing 症候群 1.0％，プレクリニカル Cushing 症候群 1.0％，褐色細胞腫 0.6％，腎血管性高血圧 0.5％で，残り 90.9％ が本態性高血圧症とされ，高血圧症の患者を診た場合に副腎疾患の可能性も考えることが重要である[7]．

（髙村　浩）

[*1] **デキサメタゾン抑制試験**
デキサメタゾン投与による ACTH 分泌抑制のパターンで Cushing 症候群の各病態を鑑別する．デキサメタゾン 2 mg で抑制されれば正常，2 mg では抑制されずに 8 mg で抑制されれば Cushing 病，8 mg でも抑制されないのが副腎皮質腫瘍や異所性 ACTH 産生腫瘍である．

12. 皮膚疾患

アトピー性皮膚炎

アトピー性皮膚炎と眼合併症

日本皮膚科学会では，"増悪・寛解を繰り返す，瘙痒のある湿疹を主病変とする疾患であり，患者の多くはアトピー素因[*1]を持つ"と定義されている．有病率は地域や人口密度などにより異なるが，およそ5～20％といわれている．

表1に主な眼合併症の一覧を示す．罹病期間が長く，皮疹そのものが頭頸部・顔面に局在する患者に多くみられる傾向がある．

眼合併症の発症機序に関してはいくつかの説があるが，いまだ明らかにはされていない．円錐角膜，白内障，網膜剥離では，発症機序や病態形成に眼部をこすることやたたくこと，すなわち慢性的な機械刺激（外傷）が大きく関与していることが報告されている．

[*1] アトピー素因
1. 家族歴，既往歴 気管支喘息，アレルギー性鼻炎，アレルギー性結膜炎，アレルギー性皮膚炎のうちいずれか，あるいは複数の疾患
2. IgE抗体を産生しやすい素因

アトピー性皮膚炎に伴う角結膜炎

通常，思春期以降に発症し，季節性変動はない．球結膜・瞼結膜の充血・肥厚，瞼結膜の乳頭所見は時に春季カタル様に重篤化し，角膜に浸潤性病変，混濁，潰瘍，新生血管などを認めるようになる．

治療は抗アレルギー薬点眼，重篤度に応じてステロイド点眼を使用する．ステロイドの長期使用による白内障，緑内障などの眼合併

表1 アトピー性皮膚炎に伴う眼合併症

	有病率	治療
眼瞼炎	―	スキンケア，ステロイド外用薬
角結膜炎	32.0～67.5％	抗アレルギー薬，ステロイド点眼
円錐角膜	0.5～3.3％	HCL装用，角膜移植
白内障	4～20％	白内障手術
網膜剥離	2.1～3.3％	強膜内陥術，硝子体手術

HCL：ハードコンタクトレンズ

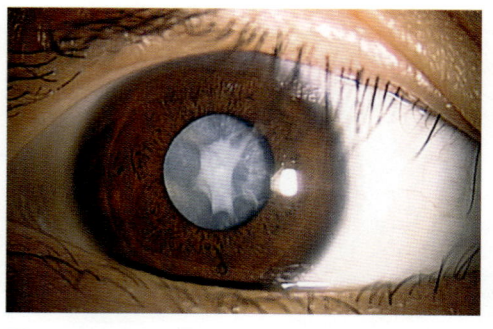

図1 アトピー性皮膚炎に伴う白内障

17歳，女性．ヒトデ状の前嚢下混濁を認める．視力は指数弁．眼底の透見は不能，超音波検査にて耳側の網膜剥離所見を認め，白内障手術後に強膜内陥術を施行した．

症の可能性もあり，注意を要する．シクロスポリンやタクロリムス点眼が有効との報告があり，ステロイドからの離脱の可能性が示唆されている．

アトピー性皮膚炎に伴う円錐角膜

発症は16～22歳で，皮膚炎の悪化の時期に一致する．ハードコンタクトレンズ（HCL）による矯正を必要とするが，角結膜の状態によっては使用が困難となる．HCLでの矯正が不可能な場合には，角膜移植の適応となる．

アトピー性皮膚炎に伴う白内障

乳幼児には発症せず，思春期～青年に生じる．水晶体の混濁に特徴があり，ヒトデ状，クローバー状の前嚢下混濁や後嚢下混濁を呈する（図1）．数か月で急速に進行し，高度な視力低下を来たすこともある．手術は，術後たたくなどの外傷の可能性を考え，できるだけ小切開での強角膜トンネル，および若年による創口不全や感染も考慮し，ナイロン糸での創縫合を検討する．硬い眼瞼による開瞼困難や，慢性的外傷によるZinn小帯の脆弱性や断裂の可能性，慢性ぶどう膜炎による虹彩後癒着，CCC（continuous curvilinear capsulorrhexis；連続円形切嚢）時の前（嚢）混濁は手術を困難にする要因となる．網膜剥離の合併も考え，術前や術中の詳細な眼底検査は必須である．さらに，白内障手術後や後発白内障手術後の網膜剥離の発症は加齢白内障と比較して高いため，術後の眼底検査や網膜剥離手術，嚢収縮などを考慮して，眼内レンズは長期透明性が維持でき，光学部が広く支持部が硬く，後発白内障を生じにくい材質やデザインを選択すべきである．

アトピー性皮膚炎に伴う網膜剥離

特徴を表2に示す．原因裂孔が鋸状縁など最周辺部に存在することが多く，さらに白内障の合併例もあることから，裂孔検索が困難なことがある．若年発症であるため，一般に進行は遅く，扁平の網膜剥離が多い．治療の基本は強膜内陥術であるが，裂孔不明例や毛様体皺襞部裂孔[*2]，巨大・多発裂孔などでは硝子体手術が適応となる．一般の裂孔原性網膜剥離と比較して手術成績は劣り，また感染症にも注意が必要である．

（宮崎勝徳）

表2 アトピー性皮膚炎に伴う網膜剥離の特徴

10～20歳代に大半が発症
鋸状縁断裂，毛様体扁平部裂孔の頻度が高い（特に耳側）
裂孔不明例も多い
一般的に進行の遅い扁平剥離であるが，胞状・全剥離も存在
白内障の合併率が高率

[*2] 毛様体皺襞部裂孔
ここまで最周辺となると，exoplantを用いた強膜内陥術では外眼筋が障害となり，適切な牽引解除が困難である．

Stevens-Johnson症候群，多形滲出性紅斑，天疱瘡／類天疱瘡

Stevens-Jonson症候群と多形滲出性紅斑

　Stevens-Johnson症候群（SJS）は，皮膚粘膜眼症候群の一つに分類され，突然の高熱，咽頭痛に続いて口唇，眼粘膜，外陰部などの皮膚粘膜移行部にびらんと水疱を生ずる重篤な全身性疾患である．診断基準を**表1**に示す．しばしば重症型の中毒性表皮壊死融解症（toxic epidermal necrosis；TEN）への移行が臨床的に問題になる．発症率は人口100万人あたり年間1～6人と非常にまれな疾患であり，特定疾患に指定されている．性差なく，どの年齢でも発症しうる．発症原因の多くは薬剤であり，三大原因薬剤として抗生物質，解熱消炎鎮痛薬，抗てんかん薬が挙げられるが，その他にも催眠鎮静薬や痛風治療薬などによって生じる場合がある．薬剤以外に，一部のウイルスやマイコプラズマなどによる感染症が原因となる（**表2**）[1]．詳細な機序は不明であるが，組織中に免疫複合体が沈着していることからIII型アレルギー反応と考えられている．

　多形滲出性紅斑（erythema exsudativum multiforme；EEM）は，

文献はp.277参照．

表1　Stevens-Johnson症候群の診断基準（厚生労働省，2005年）

1. 概念

発熱を伴う口唇，眼結膜，外陰部などの皮膚粘膜移行部における重症の粘膜疹および皮膚の紅斑で，しばしば水疱，表皮剥離などの表皮の壊死性障害を認める．原因の多くは，医薬品である．

2. 主要所見（必須）

① 皮膚粘膜移行部の重篤な粘膜病変（出血性あるいは充血性）がみられること．
② しばしば認められるびらん，もしくは水疱は，体表面積の10％未満であること．
③ 発熱．

3. 副所見

④ 皮疹は非典型的ターゲット状多形紅斑である．
⑤ 角膜上皮障害と偽膜形成のどちらかあるいは両方を伴う両眼性の非特異的結膜炎．
⑥ 病理組織学的に，表皮の壊死性変化を認める．

ただし，Lyell症候群（toxic epidermal necrolysis；TEN）への移行がありうるため，初期に評価を行った場合には，極期に再評価を行う．
主要所見の3項目をすべて満たす場合，SJSと診断する．

表2 Stevens-Johnson症候群の原因となる薬剤と感染症

薬剤	
抗生物質	ペニシリン系
解熱鎮痛薬	サリチル酸，フェニルブタゾン，イブプロフェン，スリンダク
サルファ剤	
催眠鎮静薬	フェノバルビタール
抗てんかん薬	カルバマゼピン，フェニトイン，トリメタジオン
抗精神病薬	フェノチアジン系（クロルプロマジン）
利尿薬	フロセミド，メタゾラミド
痛風治療薬	アロプリノール
抗結核薬	イソニアジド，リファンピシン
感染症	
ウイルス	単純ヘルペス，EBウイルス，麻疹，コクサッキー，インフルエンザ
細菌	レンサ球菌，ブドウ球菌
真菌	
マイコプラズマ	

（海道美奈子：Stevens-Johnson症候群・眼類天疱瘡．坪田一男編．眼科プラクティス3 オキュラーサーフィスのすべて．東京：文光堂；2005．p.235-239．）

四肢伸側の関節部や顔面に特徴的な環状浮腫性紅斑やターゲット状状病変が左右対称性に多発する疾患である．主に皮膚のみに病変が限局するEM minorと，皮膚病変に加え口唇・口唇粘膜病変，眼結膜病変，陰部病変などの粘膜病変を合併するEM majorに大別される．EM majorにはStevens-Johnson症候群が含まれ，病態は同一と考えられているが，統一された見解は出されておらず，議論の余地がある．多形滲出性紅斑の原因として，感染症（単純ヘルペスウイルスやマイコプラズマ），薬剤，悪性腫瘍などが原因となる．病因を抗原としたIII型アレルギーが考えられている．

以後，主にStevens-Johnson症候群について述べる．

急性期の眼病変とその治療

Stevens-Johnson症候群の急性期には，全身の粘膜病変が侵され，重篤な状態に陥っているため全身管理が優先される．治療として副腎皮質ステロイドの大量療法を行い，状態に応じて高用量ヒト免疫グロブリン療法や血漿交換を併用する．

表3 Stevens-Johnson症候群：急性期の治療

全身投与	
重症例	メチルプレドニゾロン1g/日（3日間）から漸減
軽症～中等症	プレドニゾロン換算 0.5～2mg/kg/日から漸減
局所投与	
ベタメタゾン眼軟膏 or ベタメタゾン点眼	4回/日
オフロキサシン眼軟膏 or レボフロキサシン点眼	4回/日

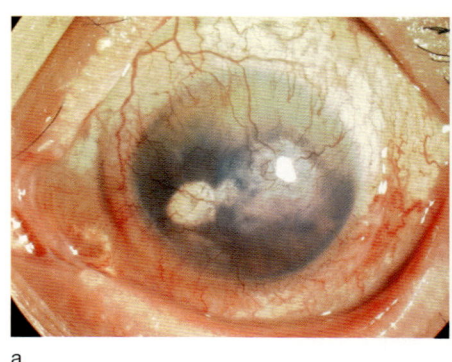

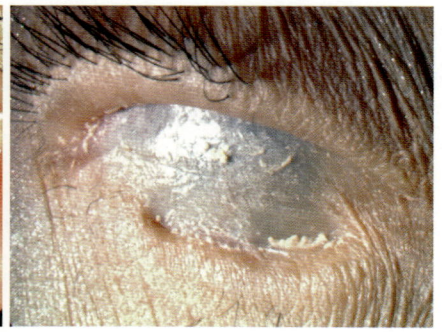

a.　　　　　　　　　　　　　　　b.

図1　Stevens-Johnson症候群：慢性期の前眼部写真
a. POV（palisades of Vogt）が全周性に消失し，結膜侵入を認める．
b. 眼表面全体が角化している．

　急性期の眼病変は，皮膚症状と同時もしくは先行して発症し，両眼性のカタル性もしくは偽膜性結膜炎が生じる．典型的には著しい結膜充血と偽膜形成を認め，角膜上皮障害や角膜びらんを伴うことが多い．角膜上皮幹細胞が高度に障害されると遷延性上皮欠損となる．急性期の眼病変の治療を**表3**にまとめる．治療としては十分な消炎に努めながら，瞼球癒着の予防を行う．消炎はベタメタゾン点眼もしくはベタメタゾン眼軟膏を用いる．偽膜はこまめに除去し，ガラス棒にて瞼球癒着を機械的に剥離する．処置後に，結膜嚢にベタメタゾン眼軟膏，オフロキサシン眼軟膏を塗布し，瞼球癒着を予防する．全身的，局所的に易感染性になっているため，MRSA（メチシリン耐性黄色ブドウ球菌）を含めた感染予防には十分に注意を払う．

慢性期の眼病変とその治療

　角膜上皮幹細胞が疲弊し角膜上皮欠損が遷延した結果，結膜が角膜内へ侵入する（**図1a**）．眼表面が線維増殖を伴う結膜組織で被覆

されるため視力低下を来たす．重症例では眼表面が角化する（図1b）．また，慢性の炎症による涙腺導管の閉塞およびマイボーム腺構造の消失によってドライアイが生じ，乾燥感，異物感の原因となる．加えて，眼瞼内反症や睫毛乱生が合併する．

以下に治療法を述べる．慢性炎症に対し 0.1% フルオロメトロンおよび抗生物質点眼を処方する（表4）．ドライアイに対しては防腐剤フリーの点眼薬の頻回点眼により対処する．眼瞼内反症や睫毛乱生に対しては，睫毛抜去や内反症手術を行う．眼表面の瘢痕化により著しく視力低下を来たした場合，外科的治療の適応となる．外科的治療としては，アロ角膜輪部移植[*1]が行われてきたが，拒絶反応や免疫抑制に伴う感染症などが起こりやすく，予後は良好とはいえない．これに対し近年，自己の口腔粘膜上皮組織を in vitro で培養し，作製した細胞シートを移植する新しい治療法が臨床応用され[*2]，その治療効果が期待されている[2]．

天疱瘡／類天疱瘡

天疱瘡（表皮内水疱症）は，表皮細胞間物質（デスモグレイン）に対する自己抗体によって棘融解が生じ，皮膚，粘膜に水疱を形成する自己免疫疾患であり，尋常性天疱瘡と落葉状天疱瘡に大別される．尋常性天疱瘡では，全身の水疱症と同時期に慢性または偽膜性結膜炎が生じる．角結膜の瘢痕化は生じない．治療には消炎目的の低濃度ステロイド点眼薬および抗菌薬を用いる．

類天疱瘡（表皮下水疱症）は，表皮基底膜構成蛋白に対する自己抗体によって，表皮-真皮間接着が障害され表皮下水疱を来たす自己免疫疾患であり，水疱性，瘢痕性，妊娠性，若年性類天疱瘡に分類される．眼病変がみられるのは瘢痕性類天疱瘡で，主に口腔粘膜，眼粘膜に水疱，びらん性病変を生じ瘢痕を残す．基底膜部のヘミデスモゾーム構成蛋白である BP180（BPAG2：XVII 型コラーゲン），または，ラミニン5に対する自己抗体が産生されることにより発症する．瘢痕性類天疱瘡のなかで，眼粘膜病変のみを生じるものを眼類天疱瘡（ocular cicatricial pemphigoid；OCP）と呼ぶ．中高年の女性に好発する．

眼類天疱瘡の眼所見：両眼に充血を伴う慢性結膜炎を認める．角結膜にびらんを認める急性増悪を繰り返しながら瘢痕性変化が進行し，結膜嚢の短縮や瞼球癒着，睫毛乱生が生じる（図2）．さらに進行するとPOV（palisades of Vogt）が消失し，角膜が結膜組織で被覆さ

表 4 Stevens-Johnson 症候群および眼類天疱瘡：慢性期の治療

局所投与
0.1% フルオロメトロン点眼
3 回/日
レボフロキサシン点眼
3 回/日
人工涙液（防腐剤フリー）
頻回点眼

[*1] **アロ角膜輪部移植**
角膜上皮幹細胞が存在すると考えられる角膜輪部を含む lenticle（表層角膜上皮片）を作製し移植することにより，失われた角膜輪部機能の回復を図る．ドナー角膜を用いるため，他家移植となり拒絶反応のリスクが高い．

[*2] **自己培養口腔粘膜上皮細胞シート移植**
患者自身の口腔粘膜を採取し，上皮細胞を単離したのち，フィーダー細胞上に播種し in vitro で細胞シートを作製する．手術では，角膜上を被覆した結膜組織を剥離したのち細胞シート移植を行う．

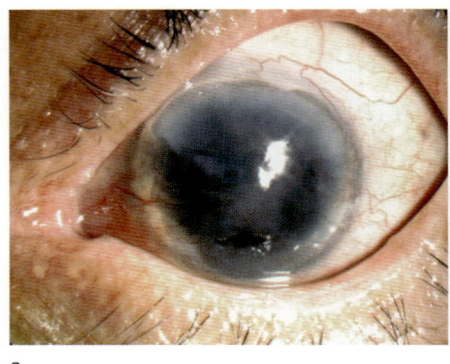

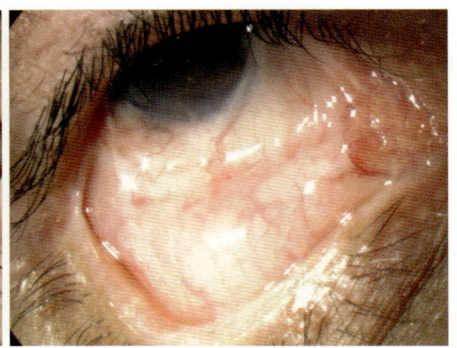

図2 眼類天疱瘡の前眼部写真
a. POV が全周性に消失し，結膜侵入を認める．角膜実質の瘢痕性混濁を伴っている．
b. 同症例．結膜嚢の短縮を認める．

表5 眼類天疱瘡の Stage 分類

Stage 1	結膜下のわずかな線維増殖
Stage 2	結膜嚢の短縮
Stage 3	結膜嚢の短縮の進行，瞼球癒着
Stage 4	眼表面の角化，瞼球癒着

(Foster CS：Cicatricial pemphigoid. Trans Am Ophthalmol Soc 1986；84：527-663.)

れ，最終的には眼表面が角化し高度な視力低下を来たす（図2）．Foster の臨床分類は病理を理解するうえで有用である（表5)[3]．

眼類天疱瘡の治療：慢性結膜炎に対し，低濃度のステロイド点眼にて消炎を図り，感染予防目的で抗生物質の点眼を併用する（表4）．ドライアイに対しては人工涙液の点眼を行う．睫毛管理も重要である．急性増悪時にはステロイドの全身投与を行い消炎する．

角膜が結膜組織で覆われ，著しく視力低下を来たした場合，外科的治療の適応となる．手術方法は，Stevens-Johnson 症候群と同じく，これまで角膜輪部移植が行われてきたが，成績は良好とはいえず，近年，自己の口腔粘膜上皮細胞シート移植が臨床応用されている．なお，安易な内眼手術や眼瞼手術は病状の急性増悪を招くため注意を要する．

（相馬剛至，西田幸二）

網膜色素線条を伴う皮膚疾患

網膜色素線条

　網膜色素線条（angioid streaks）は，視神経乳頭から周辺に向かって，黒褐色，灰褐色の線条が地割れ状に伸展する病変が特徴である（図1a）．弾性線維の変性に伴う全身疾患に合併し，弾力線維性仮性黄色腫（pseudoxanthoma elasticum）と合併したものは Grönblad-Strandberg 症候群と呼ばれている．Ehlers-Danlos 症候群や Paget 病，鎌状赤血球性貧血との合併も報告されている．眼科的には弾性線維からなる Bruch 膜[*1]の変性や断裂，網膜色素上皮の萎縮や色素沈着を認める．また，後極部から周辺部にかけて，梨子地眼底（peau d'orange, mottled fundus）と呼ばれる特徴的な黄白色の点状病変を認めることもある．通常，両眼性である．

　経過中，黄斑部に脈絡膜新生血管（choroidal neovascularization；CNV）を生じれば高度な視力低下を来たす（図1b）．中年以降に合併率が増加する．Bruch 膜の脆弱性に起因するため，通常 Gass 分類 Type 2[*2] の CNV を生じることが多いが，ポリープ状脈絡膜血管

文献は p.277 参照．

[*1] Bruch 膜
下記の5層構造からなる．

網膜色素上皮細胞基底膜

内膠原線維層

弾性線維層

外膠原線維層

脈絡膜毛細血管内皮基底膜

[*2] Gass 分類
Gass が提唱した CNV の病理学的分類．CNV が網膜色素上皮下にとどまるものを Type 1，網膜色素上皮を越えて伸展するものを Type 2 と定義している．

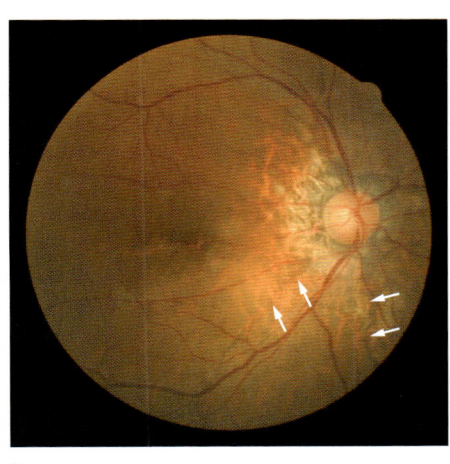

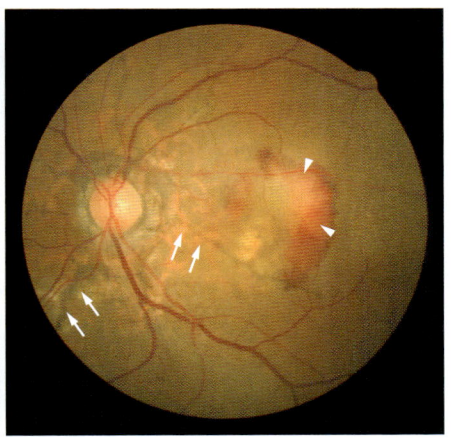

a.　　　　　　　　　　　　　b.

図1　網膜色素線条の眼底写真
67歳，男性．視力右（1.5），左（0.1）．両眼とも視神経乳頭より放射状に線条が伸展している（矢印）．左眼（b）には CNV の発生（矢印）と，それに伴う網膜下出血（矢頭），硬性白斑を認める．

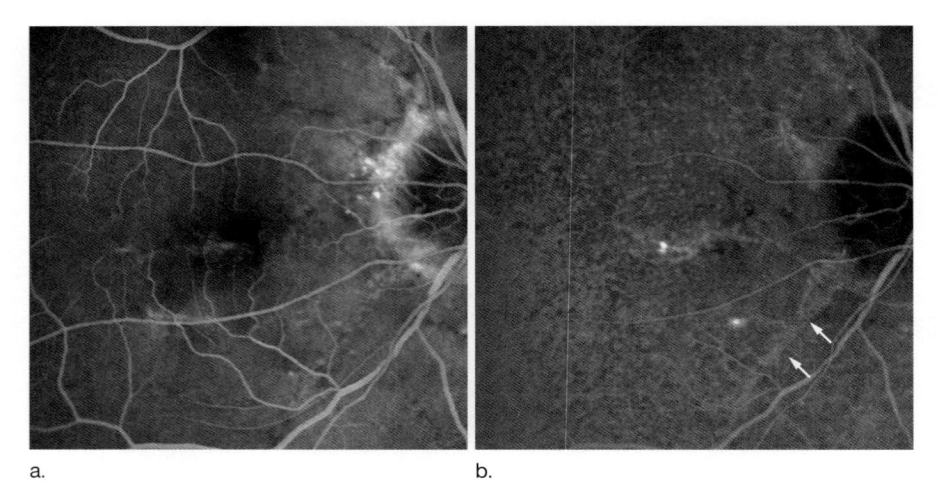

図2 網膜色素線条の蛍光眼底造影写真
図1症例の右眼，造影後期．FA (a)，IA (b)．線条部のIA は組織染により過蛍光となっている（矢印）．

症（polypoidal choriodal vasculopathy；PCV）の合併も報告されている．

　フルオレセイン蛍光造影（fluorescein angiography；FA）では，造影初期から線条部位に一致して window defect による過蛍光を示す．色素沈着の部位は低蛍光となる．CNV が認められる場合は classic 型[*3]の造影パターンを示すことが多い．インドシアニングリーン蛍光造影（indocyanine green angiography；IA）では，線条部位は造影後期に組織染による過蛍光を呈する場合と造影後期まで低蛍光を呈する場合がある（図2）．

　Bruch 膜は光干渉断層計（optical coherence tomograph；OCT）で検出されないため，網膜色素線条のみでは異常所見が認められないことが多い．網膜色素上皮の萎縮が進行すると，反射が不規則となることがある．CNV を生じている場合は，CNV に一致して高反射が認められ，出血や漿液性網膜剝離，網膜浮腫などの滲出性変化が明瞭にとらえられる．

　網膜色素線条のみでは，経過観察が基本となる．CNV を生じた場合が治療対象となり，現在までにレーザー光凝固術や CNV 抜去術，光線力学療法などの治療が試みられてきたが，再発を繰り返す傾向にあり，有効な治療法は確立されていない．最近では，血管内皮増殖因子（vascular endothelial growth factor；VEGF）[*4]に対する抗体を硝子体内に投与する，抗 VEGF 療法が試みられている．

[*3] **classic CNV**
FA で早期より明瞭に造影される CNV．これに対し，初期にははっきりせず後期に造影されてくる型を occult CNV と呼ぶ．

[*4] **血管内皮増殖因子**
血管内皮細胞の分裂を促進させるサイトカイン．正常の血管新生に不可欠であるが，CNV などの異常な血管新生や血管透過性亢進にも関与している．

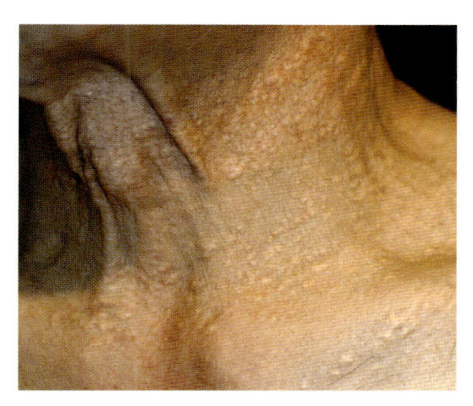

図3 弾力線維性仮性黄色腫の皮膚所見
63歳, 男性. 頸部に黄白色調の丘疹の集簇を認める.
(写真提供:信州大学医学部皮膚科学教室 後藤康文先生.)

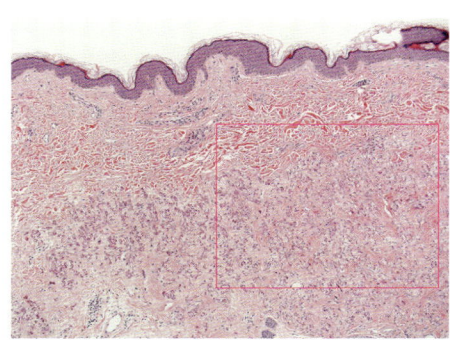

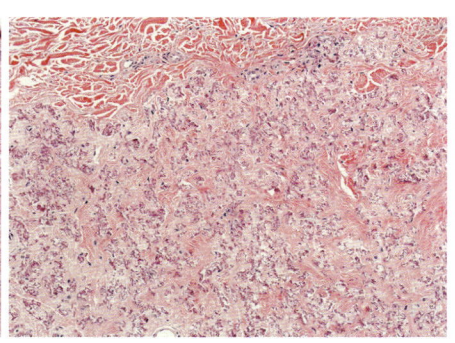

a. b.

図4 弾力線維性仮性黄色腫の組織所見
真皮中層から深層にかけて, 弾性線維の膨化と断裂がみられる. bはaの □ の拡大.
(写真提供:信州大学医学部皮膚科学教室 後藤康文先生.)

弾力線維性仮性黄色腫

　弾力線維性仮性黄色腫(pseudoxanthoma elasticum;PXE)は弾性線維に異常を来たす遺伝性疾患で, 網膜色素線条にPXEを合併したものをGrönblad-Strandberg症候群と呼ぶ. 合併率は高く, 78.3%との報告もある.

　発生頻度は10万～30万人に1人. 常染色体劣性遺伝が多いとされているが, 常染色体優性遺伝, 孤発例もあるといわれている.

　2000年に16番染色体に存在するATP-binding cassette transporter C6(ABCC 6)遺伝子が, 原因遺伝子として同定された.

　皮膚病変は黄白色調の丘疹が集簇し, 次第に融合してなめし革状を呈する(図3). 早期から出現し, 頸部, 腋窩部, 肘窩部, 鼠径部, 臍周囲に認められる. 自覚症状はない. 病理組織学的には真皮中層から深層にかけて, 弾性線維の膨化と断裂がみられ, 石灰沈着を認める(図4). また, 心血管系や消化管などの弾性線維の石灰化によ

表1 Ehlers-Danlos症候群の病型分類

古典型 (classical type)	常染色体優性遺伝で，5型コラーゲン遺伝子の異常である．皮膚の脆弱性や過伸展性，関節の過伸展性，易出血性，創傷治癒異常，易疲労性などが認められる．胎盤の早期剝離により早産になりやすい．僧帽弁や三尖弁逸脱を認めることもある．
関節過可動型 (hypermobile type)	常染色体優性遺伝で，原因は不明である．皮膚の過伸展性は認められるが軽度で，瘢痕形成もまれである．全身の関節で脱臼を繰り返しやすい．慢性的な関節，四肢の疼痛を伴う．
血管型 (vascular type)	常染色体優性遺伝で，3型コラーゲン遺伝子の異常である．皮膚が薄く，静脈が透けてみえる．皮膚や関節の過伸展性は軽度である．先天性に内反足や股関節脱臼を伴うことがある．特徴的顔貌（薄い唇，小さい顎，細い鼻，大きな眼）をもち，四肢末端に早老症様の所見を認める．動脈破裂，消化管破裂，妊娠時の子宮破裂を起こしやすい．
後側彎型 (kyphoscoliosis type)	常染色体劣性遺伝で，コラーゲン修飾酵素であるプロコラーゲンリジン水酸化酵素遺伝子の異常である．進行性脊椎後側彎がみられる．皮膚症状は中程度である．動脈破裂を来たすことがある．眼球強膜はもろく，外傷による眼球破裂を起こしやすい．
関節弛緩型 (arthrochalasia type)	常染色体優性遺伝で，1型コラーゲン遺伝子の異常である．全身の関節過伸展性が強く，脱臼を繰り返す．先天性股関節脱臼や脊柱後側彎を認める．
皮膚弛緩型 (dermatosparaxis type)	常染色体劣性遺伝で，コラーゲン修飾酵素である1型プロコラーゲンN末端ペプチダーゼ遺伝子異常が原因である．皮膚の易出血性が顕著である．早産がみられやすい．鼠径，臍ヘルニアが多い．

り，高血圧，間欠性跛行，虚血性心疾患，消化管出血などの合併症が出現する．確定診断は皮膚所見および病理組織所見による．

心血管系の障害が重篤でなければ，生命予後は良好である．CNVによる眼症状を初発として，はじめに眼科を受診する例が多い．眼底に網膜色素線条を認めたら，皮膚科に紹介し，PXEの確定診断後には，合併症検索のため内科への紹介が望ましい．

Ehlers-Danlos症候群

Ehlers-Danlos症候群は，コラーゲンやコラーゲン修飾酵素の異常により皮膚過伸展性，創傷治癒異常，関節可動性亢進，易出血性などを来たす遺伝性の結合組織疾患である．表1のように，大きく6型に分類される．眼合併症は後側彎型に多いとされているが，いずれの型にも発症しうる．合併症として内眼角贅皮，眼瞼下垂，円錐角膜，小眼球，強度近視，青色強膜，水晶体脱臼，網膜色素線条，網膜剝離などを認めることがある．

疾患への根本的な治療法はなく，対症療法が中心となる．他科との連携が重要である．

> **カコモン読解** 第20回 臨床実地問題25
>
> 49歳の男性．健康診断で両眼眼底の異常を指摘されて来院した．視力は右0.05（1.2×－5.00D），左0.07（1.2×－4.50D）．左眼眼底写真を図に示す．右眼も同様である．この眼底所見を示すのはどれか．2つ選べ．
>
> a Cogan 症候群
> b Ehlers-Danlos 症候群
> c Grönblad-Strandberg 症候群
> d Refsum 症候群
> e van der Hoeve 症候群

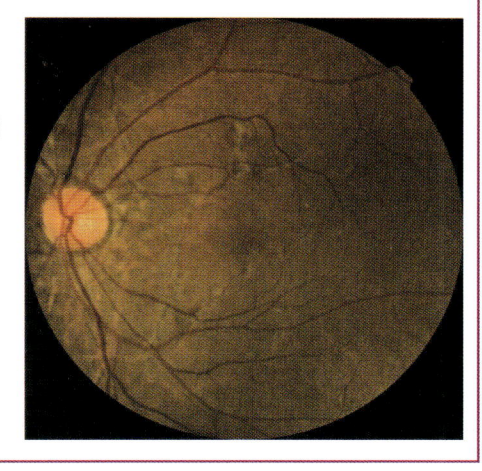

解説 問題の眼底写真では，視神経乳頭から放射状に伸びる黒褐色の線条が認められる（図5）．網膜色素線条を伴いうる全身疾患を選択すればよいと考えられる．

 a は，自己免疫性の機序をもつと考えられる慢性炎症性疾患である．角膜実質炎，悪心，嘔吐，回転性めまい，感音声難聴などを発症し，大動脈炎症候群を合併することもある．
b は，結合組織の構成成分であるコラーゲン線維形成機構の障害を原因とする．眼症状として網膜色素線条を呈しうる．
c は，弾力線維性仮性黄色腫に網膜色素線条が合併した症候群である．
d は，フィタン酸ヒドロキシダーゼ欠損による脂肪酸の先天代謝異常である．慢性多発性神経炎や小脳失調を呈し，眼症状として網膜色素変性が知られている．
e は，骨形成不全症である．骨脆弱性，青色強膜，難聴を合併する．

模範解答 b，c

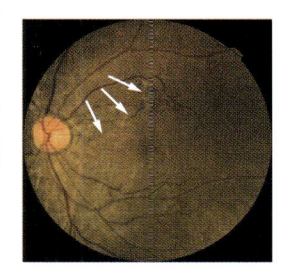

図5 "カコモン読解"の解説図（第20回 臨床実地問題25）
視神経乳頭から放射状に伸びる灰褐色の線条（矢印）．この症例ではCNVの発症はないと考えられる．

（吉田紀子）

Werner 症候群

　わが国の 65 歳以上の高齢者人口は，2009 年には 2,901 万人を超え，総人口に占める割合（高齢化率）が過去最高の 22.7％ となり，2055 年には 40.5％ に達し，国民 2.5 人に 1 人が 65 歳以上という，超高齢社会が到来すると推計されている．老化という加齢に伴う生理的機能の低下は避けられない生命現象であるが，疾病を伴わない老化は生理的老化であり，病的な老化は環境的因子（栄養，運動，ストレス，大気汚染など）や遺伝的因子（遺伝子的素因，遺伝子の損傷など）の影響による病的な状態を伴う．代表的な疾患として高血圧，糖尿病，動脈硬化，癌，白内障，骨粗鬆症，認知症などが挙げられるが，遺伝的因子が関与するヒトの早期老化症候群の代表として Werner 症候群があり，幼年期発症型の Hutchinson・Gilford・Progeria 症候群（プロジェリア症候群）に対し，思春期後半に発症することから Adult Progeria と称されることもある．本項では，本疾患に特徴的な症状と経過について述べる．

特徴

　若くして老いる早老症の一つである Werner 症候群は，1904 年ハンブルクの眼科医 Otto Werner が，"Uber Katarakt in Verbindung mit Sklerodermie" という学位論文[1]のなかで，同一家系内に発症した強皮症類似の皮膚変化に，両側性の白内障を合併した 4 例を報告し，その後，米国の Oppenheimer と Kugel が Werner 症候群の名称を提唱した[2]．本症候群は常染色体劣性遺伝の疾患で，特徴的症状（12 症状以上）が報告されたが[3,4]，わが国では 1917 年，京都大学眼科の石田蓮城の報告[5]が最初とされる．1978 年に後藤ら[6]によって 100 症例ほどの臨床的特徴がまとめられ，症状群を ① 家族内，同胞発症傾向，② 特徴的体型，③ 早期老化症状，④ 強皮症類似症状，⑤ 内分泌症状，⑥ 悪性腫瘍など，大きく 6 群に分類された．

文献は p.277 参照.

診断

　特徴的な鳥様顔貌，Cushing様の特徴的体型，両側性若年性白内障，皮膚硬化症の診断的価値は高く，血清，尿中のヒアルロン酸，フィブロネクチン濃度が年齢不相応に増加[7,8]，免疫機能ではある種のT細胞分画の減少[9]，ナチュラルキラー活性の低下[10]，自己抗体の増加[11,12]などの加齢促進[13]が認められれば，Werner症候群と診断して間違いない．細胞遺伝学的研究で，体細胞分裂時の染色体不安定性が認められ，加齢促進状態と考えられている[14]．強皮症との鑑別は，特徴的臨床症状から可能であるが，鑑別が困難な症例に対しては，本疾患の遺伝子部位が8番染色体短腕（8p12）に位置する[15] DNA/RNA代謝酵素であるRecQ型DNAヘリカーゼ*1であることが判明していることから[16,17]，遺伝子診断が可能となっている．

　さらに，日本人の患者では，後藤らが変異1，4，6と呼んでいる3種類の変異で，患者の80％を占めているため[17,20]，まず，MASA（mutant allele specific amplification）法，OLA（oligomer ligation assay）法*2と呼ばれる方法で検索[21]し，それ以外にはWRN遺伝子領域のシークエンス解析によりWRN変異を判定することができる．

　後藤らによると，本症候群はわが国での報告例が多い（1,000例を超える）理由として，臨床医のなかで本疾患がよく知られていたことと，歴史的にいとこ同士の結婚が多かったため，劣性遺伝が起こりやすかったことを挙げている[22]．日本人では，100人に一人はヘテロ（遺伝子欠損が一つだけで特に加齢促進症状のない健康人）が存在し，おそらくわが国で最も頻度の高い遺伝病だと考えられている（わが国推定患者数2,000～3,000人）．

経過

　Werner症候群の平均的発症経過は，思春期までは普通に成長し，思春期後半の17～18歳に身長の伸びが止まり，20歳に頭髪の変化（白髪，脱毛）が始まり，23～24歳に声が独特の変化を示し，26～27歳になると皮膚硬化が目立ち，29～30歳には白内障の進行で手術が必要となってくる．33歳には糖尿病，悪性腫瘍は42歳で発見され，動脈硬化に基づく心筋梗塞，脳梗塞は44歳でみられる．49歳には，悪性腫瘍か動脈硬化性疾患で死亡するという経過が一般的である（図1，2）．

---

*1 DNAヘリカーゼ
発見された遺伝子は変異を起こすと，"ヘリカーゼ"という酵素をつくることができなくなり，そのために加齢の速度が加速すると考えられている．ヘリカーゼは生物の代謝活動にとって最も重要な酵素とみられ，癌の発生にも関係しているともいわれているが，まだその働きが十分には解明されていない．その他の早老症状を示す遺伝性疾患の責任遺伝子はヘリカーゼをはじめ，DNA/RNA代謝に関連した酵素であることが判明している[13,19]．

*2 MASA法，OLA法
特定の核酸配列を検出する方法で，既知の遺伝子異常を鋭敏かつ簡便に検出できる方法として知られている．

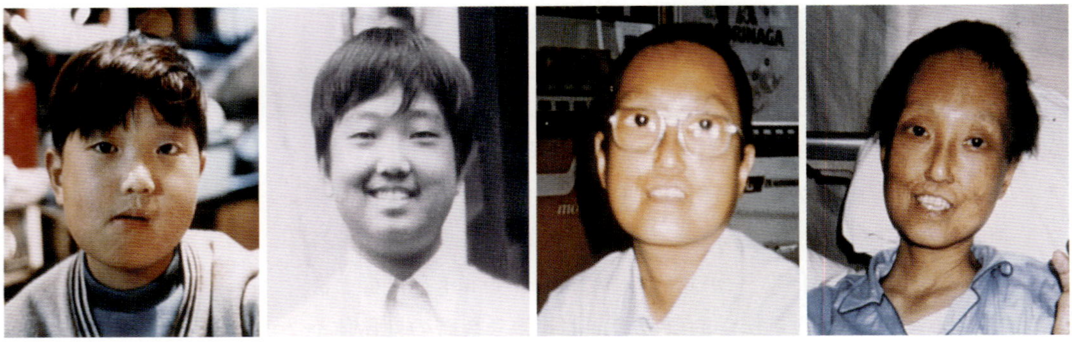

| a. 10歳 | b. 15歳 | c. 28歳 | d. 39歳 |

図1　Werner症候群の発症経過

Werner症候群は思春期までは普通に成長する．思春期後半に身長の伸びが止まり，頭髪の変化（白髪，脱毛），声の変化，20歳代後半には皮膚硬化が目立ち，白内障の進行で手術が必要となってくる．30歳代には糖尿病，その後40歳代で悪性腫瘍，動脈硬化に基づく心筋梗塞，脳梗塞が発症する．
（写真提供：桐蔭横浜大学医用工学部臨床教授　後藤　眞先生．）

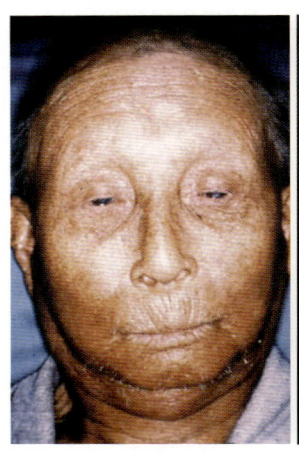

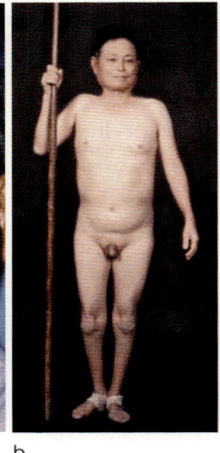

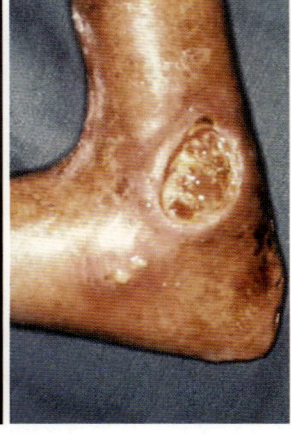

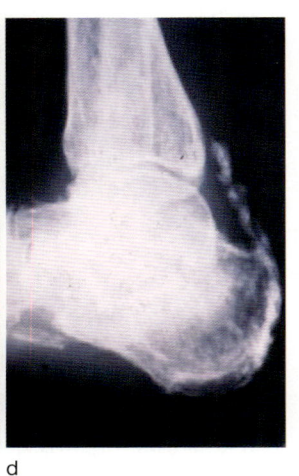

| a | b | c | d |

図2　Werner症候群の症例
a. 50歳，男性．特徴的な鳥様顔貌（禿頭，白内障，細くとがった鼻，口囲のしわ，顔に張りついたような耳）
b. 43歳，男性．胴回りが比較的あるが，手足が非常に細く，皮膚が硬化．両足底には，皮膚潰瘍．禿頭のため，かつらをつけている．
c. 47歳，女性．足関節内顆部の巨大皮膚潰瘍．
d. 39歳，男性．アキレス腱部の石灰化と骨粗鬆症．
（写真提供：桐蔭横浜大学医用工学部臨床教授　後藤　眞先生．）

治療

現在，治療の対象となる主な症状は，皮膚潰瘍，白内障，糖尿病である．皮膚潰瘍はきわめて難治性で，プロスタグランジン製剤や血小板凝集阻害薬などが治療に用いられる．糖尿病や動脈硬化とは必ずしも関係ないと考えられており，感染を繰り返し，壊死を起こし，切断をよぎなくされる例は少なくなく，特に下肢の足関節以下の傷

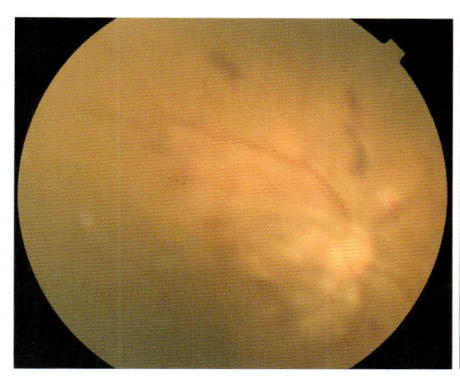

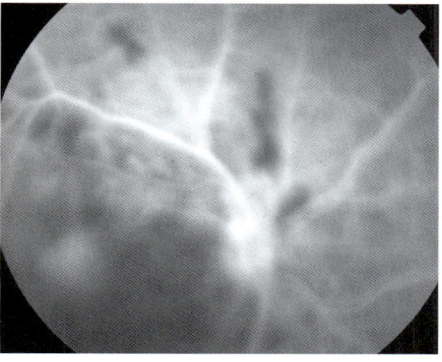

図3 眼循環不全の症例
糖尿病のコントロールは良好であったが，網膜静脈の閉塞による無血管領域と一部血管新生を認める．この後，網膜光凝固術を行い，視力は矯正（0.1）を維持している．

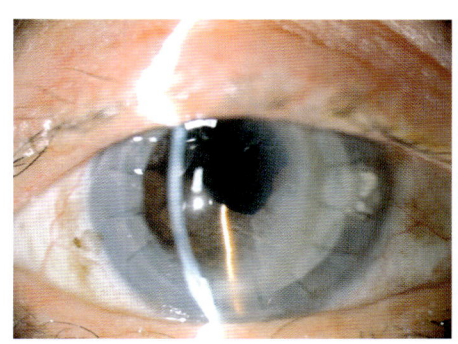

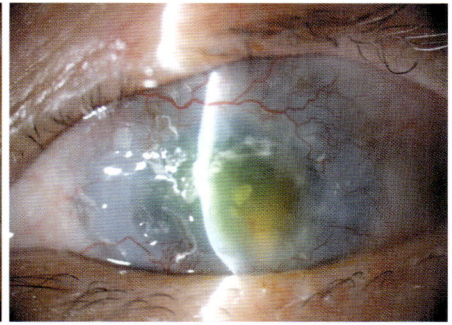

a. b.

図4 水疱性角膜症に対する角膜移植術を行った症例
a. 右眼水晶体嚢外摘出術後（1982年施行）の水疱性角膜症に対し，全層角膜移植術を4回（1997, 2000, 2001, 2004年）行った症例．最後の移植片が透明性を維持している（2007年）．
b. 左眼水晶体嚢内摘出術後（1982年施行）の水疱性角膜症に対し，全層角膜移植術を1992年に行った症例．移植片は機能不全の状態で結膜上皮に覆われている（2007年）．

は治療に難渋するようである（図2）．健常人の皮膚より採取した皮膚線維芽細胞は，若年者からのものほど集団倍加率が多く[*3]，加齢に従ってほぼ直線的に集団倍加率が低下することが知られている[23]．本症例の線維芽細胞の発育は遅く，生存期間も短いため[24]，細胞レベルでの異常が報告されている[25]．

白内障の進行に関しては，報告されている[26-29]手術施行時の年齢（20〜40歳代）から術後の経過を検討すると，個人差はあるものと思われるが，創口の治癒が遅く，角膜内皮障害が急速に進行するだけでなく，糖尿病や動脈硬化による眼循環不全（図3）[30]を合併することもあり，眼内レンズは挿入されない傾向にある．術後に細菌感染による眼内炎を生じた症例，多くの症例で水疱性角膜症が術後10年までに発症していることを考えると，線維芽細胞の異常や内皮障

[*3] **集団倍加率**
細胞が分裂（2倍）する回数（ヒト胎児線維芽細胞は約60）の比率を示すもの．

害の治癒過程に問題があると考えられ，手術の際には小切開で粘弾性物質による術中の角膜内皮障害を防ぐ手段が重要になると考えられる．水疱性角膜症に対する角膜移植は，移植片の機能不全により術後成績はよくなく，繰り返し全層角膜移植を繰り返している症例もある（図4）．

このように，Werner症候群に対する治療は，現在のところ根本的な治療はなく，眼科領域においては過去の報告にもあるように，創口閉鎖不全，眼内炎，水疱性角膜症などの合併症を視野に入れて手術治療に臨む必要がある．

執筆にご協力いただきました，桐蔭横浜大学医用工学部臨床教授 後藤 眞先生，東京大学医学部眼科学教室 天野史郎先生，三嶋弘一先生に深甚なる謝意を表します．

カコモン読解　第21回 一般問題57

Werner症候群で誤っているのはどれか．
a 白内障　　b 低身長　　c 早老症　　d 知能障害
e 性機能不全

【解説】Werner症候群の平均的発症経過は，思春期までは普通に成長するため知能障害は認められない．思春期後半から身長の伸びが止まり（低身長），早期老化の徴候（白内障），内分泌症状（性機能不全）が認められる．

【模範解答】d

（永原　幸）

母斑症

母斑症と過誤腫

　母斑症（phacomatosis）とは，1932年にvan der Hoeveが提唱した概念であり，過誤腫により特徴づけられる病態である．過誤腫が発生するのは主に皮膚，眼，神経系であるが，より低い頻度で他の組織にもみられる．古典的には，von Hippel-Lindau病，von Recklinghausen病，結節性硬化症，Sturge-Weber症候群の4疾患が母斑症に分類されていたが，その後いくつかの類縁疾患が母斑症のカテゴリーに含められるようになっている．

太田母斑

　太田母斑（nevus of Otaまたはoculodermal melanocytosis）は，臨床的には，深層性の顔面皮膚色素沈着であり，メラノサイトの異常集積がその本態である．三叉神経第1枝または第2枝支配領域に好発し，ほとんどは片側性である．生来からのものと，思春期前後に発症するものがあるが，前者が大半である．太田母斑は，過誤腫ではないので，古典的な定義では母斑症に含まれない．

　眼症状としては，強膜メラノーシスが高率に合併するが，瞼結膜，虹彩，隅角，視神経乳頭などにも着色がみられることがある（図1）．まれに虹彩の乳頭様突起や緑内障を合併する．緑内障は，線維柱帯へのメラノサイトの集積により発症すると考えられている．

von Hippel-Lindau病（VHL）

　1904年，Eugene von Hippelにより初めて報告された全身の血管腫を伴う遺伝性疾患であり，網膜毛細血管腫を特徴とする[1]．常染色体優性遺伝の形式をとり，原因遺伝子は3番染色体短腕上に局在する*VHL*癌抑制遺伝子であるが，孤発例もある[2]．発症率は36,000人に1人といわれる．

　VHLの全身症状としては，脳および脊髄の血管芽細胞腫や腎細胞癌および腎囊胞，膵腫瘍および副腎の褐色細胞腫が報告されている

文献はp.279参照．

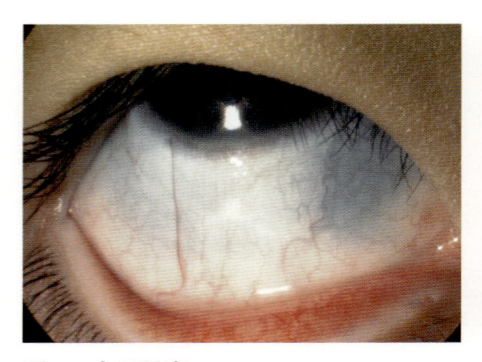

図1　太田母斑
強膜メラノーシス．

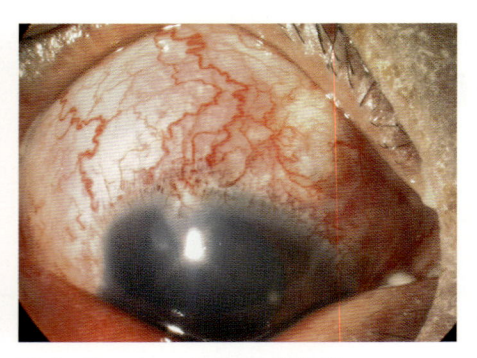

図2　Sturge-Weber症候群
30歳，女性．結膜血管の腫張．

ほか，赤血球増加症を伴うこともある．

　網膜毛細血管腫はしばしば多発性，両眼性である．青壮年期に発症することが最も多いが，生直後から老年期まで，あらゆる時期に発症しうる*1．網膜毛細血管腫は，典型的には網膜中間周辺部に，怒張した導入血管を伴う橙赤色の血管腫として認められる．血管腫は短期間では大きな変化を呈さないことが多いが，長期的にみると緩徐ながらも拡大傾向を示すことが多い．臨床的には，血管腫からの滲出による，疼痛を伴わない視力低下もしくは視野狭窄が特徴であり，病期が進行して続発緑内障に至ると，疼痛を伴うようになる．有症候性のVHLの視力予後は不良であるため，自覚症状を伴わない初期のあいだに診断を下すことが重要である．小型の周辺部血管腫に対する治療の第一選択はレーザー光凝固であり，より大きな血管腫に対しては冷凍凝固も行われる[3]．

Sturge-Weber症候群

　三叉神経支配領域の皮膚にみられる平坦なポートワイン状の血管腫と脳軟膜の血管腫を発生する．出生時から発症し，多くは孤発例であって，10万人に1人程度の頻度と考えられている．中枢神経の血管腫により，高率に知能障害を合併する．また，対側性のてんかん，片側の不全麻痺や半盲を合併することがある．

　眼症状としては，血管腫と緑内障がみられる．血管腫としてはびまん性の脈絡膜血管腫のほか，結膜血管腫，強膜血管腫がみられることがある．血管腫の影響により，血管叢の怒張や結膜血管の腫脹がみられることがある（図2）．緑内障は，眼周囲のポートワイン血管腫を伴う症例の約半数に合併するといわれる[4]．緑内障は前房隅

*1 VHLにおいては，網膜毛細血管腫は最も頻度が高く，また最も初期に発生する腫瘍であるため，網膜毛細血管腫の発見がVHL診断の契機となるケースが多い．発症も一生涯にわたるため，VHLの遺伝子保因者に対しては，一生，眼底のフォローアップをすることが必要である．

角の発育異常と，血管腫による上強膜静脈圧の上昇の二つの原因があると考えられている[*2]．

von Recklinghausen病（神経線維腫症Ⅰ型）

von Recklinghausen病，もしくは神経線維腫症Ⅰ型（neurofibromatosis typeⅠ；NF-1）は，神経組織の細胞増殖異常を主な特徴とする母斑症である．常染色体優性遺伝疾患で，17番染色体長腕に原因遺伝子が存在するが，浸透度と表現型は一定していない．頻度は3,000人に一人といわれる．

全身症状は多彩である（表1）．眼症状も非常に多彩で，眼窩を含むほぼすべての眼組織にさまざまな所見を呈する．代表的なのは，虹彩のLisch結節（図3），視神経膠腫，眼窩の神経線維腫の三つである．両眼性の多発性脈絡膜色素沈着を示すこともある．先天あるいは若年性緑内障の合併もみられる．ぶどう膜の外反がみられることもある．

Lisch結節は虹彩面上の球状で褐色の腫瘍としてみられる．部位としては下方が多い．生下時にはみられないものの，年齢に従って増加し，6歳時ではNF-1患者の90％にみられるといわれている．視神経膠腫は，NF-1患者の10～15％にみられる．進行性の眼球突出，乳頭浮腫，斜視などを来たす．症候性の視神経膠腫のみが手術，放射線治療，化学療法などの治療の適応となるが，治療効果はさまざまである．眼窩の神経線維腫の治療は手術療法のみであるが，出血，再発を来たすことが多い．

結節性硬化症（Bourneville-Pringle症候群）

結節性硬化症（tuberous sclerosis）は，皮膚，中枢神経を中心とした全身臓器に発生する過誤腫を特徴とした疾患である．てんかん発作，知能障害，顔面の脂腺種を三主徴とする．常染色体優性遺伝の形式をとるが，遺伝性のはっきりしたものより孤発例のほうが多い．

結節性硬化症罹患児のほとんどが，てんかん症状を呈する．また，半数以上に知能障害を伴う．皮膚症状としては，顔面に蝶形に分布する赤褐色の丘疹が特徴的であり，80％以上の患者に現れる．

結節性硬化症の約半数に網膜過誤腫を合併する[5]．過誤腫には石灰化したものと石灰化していないものがある．石灰化していないものは，感覚網膜の浅層に黄灰色の透光性の腫瘍としてみられる．石

[*2] 後発型の緑内障は薬物療法が奏効することもあるが，早発型は手術のほぼ絶対適応である．Sturge-Weber症候群に伴う緑内障に対する手術としては，線維柱帯切開術もしくは線維柱帯切除術が選択されることが多いが，いずれの手術も脈絡膜滲出や駆逐性出血を合併するリスクが高いといわれており，注意が必要である．眼圧の急激な変動による血管腫の破綻もしくは血管腫からの漏出が原因と考えられている．隅角切開術（ゴニオトミー）では滲出や出血の合併がなく，眼圧下降にも有効であったとの報告があるが，報告数自体が少ない．

表1　von Recklinghausen病の全身症状

カフェオレ斑
皮膚屈曲部の色素沈着
皮膚神経線維腫
叢状神経線維腫
末梢神経鞘腫
骨格異常：長骨もしくは蝶形骨の形成不全など
認知障害
心血管系異常：高血圧など

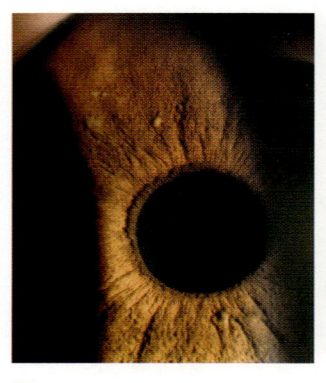

図3 von Recklinghausen病
虹彩の Lisch 結節.

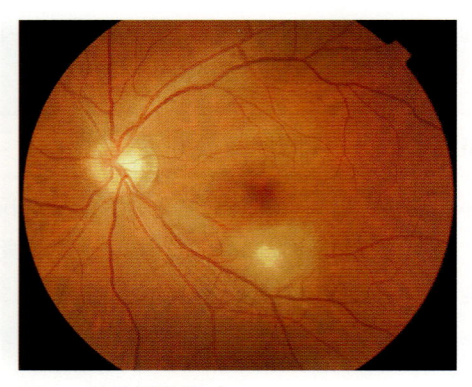

図4 結節性硬化症
31歳, 女性. 石灰化を伴った網膜過誤腫.

灰化しているものは, 腫瘍全体が石灰化しているものと, 一部のみ石灰化しているものがあり, 小球状で閃輝性であることが特徴である (図4).

網膜過誤腫の多くは, 生涯無症候性のまま経過し, 加齢とともに消退していく場合もある. しかし, 一部の症例では網膜下の滲出を形成し, 硝子体出血に至ることもある. 特に, 知能低下を伴う症例の場合, 視力が低下しても自覚しないことがあるため, 注意深い経過観察が必要である. 視機能障害に至る網膜下滲出, 出血を伴う場合には治療の適応となる. 光凝固もしくは冷凍凝固, あるいは硝子体手術と眼内光凝固が行われるが, 脈絡膜新生血管や硝子体出血などの重篤な合併症を来たすことがある[6]. 最近では光線力学療法 (photodynamic therapy；PDT) による良好な成績も報告されている[7].

毛細血管拡張性運動失調症

毛細血管拡張性運動失調症 (ataxia telangiectasia；AT) は小脳性運動失調をはじめとして, 毛細血管拡張・免疫不全・内分泌異常など, 多彩な臨床症状を呈する常染色体劣性遺伝の先天性疾患である. 放射線への感受性が異常に高いことが特徴であり, DNAの修復不全を来たし, 多臓器の障害をもたらすと考えられる. およそ40,000出生に対して一人発症するとされている. 生下時には異常はみられず, 2～3歳ごろから運動失調が現れる. 毛細血管拡張は運動失調より遅れて現れ, 眼球結膜や耳介に顕著である. 眼症状としては, ほかに眼球運動障害が重要である. 脳萎縮, 易感染性を示し, 白血病や悪性腫瘍などを合併する. 対症療法以外, 根治的な治療はなく, 生命

予後不良である．

> **カコモン読解** 第19回 一般問題54
>
> 皮膚所見が診断に重要なのはどれか．3つ選べ．
> a 若年網膜分離症　　b サルコイドーシス
> c Goldmann-Favre 病　　d Grönblad-Strandberg 症候群
> e von Recklinghausen 病

解説　サルコイドーシスに特異的な皮膚病変として結節型，局面型，びまん浸潤型，皮下型およびその他の皮膚病変が診断基準に示されている．Grönblad-Strandberg 症候群は，皮膚の弾力線維性仮性黄色腫に眼病変（網膜色素線条）を伴うもののことである．von Recklinghausen 病は母斑症の一種であり，皮膚病変としてはカフェオレ斑，眼病変としては虹彩の Lisch 結節が最も重要である．

模範解答　b, d, e

（三木篤也）

白子症

メラニン欠損

白子症[*1,2]はメラニン色素の遺伝的欠損で起こる（図1）．眼組織および皮膚表皮にメラノサイトは存在するが，メラニン色素の沈着を認めない．眼皮膚白子症（oculocutaneous albinism；OCA）と眼白子症（ocular albinism；OA）とに分けて考えられてきてはいるが，眼白子症であっても皮膚，毛髪の色調がやや薄い徴候があるなど，眼組織に厳格に限定されているわけではない[1]．

白子症の型

眼皮膚白子症はⅠ～Ⅳ型に大別され，常染色体優性遺伝（AR）を示す（表1）．11番常染色体上のチロシナーゼ遺伝子（*TYR*），15番常染色体上の*P*遺伝子（*OCA2/P*），9番常染色体上のチロシナーゼ関連蛋白質-1遺伝子（tyrosinase related protein-1；*TRP1*），第5番常染色体上の膜関連輸送蛋白質遺伝子（membrane-associated transporter protein；*MATP*）などの変異による[2]．白人ではⅠ型（チロシナーゼ関連型）[*3]とⅡ型（P蛋白関連型）[*4]とで90％を占める．一方，日本人では1/4がⅣ型である．

眼白子症もさらに細分化される．大部分がX染色体連鎖性劣性遺

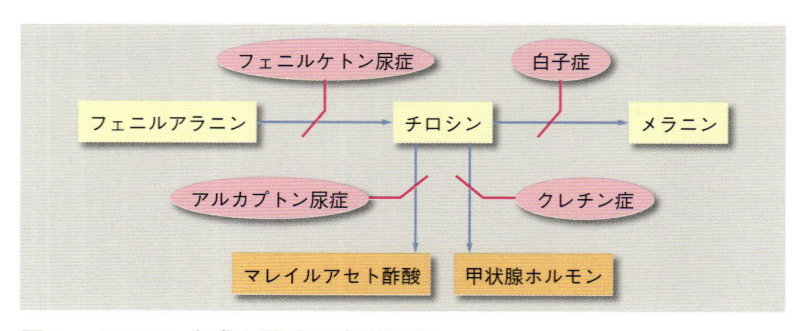

図1 メラニン合成と関連の代謝経路
チロシナーゼの異常によってメラニン合成がなされないため白子症となる．別の酵素異常ではフェニルケトン尿症（先天性のアミノ酸代謝異常症のなかでは最も多い），アルカプトン尿症，クレチン症などが発症する．なお図にはないが，チロシンからは甲状腺ホルモンやメラニンのほか，カテコールアミンも誘導される．

[*1] 白子症の病名
白子症という病名は必ずしも各科共通の用語ではない．皮膚科では白皮症といわれ，また白児症という語も一部で使われている．

[*2] 白子症の読み
白子症の読みは混乱がある．日本眼科学会の眼科用語集第5版では読みを"シラコショウ"としている．眼科用語集の第4版までは読みの表記がないが，和英は"ハ"行に載っており"ハクジショウ"の読みが採用されていたと解釈される．学術用語である白子症の読みを，一般的な言葉"シラコ"と同じにする必要があるのかどうか，疑問が残っている．

文献は p.279 参照．

[*3] OCA1
OCA1 は OCA1A，OCA1B，OCA1-TS の3型に分類される．OCA1A はチロシナーゼ陰性型に該当する．OCA1-TS（temperature sensitive；温度感受性型）は一定温度以上でチロシナーゼ活性が失われるため，体の部位によってメラニンの沈着量が異なる．シャムネコが独特の色調を呈するのは，これと同様のメカニズムによる．

[*4] OCA2
OCA2 はチロシナーゼ陽性型に該当する．チロシナーゼの活性はあるが蛋白質の異常によってチロシンがメラノソーム内に取り込まれないため，メラニンを生成できない．

表1 主な白子症の型

疾患	略語	遺伝子	染色体	遺伝形式
眼皮膚白子症 IA 型	OCA1A	TYR	11	AR
眼皮膚白子症 IB 型	OCA1B	TYR	11	AR
眼皮膚白子症 I-TS 型	OCA1-TS	TYR	11	AR
眼皮膚白子症 II 型	OCA2	OCA2/P	15	AR
眼皮膚白子症 III 型	OCA3	TRP1	9	AR
眼皮膚白子症 IV 型	OCA4	MATP	5	AR
眼白子症	OA	OA1	X	XR

AR：autosomal recessive（常染色体優性遺伝）
MATP：membrane-associated transporter protein（膜関連輸送蛋白質）
OA：ocular albinism（眼白子症）
OCA：oculocutaneous albinism（眼皮膚白子症）
TRP1：tyrosinase related protein-1（チロシナーゼ関連蛋白質-1）
TYR：tyrosinase（チロシナーゼ）
XR：X-linked resessive（X 染色体連鎖性劣性遺伝）

伝（XR）であるが，一部常染色体優性遺伝形式の報告もある．I 型は Nettleship-Falls 型，II 型は Forsius-Eriksson 型あるいは Åland Island eye disease とも呼ばれる．

そのほかに Hermansky-Pudlak 症候群，Chédiak-東症候群，Griscelli 症候群など，一症状として白子症を認める遺伝性疾患もある．

眼所見

症状は，視力不良（0.1 程度が多い）と羞明とが二大主訴である．振子様眼振，斜視，徹照増強（瞳孔の赤色反射増強，さらには虹彩を通しての水晶体・眼底の透見），黄斑低形成，脈絡膜血管の著明な透見などを呈する*5,6．もちろん眼球および眼付属器の色素欠乏は著明である．X 染色体連鎖性において保因者である母親の眼底では，色素欠乏を呈する部位がモザイク状に散在する．

皮膚所見

眼皮膚白子症における皮膚および毛髪の所見，すなわち色素欠乏の表現は"乳白色の"皮膚，"プラチナブロンドの"毛髪などと形容される*7,8．眼所見は"ピンクがかった青色の"虹彩などと形容される．白子症はさまざまな程度があるため，皮膚，毛髪，虹彩などの色調は多様性に富む．

視交叉

耳側網膜の神経節細胞からでる神経線維は，白子症では大部分が交叉して対側の視索を形成する（図2）．この交叉異常は，白子症の

*5 頭の異常運動
白子症の症状として，うなずき様の頭の異常運動を訴える親もいる．

*6 新生児の眼所見
新生児では，出生直後は視反応が不十分で盲を疑われることが多い．また眼球運動では後に呈する振子様眼振ではなく，さまようような異常眼球運動を呈することが多い．

*7 皮膚の色素欠乏
眼皮膚白子症では，色素欠乏は皮膚全体にみられる．また先天疾患であり，出生時から認められる．

*8 皮膚色
一般に白人にとっては"皮膚は蒼白である"などの表現がよく当てはまり，有色人種では色素がより濃い．白色が著明な状況では，皮膚色は皮下の血液によって薄紅色を呈する．皮膚色を決定する代表的な因子はメラニン色素，カロチン，ヘモグロビンである．

a. 正常　　　　　　　　　　　　　　a. 白子症

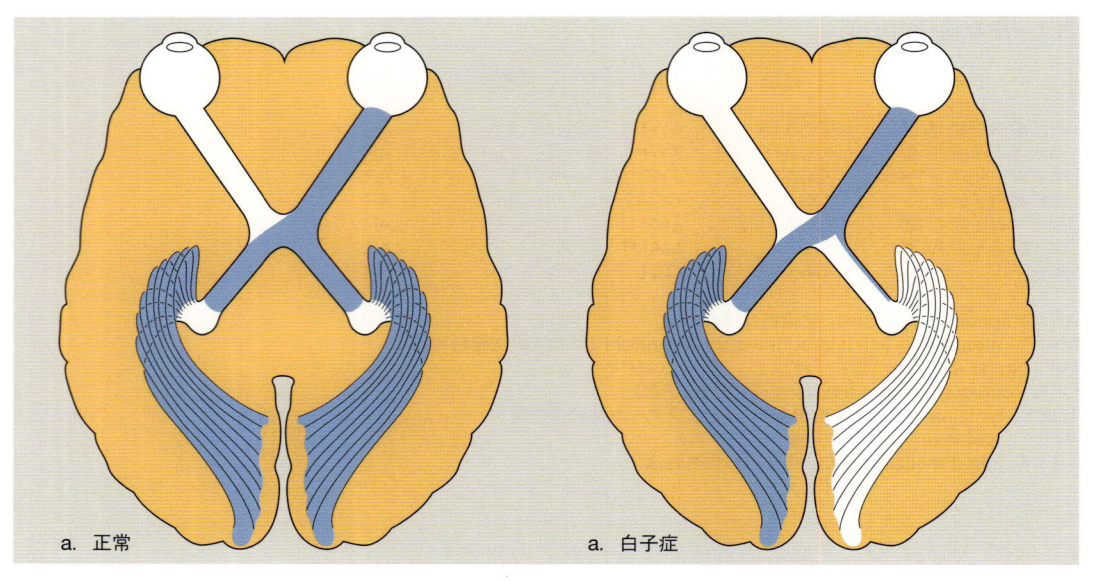

図2　白子症の視路
白子症では，耳側網膜からの神経線維の大部分が交叉するという特徴的な所見を呈する．

みに特徴的な現象である．視覚誘発電位では，右眼刺激の反応が左後頭葉優位に記録され，左眼刺激では右後頭葉優位という，通常ではまったくみられない現象を呈する[3]．なお，網膜電図は20歳ころまでは supernormal を示す[*9]．

[*9] **眼球電図**
眼球電図でも，網膜電図同様に supernormal を示すとの報告がある．

カコモン読解　第18回 臨床実地問題5

8歳の女児．視力不良を訴えて来院した．視力は右0.1（0.1×＋0.50 D），左0.1（0.1×＋0.25 D）．振子様眼振がある．左眼眼底写真を図に示す．右眼も同様である．適切な処置はどれか．

a 屈折矯正
b 着色眼鏡
c プリズム矯正
d 視能矯正
e 眼筋手術

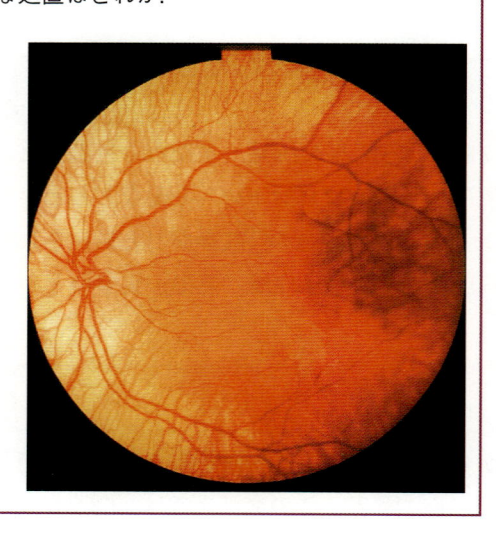

[解説] 白子症の治療を問う問題であるが，本質的な意味での治療法は今のところないので，いわば臨床的対応を問う問題となる．主訴は視力障害で，黄斑低形成がみられる．また症例文から振子様眼振もある．いずれも治療はできない．この患者はごく軽度の遠視があるが，それが原因となる弱視は考えにくい．以上のことからaの屈折矯正とdの視能矯正とは否定される．また白子症では斜視の合併が多いが症例文に記載はなく，整容的治療の希望はない．以上のことからcのプリズム矯正，dの視能矯正，eの眼筋手術は否定される．"眼所見"に記してあるように，白子症の訴えのほとんどは視力障害か羞明かのいずれかである．この症例文では羞明についての記載はない．しかしながら，必発である羞明の状態を軽減させることによって症状は軽くなると期待される．したがって，正解はbの着色眼鏡である．

遮光眼鏡以外の臨床的対応としては，虹彩付きソフトコンタクトレンズがあり，国内メーカーからも販売されている．また水晶体手術の際には検討対象となりうるものとして人工虹彩付眼内レンズがある．ただし，国内では医療材料として認可されていない．これは無虹彩症例用として作製されているが，白子症にも使用可能と考えられる．

[模範解答] b

（松橋正和）

13. 腎・泌尿器疾患

腎疾患に合併する眼疾患（腎性網脈絡膜症，尿細管間質性腎炎を伴うぶどう膜炎，Reiter 症候群，妊娠高血圧症候群）

腎性網脈絡膜症

　純粋に腎性高血圧から生じる網脈絡膜症と，既存の網脈絡膜症が腎性血管病変によって修飾される場合がある．前者の代表が若年者に生じる急性糸球体腎炎，急性腎不全であり，後者の代表が腎症を合併した糖尿病網膜症である．その基本病態は高血圧性の循環障害が網膜，脈絡膜の血管に生じたもので，それに代謝異常や貧血といった因子が加わる．高血圧性の眼底所見と血圧，腎機能を含めた全身検査を行うことで診断できる．

急性糸球体腎炎，急性腎不全：急激な血圧上昇を来たした場合，高血圧性網膜症を生じる．血管や乳頭からの血漿成分の漏出により漿液性網膜剝離（serous retinal detachment；SRD）や硬性白斑の沈着を生じることも多い（図1）．フルオレセイン蛍光造影（fluorescein angiography；FA）では乳頭周囲を中心に毛細血管レベルでの閉塞と拡張がみられるが，毛細血管瘤は少ない．腎炎の寛解や腎不全の治療により血圧が正常化すると，徐々に網膜症は寛解する場合が多

a.

b.

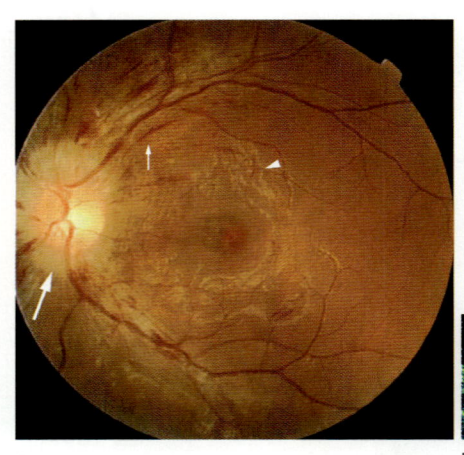

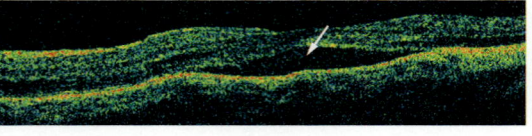

図1　急性腎不全の眼底所見（29歳，男性）
a. 視神経乳頭浮腫（大矢印）と乳頭周囲の線状出血（小矢印），網膜浮腫（矢頭）がみられる．
b. 光干渉断層計（optical coherent tomography；OCT）では，黄斑部にSRD（矢印）が観察される．

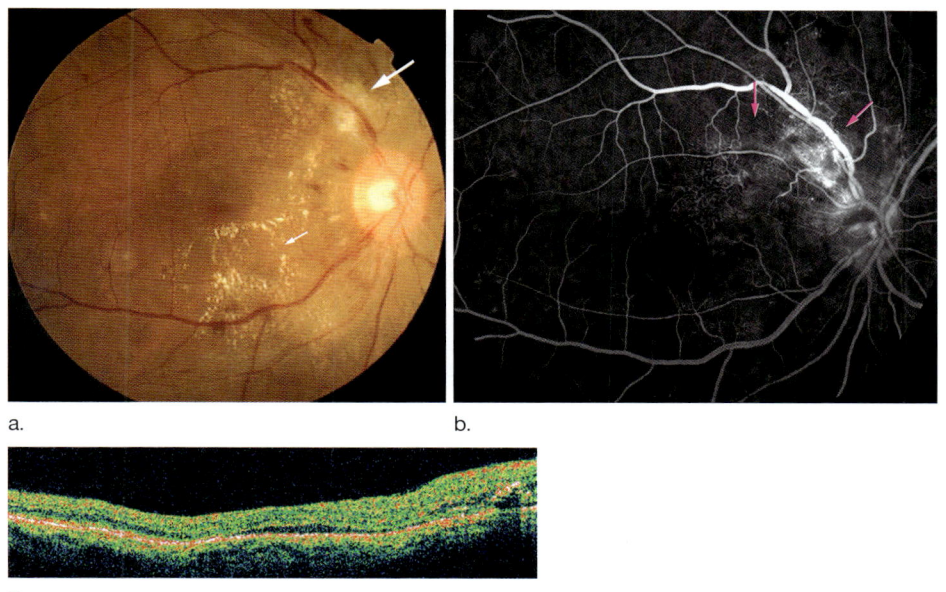

図2 高血圧性網膜症の所見（46歳，女性）
a. 視神経乳頭周囲の線状出血，浮腫，軟性白斑（大矢印），乳頭-黄斑間に硬性白斑の沈着（小矢印）がみられる．
b. FAでは毛細血管の閉塞と拡張（矢印）および透過性亢進がみられる．
c. OCTでは乳頭-黄斑間の網膜の膨化および黄斑部にSRDがある．

い．

慢性糸球体腎炎：経過が長いため網膜症を合併する頻度は高い．その程度はさまざまであるが，網膜表層出血，軟性白斑，網膜細動脈の狭細化・口径不同，網膜静脈の拡張，毛細血管の閉塞と拡張，網膜浮腫といった高血圧網膜症の所見を呈する．慢性的な網膜浮腫から輪状の硬性白斑を合併する場合が多い（**図2**）．黄斑部にSRDを合併すると視力低下を生じる．重症例では視神経乳頭浮腫の合併もみられる．慢性の網膜細動脈の血管壁の浮腫性変化，網膜細動脈の狭細化が基礎にあり，そこに高血圧性の網膜循環障害が加わり，いろいろなレベルの眼底病変を呈するものと考えられている[1]．

慢性腎不全・透析患者：基礎疾患である腎性網膜症や糖尿病網膜症の増悪がみられる．特に，糖尿病網膜症では腎不全のコントロールが悪い時期には黄斑浮腫が増強され，視力が低下する場合が多い．まれに胞状網膜剥離（高度のSRDの多発）を生じる場合がある[2]．この胞状網膜剥離は脈絡膜血管の閉塞（可逆性ないし非可逆性）による脈絡膜からの透過性亢進と推測されている．透析に移行した患者では，網膜動脈の狭細化および硬化性変化が顕著で，病理学的には網膜ならびに網膜血管の浮腫が繰り返し起こり，器質化が生じて

文献はp.279参照．

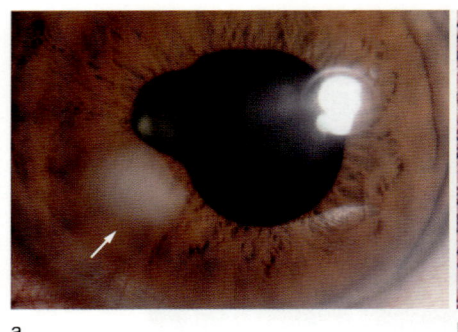

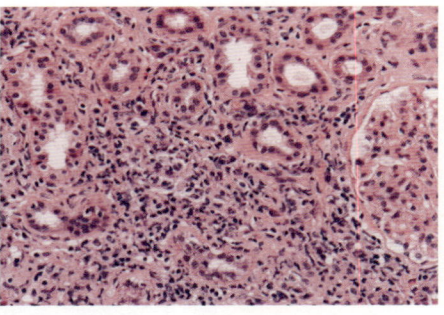

図3 **TINU症候群**（55歳，女性）
a. フィブリン（矢印）と虹彩後癒着を伴う虹彩炎がみられる．
b. 腎生検（HE〈ヘマトキシリン・エオジン〉染色，200倍）．間質にリンパ球を主体とする炎症細胞の浸潤があり，尿細管にも炎症細胞の浸潤および基底膜の菲薄化がみられる．

いる[1]．一部の透析患者では網膜のみずみずしい反射がなくなり，それに狭細化した網膜血管，視神経乳頭の蒼白化が合併した，いわゆる透析眼底（hemodialyzed fundus）を呈する．中心視力は割合保たれている場合が多いが，周辺視野の狭窄がみられる．網膜動脈閉塞症や網膜静脈閉塞症を起こしやすいので，血圧の管理を含め日常生活に注意が必要である．

尿細管間質性腎炎を伴うぶどう膜炎（TINU症候群）

原因不明のぶどう膜炎で，全身検査で腎機能障害が見つかった場合，TINU（tubulointerstitial nephritis and uveitis）症候群を疑う必要がある．TINUは若年者の女性に多いとされているが，男性や高齢者での報告も散見されている．虹彩毛様体炎は必発（図3a）で，後部ぶどう膜炎も約50％の症例で観察される．2001年Mandevilleらが診断基準を提唱している[3]*1．

発症機序として抗尿細管基底膜抗体や血中免疫複合体の関与，含硫糖脂質に対する免疫反応，細胞免疫の関与，マスト細胞の関与などが推測されているが，現時点では不明である．

確定診断には腎生検による尿細管間質性腎炎（図3b）の証明が必要である．TINUを疑った場合，尿検査異常を検出することが大切で，特に尿中β_2-ミクログロブリンの上昇は鋭敏な検査と考えられている．また，最近では，間質性肺炎のマーカーであるKL-6*2の上昇も報告されている[4]．

尿細管間質性腎炎の治療としてはステロイドの全身投与が有効で，ぶどう膜炎に対してはステロイドの局所投与が有効である．

*1 TINU症候群の診断基準
ぶどう膜炎の発症が間質性腎炎発症前2か月以内，ないし腎炎発症後12か月以内で，両眼性の前部ぶどう膜炎の場合をtypicalと分類する．typicalなぶどう膜炎で，病理検査で急性間質性腎炎が示されるか，あるいは3項目の臨床所見（血液検査での腎機能低下，尿検査での異常，2週間以上続く発熱，体重減少などの全身症状）を満たされた場合，definite TINU症候群と診断する．まだ症例の蓄積が少なく，今後診断基準は微妙に変わっていくものと思われる．

*2 KL-6
KL-6は，1985年にわが国で開発された血清マーカーである．ムチンの一種であるMUC1上に存在するシアル化糖鎖抗原の一つで，Ⅱ型肺胞上皮細胞，細気管支上皮細胞，胃，膵臓などに存在し，ある種の悪性腫瘍で発現することも知られている．間質性肺炎で特異的に上昇することが知られており，その診断および活動性を知るうえで主に臨床応用されているが，サルコイドーシスやTINU症候群でもKL-6が上昇することが報告されてきている．

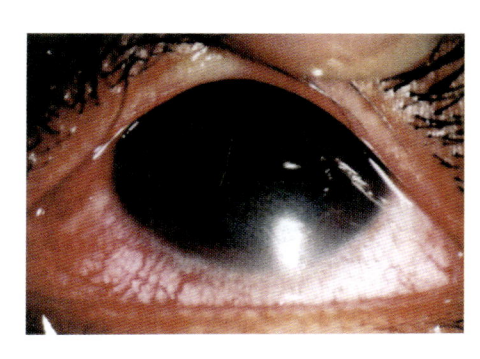

図4　Reiter症候群の前眼部所見
（森井香織：Reiter症候群．腎・泌尿器疾患．眼科専門医に必要な「全身疾患と眼」のすべて．臨床眼科 2007；61：305．図2．）

ぶどう膜炎の原因疾患のひとつに尿細管間質性腎炎があることを念頭に置き，原因不明のぶどう膜炎患者では腎機能検査も忘れずに実施すべきである．

Reiter症候群

　Hans Reiterが腹痛と下痢に引き続いて尿道炎，結膜炎さらに多発性関節炎が発症した症例を報告し，spirochaetosis arthriticaと呼んだのがその始まりである．血清反応陰性関節炎[*3]のグループに入る疾患で，非淋菌性尿道炎，結膜炎，関節炎が古典的三主徴である．わが国での報告は少なく，発生頻度がきわめて低いのか見逃されているのかは不明である．好発年齢は20～40歳で男性に多く，クラミジア感染，赤痢やサルモネラ感染，エルシニア感染後に発症することが知られており，細菌やウイルス感染が炎症を惹起している可能性が指摘されているが，詳しいメカニズムはわかっていない．また，HLA検査でHLA-B27陽性率が60～80％と高い．1986年Leeらが診断基準を提唱した[5][*4]．

　眼科的には一般的に結膜炎とぶどう膜炎を呈する．まれに網膜浮腫や視神経炎の報告もある．HLA-B27陽性の例では片眼性に強い結膜・毛様充血，前房内細胞，前房蓄膿を来たし，いわゆる急性前部ぶどう膜炎像を呈する（図4）．再発性の場合が多い．全身的には非特異的尿道炎，下肢関節の非対称性の関節炎を呈する．その他の所見として，陰茎亀頭の無痛性，表在性潰瘍，足底・足趾・亀頭の膿漏性角皮症，表在性の口腔内潰瘍などがある．

　眼科的治療としては，結膜炎や軽症の虹彩炎では抗生物質およびステロイドの点眼，重症の虹彩炎ではステロイド結膜下注射の併用，全身疾患が重篤な場合は他科と連携しながらステロイド内服や免疫抑制薬の使用を考慮していく．また，膀胱癌の治療薬であるイムノブラダー®の副作用としてReiter症候群が発症することがあり，注

[*3] **血清反応陰性関節炎** seronegative arthritis. 亜急性に関節炎を発症し，関節内に菌が認められず（非化膿性関節炎），そのうえリウマチ因子が陰性である疾患群を表す．欧米人の患者では共通の遺伝的背景（HLA-B27）をもつことが多いことからHLA-B27関連関節炎とも呼ばれる．

[*4] **Reiter症候群の診断基準**
多発関節炎，結膜炎または虹彩毛様体炎，尿道炎，連環亀頭炎または脂漏性角化症の四つの大症状と，小症状（脊椎炎，角膜炎，膀胱炎，口腔粘膜症状，下痢，HLA-B27陽性など）を挙げており，大症状の三つを満たすか，大症状二つと小症状三つ以上を満たせば完全型Reiter症候群と診断する．泌尿器科，整形外科と連携してはじめて診断できる疾患である．

意が必要である．BCG 液に含まれる結核菌ペプチドが，Reiter 症候群を発症すると考えられている．

妊娠高血圧症候群に伴う眼底病変

妊娠高血圧症候群（pregnancy-induced hypertension；PIH, 妊娠中毒症）による眼底病変は，腎性網脈絡膜症と酷似していることが多く，多くの共通した病態があるものと考えられる．網膜病変を主体とする網膜循環障害型（R 型），脈絡膜病変を主体とする脈絡膜循環障害型（C 型），および混合型に分類される[6]．R 型では，高血圧網膜症に準じた網膜病変を呈し，通常は可逆性で，分娩の終了ないし適切な降圧治療で回復する．C 型では，眼底に黄白色滲出斑と脈絡膜からの漏出による網膜剥離がみられる．

HELLP 症候群に伴う眼底病変

PIH と深く関連し，脈絡膜循環障害型（C 型）ないし混合型の網脈絡膜症を来たす病態に HELLP 症候群[7-9]がある．HELLP 症候群は，妊娠高血圧症候群の 4～12％ に発症するとされ，全体の妊婦では 1 万人に 2 例が発症するとされている．また，HELLP 症候群の約 90％ に PIH の合併がみられる．

溶血（Hemolysis），肝障害（Elevated Liver enzymes），血小板減少（Low Platelet）が三徴候である．HELLP 症候群の 20～40％ の症例に播種性血管内凝固（disseminated intravascular coagulation；DIC）症候群を合併する．そのほかにも脳出血，成人呼吸窮迫症候群，急性腎不全の合併などが知られている．診断基準を表 1 に示す．

眼底では網膜深層に不整形の黄白色の滲出斑が多発し，原田病類似の多発する網膜剥離および眼底下方に胞状の網膜剥離が観察される（図 5）．黄斑部に SRD を合併して霧視を訴える場合が多い．左右差がある場合もあるが基本的には両眼性である．FA では，脈絡膜からの蛍光色素の多発性の漏出および同部にプーリングが観察される（図 6）．インドシアニングリーン蛍光造影（IA）では，脈絡膜充盈遅延，脈絡膜血管の不鮮明化および中期での蛍光漏出，後期での脈絡膜ステイニングが観察される．分娩の終了ないし適切な全身管理が行われると，滲出性網膜剥離は消退し，視機能も回復する．網膜剥離であった部位に網膜色素上皮レベルの脱色素が観察されることが多い．この時期に FA，IA を行うと，蛍光漏出は消失している．

HELLP 症候群の病態は不明な点も多いが，血管内皮細胞機能不全

表 1　HELLP 症候群の診断基準
（Sibai）

1. 肝機能
血清 AST（GOT）値　70 U/L 以上 血清 LDH 値　600 U/L 以上
2. 溶血
血清間接ビリルビン値　1.2 mg/dL 以上 血清 LDH 値　600 U/L 以上 病的赤血球の出現
3. 血小板数減少
血小板数　10 万/μL 以下

（Sibai BM：The HELLP syndrome〈hemolysis, elevated liver enzymes, and low platelets〉：much ado about nothing？ Am J Obstet Gynecol 1990；162：311-316.）

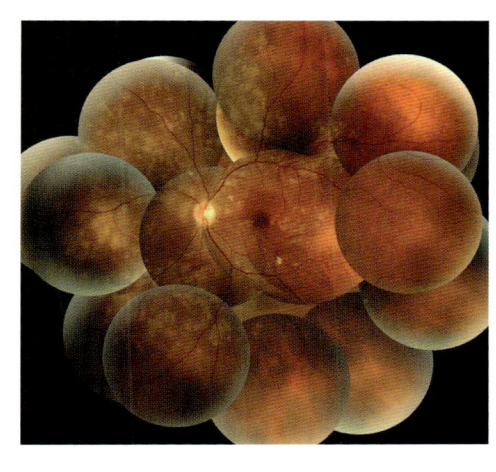

図5 HELLP症候群の眼底所見（35歳，女性）
不整形の網膜深層の黄白色斑の多発，滲出性網膜剥離，眼底下方の胞状網膜剥離がみられる．

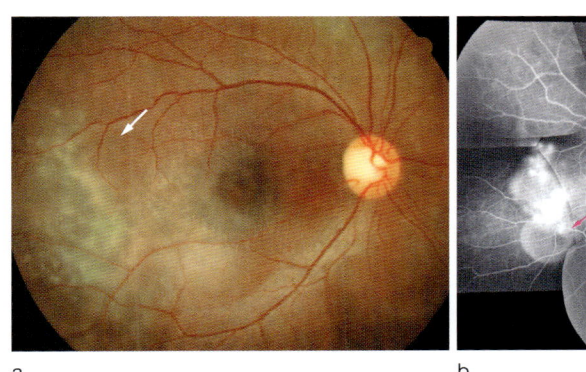

a.　　　　　　　　　　　　　　b.

図6 HELLP症候群のフルオレセイン蛍光眼底造影所見（30歳，女性）
a. 網膜深層の黄白色斑の多発（矢印），滲出性網膜剥離がみられる．
b. 分娩直後に行ったFAでは，脈絡膜からの多発する蛍光漏出（大矢印）および蛍光色素のプーリング（小矢印）が観察される．

とそれによる血管透過性亢進および凝固能亢進と，それに引き続く線溶能亢進，血管れん縮，交感神経系の活性化などが考えられており，特に血管れん縮が重要と考えられている．眼科的には脈絡膜血管を中心に血管れん縮が起こり，それにDICなどの要素が加わることが推測される．妊娠可能年齢の女性で網膜深層の滲出斑を伴う非裂孔原性網膜剥離をみた場合，確定診断のために血圧，肝機能，溶血の有無，血小板数などの全身検査を行う．また，産婦人科的検査も当然必要である．本人が妊娠に気づいていない場合もあるので，検眼鏡所見でHELLP症候群を疑ったら，FA，IAを安易に行ってはいけない．

（高橋京一）

14. 薬物・化学物質中毒

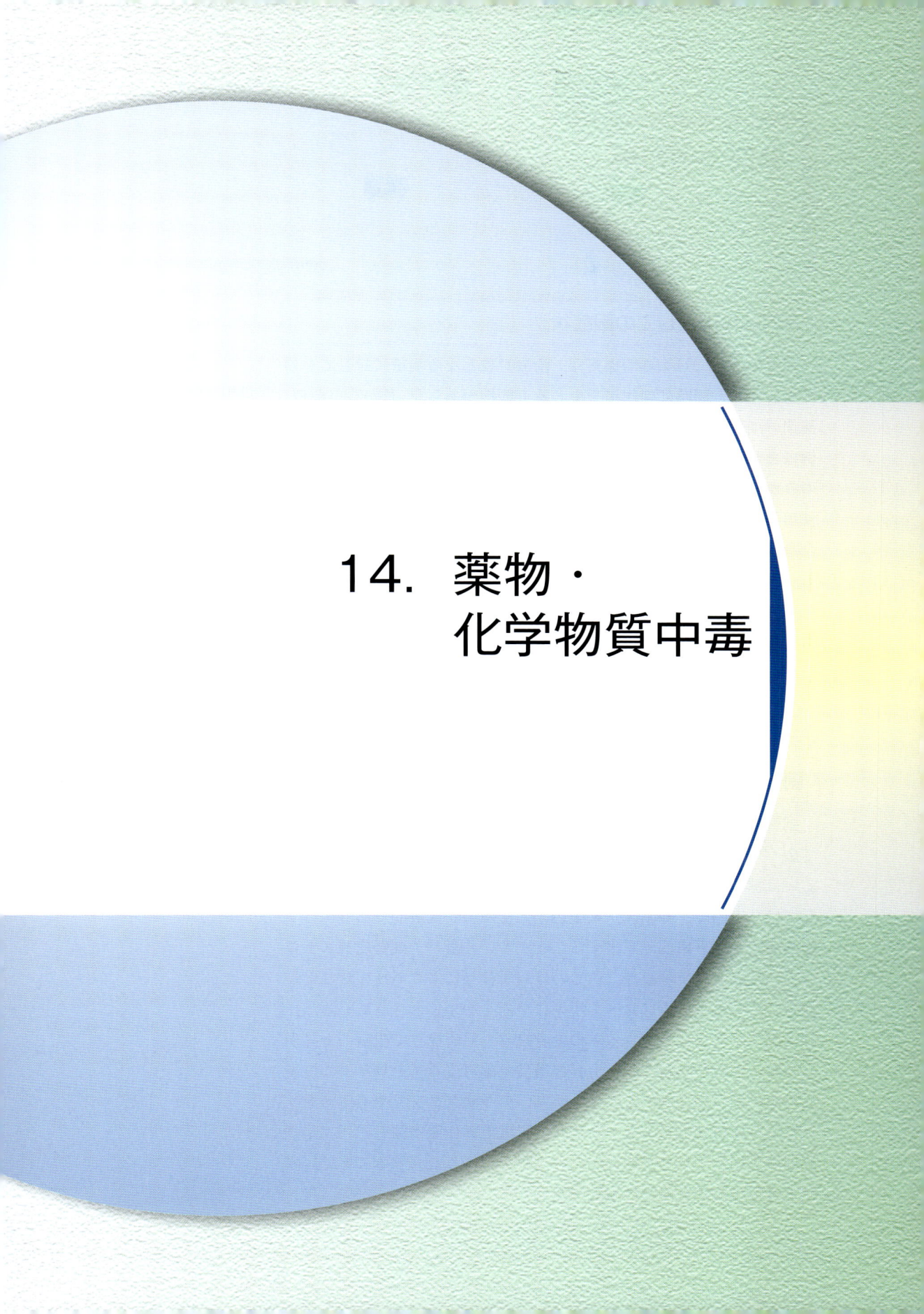

薬剤の副作用

薬剤副作用としての眼症状

　種々の疾患に対する治療薬は，治療対象となる病態に対して有効性を有すると同時に副作用を生じる可能性がある[*1]．しかしながら，薬剤の副反応としての眼症状であると認識して眼科を受診している例はまれである．また，特徴的な所見を呈する薬物以外では眼所見のみから原因薬剤にたどり着くことが困難な例も多い．したがって，使用薬剤の聴取を含めた十分な問診が非常に重要となる．本項では，全身投与薬の副作用について述べ，点眼薬による副作用は他項に譲る．

　副作用の原因としては，① overdose（過量），② intolerance（非耐容），③ side effect（副現象），④ secondary effect（二次作用），⑤ idiosyncrasy（特異体質），⑥ drug allergy（薬剤アレルギー）などがある[1]．基本的に内服薬による眼科的副作用は両眼性に生じることがほとんどであり，疑わしい薬剤の中止により改善を期待できる．

副腎皮質ステロイド

　副腎皮質ステロイドは抗炎症作用を有し，さまざまな疾患に対して広く用いられている．しかしながら，感染症の誘発，骨粗鬆症あるいは糖尿病などといった全身的な副作用も多い．眼科的副作用としては，白内障，緑内障，網膜色素上皮障害が代表的である．

白内障：後嚢下白内障を呈することが多い（**図1**）．副腎皮質ステロイドの長期大量全身投与，あるいは局所投与により発症することが知られている．成人に比べて小児に発症しやすいとされている．

緑内障：副腎皮質ステロイドの全身投与，局所投与で眼圧の上昇がみられることがある．眼圧上昇作用は，副腎皮質ステロイドの抗炎症作用の強さに比例する．すなわち，デキサメタゾンやベタメタゾンはフルオロメトロンなどに比べて眼圧上昇作用は強い[2]．また，点眼回数を増やしたり長期にわたり点眼を継続したりすることで，眼圧上昇を来たす可能性は増加する．

[*1] 薬物の副作用については，各薬品のデータシートや独立行政法人医薬品医療機器総合機構の提供する薬の副作用情報（http://www.info.pmda.go.jp/）などに詳細が示されているので，副作用を疑う場合には参照するのに有用である．

文献は p.280 参照．

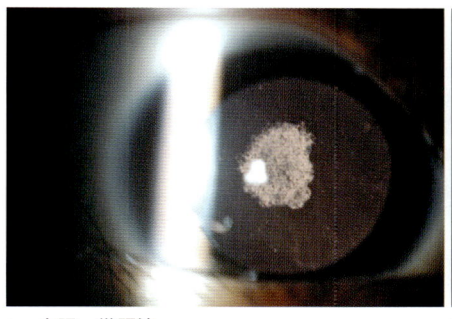

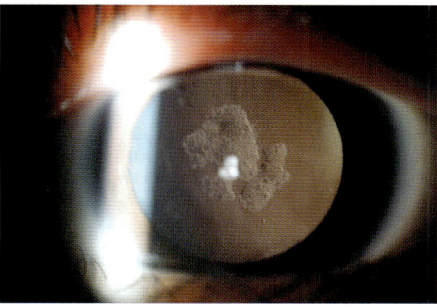

a. 右眼，徹照法．　　　　　　　　　b. 左眼，徹照法．

図1　副腎皮質ステロイドによる後嚢下白内障（11歳，女児）
ネフローゼ症候群．9歳よりステロイド投与を受けている．プレドニゾロン30mg内服中．

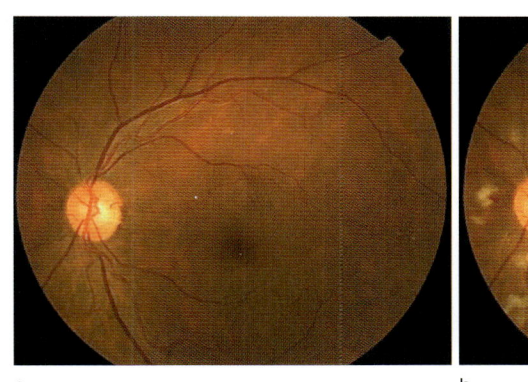

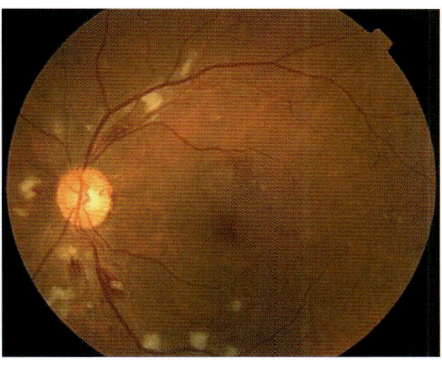

a.　　　　　　　　　　　　　　　　b.

図2　インターフェロンの副作用による網膜症（66歳，男性）
糖尿病あり．インターフェロン投与開始1か月後より散在性の軟性白斑や，視神経乳頭を中心に網膜浅層の出血がみられたが視力低下はなかった．
a. 投与開始前．
b. 投与開始2か月後．

網膜色素上皮障害：中心性漿液性脈絡網膜症や多発性後極部色素上皮症（multifocal posterior pigment epitheliopathy；MPPE）あるいは網膜色素上皮障害が時に生じることがある．これはステロイドあるいはカテコールアミンの増加が，血液網膜関門を破綻させることにより生じるとされている[3]．

インターフェロン

C型肝炎などの治療薬として用いられるインターフェロン（interferon；IFN）は，網膜出血や軟性白斑を主体とした網膜症が代表的な副作用である（図2）．また，網膜静脈分枝閉塞症，網膜動脈分枝閉塞症，前部虚血性視神経症などの網膜循環障害がみられることもある．そのほか，動眼神経麻痺，外転神経麻痺，乳頭浮腫，ぶどう膜炎，涙液減少を生じたという報告がある．原因としてはインター

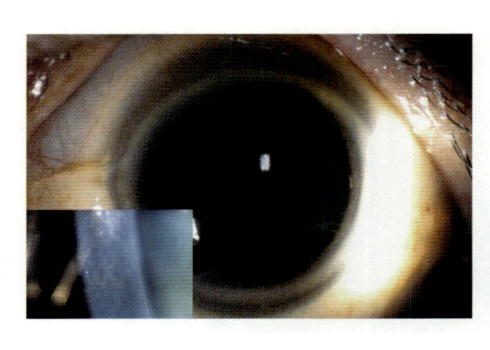

図3 アミオダロンの投与による角膜病変
(53歳，男性)
拡張型心筋症の不整脈に対してアミオダロン投与開始後6か月．両眼角膜中央部に褐色の色素沈着と輪部から中央へ向かう放射状の混濁が観察された．

フェロン自体のもつ血管れん縮作用，凝固線溶系の異常，免疫複合体の血管壁への沈着，白血球の網膜毛細血管内皮への粘着による栓塞，貧血などが示唆されている．糖尿病を有すると悪化しやすい．網膜症の発症は投与後2週間～6か月にわたりみられる．基本的に予後は良好で，網膜出血や白斑はインターフェロンの投与を続けても自然消退することが多い．しかしながら，広範囲に毛細血管の閉塞が生じたという報告もあり，定期的な経過観察を行い重篤な合併症の出現を認めた際には，内科医へ投薬の減量や中止の依頼をする必要がある[4]．

アミオダロン

不整脈の治療薬であるアミオダロンの投与により，角膜上皮基底細胞層を中心に渦巻き状あるいは放射状の茶褐色の沈着が起こることがある（**図3**）．アミオダロンは脂質に対する親和性が高く，脂質との複合体を形成しリソソーム内に蓄積され，層状や結晶状の構造物をつくると考えられている．しかしながら，その形成過程の詳細は不明である．また，角膜病変は高い確率でみられるが，自覚症状として羞明や光視症，視力低下を生じる例はほとんどない．アミオダロンの中止により角膜内の沈着物は徐々に減少する．また，角膜沈着以外の合併症として白内障（前嚢下混濁），視神経症などが報告されている[5]．

フェノチアジン系薬剤（クロルプロマジン）

フェノチアジン系薬剤（クロルプロマジン）などの向精神薬は，長期大量投与により角結膜色素沈着と白内障が生じやすい．また，角膜内皮障害も時にみられる[6]．

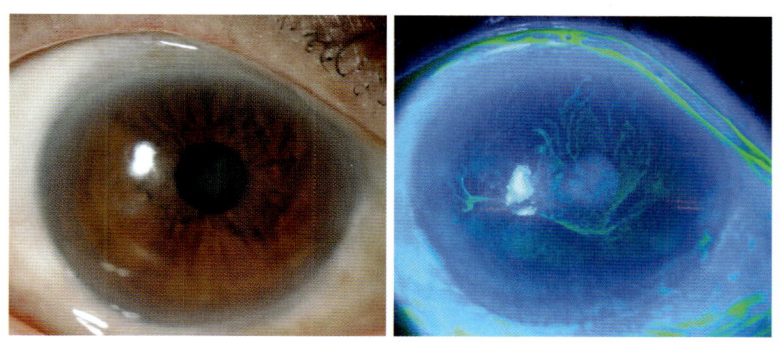

a. シート状病変

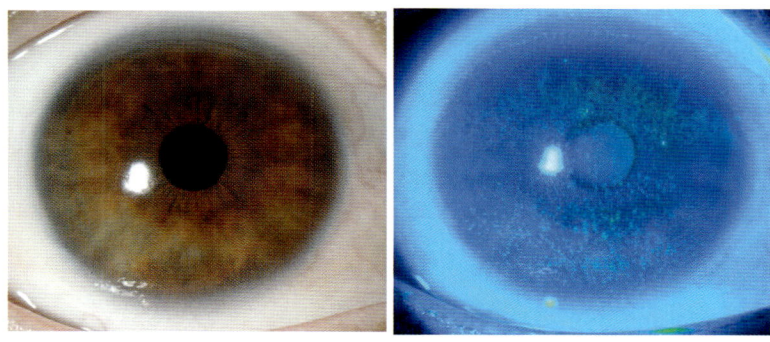

b. SPK 様病変

図 4　TS-1 による角膜障害
輪部から連続する角膜上皮障害がみられる．上皮障害は，異型上皮が上下より角膜中央部に向かうシート状病変あるいは点状表層角膜症（superficial punctate keratopathy；SPK）様病変を呈する．

S-1（TS-1）

　5-FU のプロドラッグである S-1（TS-1）は，特に消化器癌に対して有用性が高い経口抗腫瘍薬である．S-1 による眼科領域の合併症としては角膜上皮障害と涙小管狭窄が報告されている．S-1 による角膜上皮障害は両眼性に生じ，上方と下方の角膜輪部から角膜中央部に向かってシート状に異型上皮が侵入するものや点状表層角膜症様あるいは偽樹枝状病変を呈するものがある（**図 4**）．瞳孔領に障害が及ぶと視力低下の原因になる．いずれも上皮細胞層の層構造の破綻と実質浅層に及ぶ軽度の炎症所見が生体共焦点顕微鏡で観察されることより，粘膜炎（mucositis）であると報告されている[7]．薬剤の中止によりほとんどの症例では治癒するが，なかには障害が遷延化するものも存在する．涙小管狭窄は一般に不可逆性の変化である場合が多い．

クロロキン

　マラリアの治療薬として使用されていたクロロキンは，慢性腎炎や関節リウマチ，全身性エリテマトーデスなどの膠原病の治療にも用いられるようになり，結果として副作用である網膜症が多発したことでわが国では販売中止となった．しかしながら，海外では依然として治療あるいは予防の第一選択薬として使用されている．

　線状や渦巻き状の褐色沈着が角膜上皮層内へみられることがある．また，視力低下を引き起こす網膜症は中心窩を取り囲むように輪状の色素脱出を来たし，"bull's eye" と呼ばれる典型的な所見を呈する．さらに進行すると輪状の変性は周辺部にまで及び，網膜全体が変性し視神経萎縮に至る．クロロキン網膜症が疑われた場合には，早急に投与を中止し進行を少しでも阻止することに努める．

ナイアシン

　ナイアシンは，ニコチン酸とニコチン酸アミドの総称で，ビタミン B_3 ともいう．糖質・脂質・蛋白質の代謝に不可欠である．欠乏すると皮膚炎，口内炎，神経炎や下痢などの症状を生じる．ニコチン酸欠乏症（ペラグラなど）の予防および治療に用いられる．眼への影響としては，多量の投与でドライアイ，視力低下，眼瞼の退色，眉毛と睫毛の脱毛，角膜炎が生じるとされる．

エタンブトール

　抗結核薬であるエタンブトールにより約3％の頻度で視神経症が生じる．発症には投与量が関係し発症時期は平均5か月との報告がある[8]．自覚症状としては，霧視，色覚異常，視力低下などがある．他覚検査の所見としては，視野ではマリオット盲点（blind spot of Mariotte）の拡大，中心暗点，求心性視野狭窄がみられる．視神経障害は進行すると不可逆的であるため早期発見・早期治療開始が重要である．また，同じく抗結核薬であるイソニアジドではビタミン B_6 欠乏を引き起こすことによる視神経萎縮が生じることがある．

その他

　解熱鎮痛目的で使用されるインドメタシンやプログルメタシンマレイン酸塩などのインドメタシン系製剤は，長期大量投与により角膜上皮内に色素沈着が生じることがある．

各種抗生物質，種々の解熱鎮痛薬やアロプリノール，抗けいれん薬などの使用で Stevens-Johnson 症候群が生じうる．Stevens-Johnson 症候群，toxic epidermal necrosis（TEN；中毒性表皮壊死融解症）は，急性結膜炎の症状で初発することが多い．進行すると瞼球癒着や輪部機能不全に伴う角膜上への結膜侵入，結膜増殖による重度の視力低下が生じる．

抗不整脈，降圧薬として使用されている β 遮断薬により涙液分泌減少が生じ，二次的に角膜上皮障害が生じることがある．

カコモン読解　第18回　一般問題41

薬物と使用禁忌疾患の組合せで正しいのはどれか．
a　フルコナゾール――――――視神経炎
b　塩酸アミオダロン――――――角膜ヘルペス
c　インターフェロン――――――閉塞隅角緑内障
d　塩酸エタンブトール――――――開放隅角緑内障
e　クエン酸シルデナフィル――網膜色素変性

［解説］　a．フルコナゾールの禁忌はトリアゾラム，エルゴタミン，ジヒドロエルゴタミン投与中の患者である．肝臓における主たる代謝酵素である CYP3A4 を阻害するので，併用によりこれらの薬剤の血中濃度が上昇することがあるためである．
b．アミオダロンの禁忌は重篤な洞不全症候群，II 度以上の房室ブロックなどである．アミオダロンの眼局所における副作用については，"カコモン読解　第21回　一般問題69"の a を参照のこと．
角膜ヘルペスに対して禁忌である薬剤としては，上皮型角膜ヘルペスに対する局所ステロイド投与が挙げられる．
c．インターフェロンは主に B 型・C 型肝炎や多発性骨髄腫などの治療に用いられる．インターフェロンによる眼局所における副作用については，"カコモン読解　第18回　一般問題83"を参照のこと．
閉塞隅角緑内障に対して禁忌の薬剤としては，散瞳作用のあるものが挙げられる．
d．エタンブトールでは，視神経炎の患者には原則禁忌である．エタンブトールの眼局所における副作用については，"カコモン読解　第21回　一般問題69"の b を参照のこと．
e．クエン酸シルデナフィルは勃起不全，肺動脈性肺高血圧症の治療薬である．商品名はバイアグラ®である．作用機序は，5 型ホス

ホジエステラーゼ（PDE-5）の酵素活性の阻害である．網膜色素変性症の患者は，ホスホジエステラーゼの遺伝的障害をもつ症例が少数認められるため禁忌である．

[模範解答]　e

[カコモン読解]　第18回　一般問題83

インターフェロン投与でみられるのはどれか．2つ選べ．
a 標的黄斑症
b 網膜点状出血
c 網膜色素沈着
d 多発性軟性白斑
e 滲出性網膜剝離

[解説]　a．標的黄斑症を来たすものとしてはクロロキン網膜症と錐体ジストロフィがある．クロロキンは抗マラリア薬である．その後，関節リウマチ，SLE，喘息などにも用いられたが，重篤な網膜症を来たすことがわかったため，現在使用されることはまれである．
b，d．インターフェロン網膜症はIFN投与患者の約半数で発症する．投与開始から8週以内に発症する症例が多い．網膜病変としては網膜出血や軟性白斑を来たす．視力障害を来たすことは少ない．
c．網膜色素沈着には，クロルプロマジンによるものがある．
e．網膜剝離には，裂孔原性と非裂孔原性がある．非裂孔原性の網膜剝離としては，滲出性網膜剝離と牽引性網膜剝離がある．滲出性網膜剝離は，網膜下の滲出性または漿液性の液貯留によって生じる．代表的な疾患としては，中心性漿液性脈絡網膜症や原田病などがある．

[模範解答]　b，d

[カコモン読解]　第19回　一般問題8

散瞳に関与する交感神経受容体はどれか．
a α_1 受容体
b α_2 受容体
c β_1 受容体
d β_2 受容体
e γ_1 受容体

解説 散瞳は交感神経 α_1 受容体を介し，瞳孔散大筋が収縮することで起こる．一方，縮瞳は副交感神経（動眼神経）ムスカリン受容体を介し瞳孔括約筋を興奮させ収縮することで起こる[*2]．β_1 受容体は心拍数を上昇させる．β_2 受容体は気管支筋を弛緩させる．

模範解答 a

カコモン読解 第21回 一般問題69

視神経症の原因となる薬物はどれか．3つ選べ．
a アミオダロン塩酸塩
b エタンブトール塩酸塩
c クロルプロマジン塩酸塩
d シスプラチン
e ジアゼパム

解説 a．アミオダロンは抗不整脈薬である．アミオダロンによる眼局所における副作用には，アミオダロン角膜症がある．角膜上皮および上皮下へのアミオダコンの沈着による角膜障害である．角膜上皮下の瞼裂に一致した灰褐色の顆粒状沈着物からなる線状・放射状・渦巻状混濁を来たす．他の眼局所における副作用としては，白内障，霰粒腫への色素沈着，視神経症の報告がある．

b．エタンブトールは抗結核薬である．エタンブトールの眼局所における副作用としては，中毒性視神経症がある．視野は中心暗点を示すものが多い．治療はエタンブトール投与の中止である．

c．クロルプロマジンはフェノチアジン系の抗精神病薬である．統合失調症，躁病などに適応がある．クロルプロマジンの眼局所における副作用としては，白内障や網膜色素変性症（色素沈着）を惹起する．

d．シスプラチンは抗癌薬である．種々の癌に有効である．癌細胞の2本のDNA鎖と結合することで，DNAの複製を妨げ，癌細胞を死滅させる．シスプラチンの眼局所における副作用としては視神経症がある．

e．ジアゼパムはベンゾジアゼピン系抗不安薬，抗けいれん薬，鎮静薬である．抗コリン作用により眼圧が上昇し，症状が悪化するおそれがあるため，急性狭隅角緑内障のある患者には禁忌とされている．

模範解答 a，b，d

（近間泰一郎，山田直之）

[*2] **術中虹彩低緊張症候群** Intraoperative Floppy Iris Syndrome (IFIS)．前立腺肥大症に対して α_1 遮断薬投与中の患者に白内障手術を行った際，術中に虹彩が創から容易に脱出したり，術中に縮瞳が惹起される病態を術中虹彩低緊張症候群という[9]．代表的な α_1 遮断薬としては塩酸タムスロシン塩酸塩（ハルナールD®）があり，作用機序は尿道および前立腺部の α_1 受容体を遮断することで前立腺部の内圧を低下させる．α_1 遮断薬の内服を中止してもIFISを生じるという報告があることから，投薬中止そのものよりも術前に白内障手術における十分な対策を講じておくことのほうが重要である．

化学物質中毒

化学物質中毒は，化学物質に曝露することで生じる健康被害[1]で，大量に摂取して生じる急性中毒と，低量だが長時間曝されたために生じる慢性中毒がある．きわめて微量で生じてしまう化学物質過敏症も最近問題になっている．

文献は p.280 参照.

有機溶剤中毒

メタノール中毒：メタノール中毒は，戦後，密造酒での摂取で問題となった．近年は工場での誤った曝露や自殺目的での服用が中心である．メタノールは肝臓でデヒドロゲナーゼによってホルムアルデヒドに代謝され，さらにアルデヒドデヒドロゲナーゼによって蟻(ぎ)酸とグルタチオンに代謝されるが，この蟻酸が組織での酸素欠乏，代謝性アシドーシスを引き起こす[1]．摂取してから1日程度経過してから代謝性アシドーシスのため，全身症状とともに眼症状を引き起こす．ホルムアルデヒドによる視神経節細胞の障害と，蟻酸による網膜や視神経細胞での酸素欠乏の結果，急激で重篤な視力，視野障害を引き起こす[2]．多くの場合，不可逆的変化である．

シンナー中毒：シンナーは塗料や接着剤などで使用する有機溶剤で，トルエン，キシレンが主成分であり，メタノールが含まれる場合もある．依存性のシンナー中毒と作業環境下での曝露による中毒がある．揮発性，脂溶性のため肺から血中に移行し，血液脳関門より中枢神経に達する[1]．チトクローム P450 により酸化されて生じたエポキシドによる中枢神経毒性があり，視神経細胞への毒性のため視神経障害を生じる中毒性視神経症の結果，視力・視野障害を引き起こす[2]．ステロイドパルス療法が効果があるときもあり，シンナーからの離脱がうまくいくと，視力が改善する場合も多い．

有機リン中毒

有機リン系農薬中毒：有機リン系化合物は，農薬として広く使用されている．有機リン化合物でコリンエステラーゼ阻害薬として作用し，生体に吸収されると急速にアセチルコリンエステラーゼを阻害

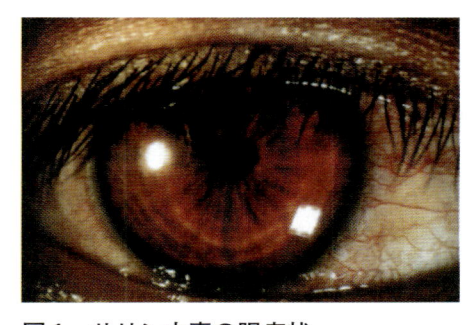

図1　サリン中毒の眼症状
サリン曝露により，縮瞳と充血が生じた．
(Nohara M, et al：Ocular symptoms due to organophosphorus gas〈Sarin〉poisoning in Matsumoto. Br J Ophthalmol　1996；80：1023.)

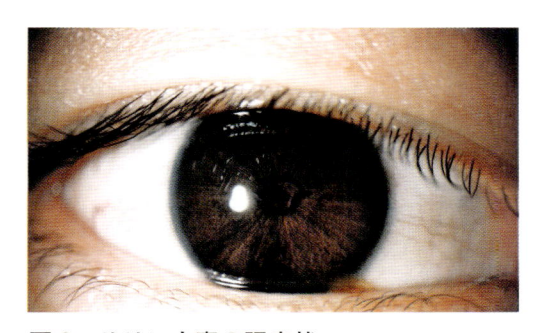

図2　サリン中毒の眼症状
瞳孔膜があり，サリン曝露による縮瞳のため瞳孔領が隠れたため，著しい視力障害を生じた．
(写真提供：松本市　畠山眼科医院　畠山　正先生.)

して，縮瞳，鼻汁，嘔吐などのムスカリン作用，呼吸筋麻痺などのニコチン作用，不安，興奮などの中枢神経作用を引き起こす[1]．急性中毒は，自殺のための服用が中心である．慢性中毒は長期の農薬との接触により生じるが，眼症状としては，視力低下，視野狭窄，屈折異常の自覚症状のほか，他覚的には，末期には視神経萎縮，網膜変性，網膜電図（electroretinogram；ERG）のsubnormal，垂直方向に著明な滑動性追従運動異常などがみられるとされている[3]．この有機リン系農薬の慢性中毒は1970年ごろに長野県の佐久地域で問題となり[4]，佐久の奇病として論議の的となり，低濃度の有機リン系農薬が普及するようになった．

サリン中毒：サリン（isopropyl methylphosphonofluoridate）は，第二次世界大戦時に開発された神経毒ガスで，開発者のSchrader, Ambros, Rüdiger, Van der Lindeの名前からsarinと呼ばれる．無色無臭の液体で気化しやすく，有機リン化合物でコリンエステラーゼ阻害薬として，ごく微量の曝露でも急速に重篤な症状を引き起こし，鼻汁・嘔吐・けいれん・呼吸筋麻痺などの症状から，最終的には呼吸停止のため死亡する．眼科的には，縮瞳，霧視，視野狭窄，充血，毛様痛，眼圧低下などを引き起こす（図1）[5]．視力低下は比較的生じないが，瞳孔膜遺残のため縮瞳で瞳孔領が隠れ，著しく視力低下した症例もあった（図2）．第二次世界大戦後は米国が大量保有していたが，わが国では松本サリン事件[6]と地下鉄サリン事件[7]で使用された[*1]．曝露時，コリンエステラーゼ値が基準値下限の30％未満だと，全身症状が強い重症者となる．全身治療はアトロピン・プラリドキシムヨウ化メチル（PAM）の投与，抗けいれん薬の使用，呼吸管理が中心となる．眼科的治療は，充血にはステロイド点眼，

[*1] 1994年6月27日の松本サリン事件は当時の死者7人，重軽症者600人，1995年3月20日の地下鉄サリン事件は死者13人，重軽症者6,000人の大惨事であった．松本サリン事件は冤罪事件として大きく取り扱われた．その後，松本サリン事件では松本市が，地下鉄サリン事件ではNPO法人が主体になり，後遺症検診を行っている．

縮瞳や毛様痛にはミドリンP®点眼などが使用された．縮瞳は1週間程度で回復した[5]．後遺症として全身的には，心的外傷後ストレス症候群（post traumatic stress disorder；PTSD）・頭痛・手足のしびれなどがあり，末梢神経伝達速度の低下が残る場合もある．眼科的には眼が疲れやすいという自覚症状が中心である．

化学物質過敏症

　非常に微量の化学物質の曝露で生じてしまう過敏症のことであり，近年シックハウス症候群が注目されている．シックハウス症候群とは居住環境によって生じる健康障害のことであり[3]，新しい建材や塗料から発散される低濃度でのアルデヒドやトルエン，キシレンなどの揮発性有機溶剤による化学物質過敏症と類似しているが，原因がはっきりしない場合も多い[1]．眼の刺激症状や眼の痛み，焦点が合わない，眼の疲労感など不定愁訴に近いものが多い．クリーンルーム[*2]での誘発試験やパッチテストによる検査で判明する場合もあるが，電子瞳孔計による瞳孔検査や，眼球電図（electro-oculogram；EOG）による水平・垂直方向の眼球運動検査などの自律神経系の機能測定など，専門家による神経眼科的な検索が必要である[8]．

（野原雅彦）

[*2] **クリーンルーム**
化学物質を出さない特殊な建材や高性能空気清浄機で化学物質を著しく少ない状態にした部屋．1999年に北里研究所病院に設置された（現在は廃止）．その後，全国の独立行政法人国立病院機構の4病院などにも設置されている．

15. 免疫不全

AIDS

感染から発症まで

ヒト免疫不全ウイルス（human immunodeficiency virus；HIV）は，性行為などにより体内に侵入すると，T細胞やマクロファージ，グリア細胞などに感染して，主に細胞性免疫を徐々に破壊していく．免疫能の低下に伴い日和見感染症や悪性腫瘍，中枢神経障害を発症するに至り，この状態を後天性免疫不全症候群（acquired immunodeficiency syndrome；AIDS）という．

免疫状態を表す指標としては末梢血中CD4陽性T細胞数，病態の進行速度の予測や治療効果を判定する指標としては血漿中HIVウイルス量が用いられている．

眼病変

HIV感染者に特徴的な眼病変を表1に示す．なお，HIV非感染者における結膜炎や白内障，緑内障，網膜剝離などの一般的な眼病変も，何ら変わることなく出現する．

微小血管障害：軟性白斑が視神経乳頭を中心とした後極部に，点状や斑状の網膜小出血が後極部や周辺部にみられ，HIV網膜症と称されている（図1）．臨床的に問題となるような視機能の異常は来たさないので，治療の対象とはならない．

日和見感染症：ウイルスや真菌など，さまざまな病原体による感染症

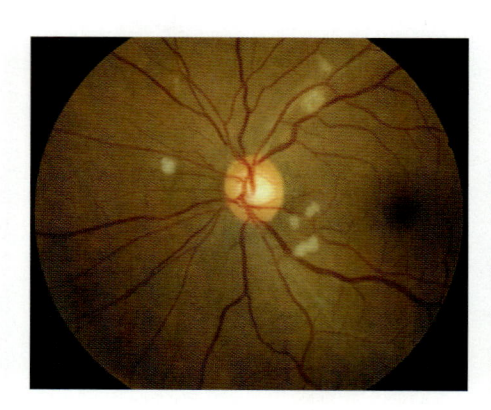

図1　HIV網膜症
36歳，男性．HIV陽性．ニューモシスチス肺炎のため加療中，眼科的精査を指示された．自覚症状はない．眼底検査で視神経乳頭を中心に軟性白斑が散在してみられた．糖尿病網膜症における軟性白斑よりもやや大きめのことが多い．1〜2か月程度で消失する．

表1　HIV感染者にみられる主な眼病変

1. 微小血管障害
   (1) 軟性白斑
   (2) 網膜小出血

2. 日和見感染症
   (1) ウイルス
       サイトメガロウイルス網膜炎
       進行性網膜外層壊死
       急性網膜壊死
       眼部帯状疱疹
       伝染性軟属腫
   (2) 細菌
       結核性ぶどう膜炎
       梅毒性ぶどう膜炎
   (3) 真菌
       クリプトコッカス脈絡膜炎
       ニューモシスチス脈絡膜症
   (4) 原虫
       トキソプラズマ網脈絡膜炎

3. 悪性腫瘍
   (1) カポジ肉腫
   (2) 悪性リンパ腫

4. 神経眼科的異常
   (1) 眼球運動障害
   (2) 瞳孔異常
   (3) 視野欠損
   (4) 乳頭浮腫
   (5) 視神経萎縮

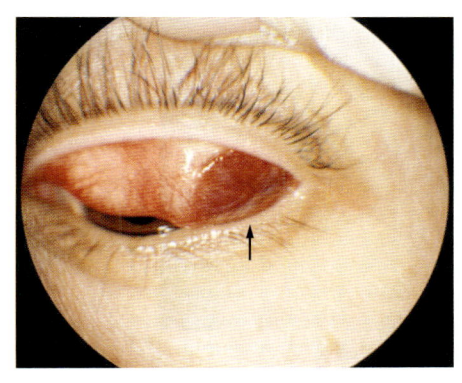

図2 カポジ肉腫
35歳，男性．HIV陽性．全身にカポジ肉腫が多発していた．2週間前から左上眼瞼が腫れたため受診．痛みはない．上眼瞼を翻転してみると瞼結膜に濃赤色の腫瘤が認められた（矢印）．ドキソルビシンによる化学療法により，全身の病変とともに消失した．

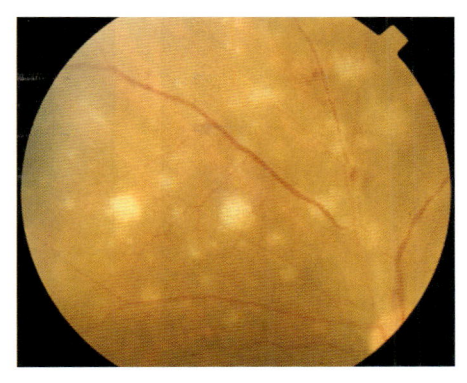

図3 悪性リンパ腫
50歳，男性．HIV陽性．CMV網膜炎のためガンシクロビル点滴治療を行っていた．CMV網膜炎の及んでいない部位の網膜下に点状や斑状の白色病変が多発してきた．出血や血管炎は伴っていない．経過とともに病変は増加，拡大していった．悪性リンパ腫は，眼瞼や結膜，眼窩などの眼外，また，硝子体内や網膜下などの眼内にも生じるもので，多彩な臨床像を呈する．

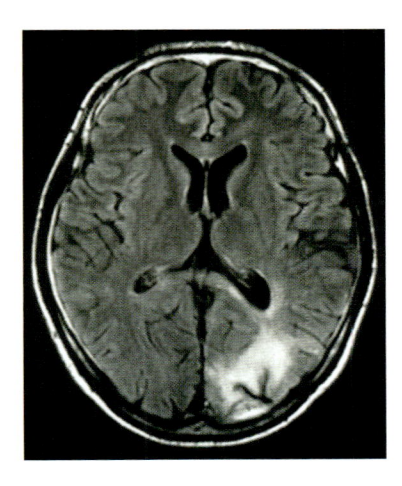

図4 進行性多巣性白質脳症
31歳，男性．HIV陽性．新聞が読みにくくなったため受診．両眼とも矯正視力は(0.9)．視野検査で右同名半盲を認めた．頭部MR検査で左の後頭葉から側頭葉に広がる病変が認められた．進行性多巣性白質脳症は，側頭葉や後頭葉が好発部位であるため視野異常を来たすことが多い．

が出現するが，サイトメガロウイルス（cytomegalovirus；CMV）[*1]網膜炎が最も多い．

悪性腫瘍：眼瞼や結膜にカポジ肉腫（図2），眼内や眼窩に悪性リンパ腫（図3）が生じる．眼局所だけではなく全身に生じていることが多いので，治療は化学療法が主体となる．

神経眼科的異常：進行性多巣性白質脳症（progressive multifocal leukoencephalopathy；PML）や悪性リンパ腫などの頭蓋内病変により，視野欠損などを来たす（図4）．

サイトメガロウイルス網膜炎

背景：日本人の約80％は，経産道感染や経母乳感染，小児期の接触

[*1] サイトメガロウイルス
ヘルペスウイルス科βヘルペス亜科に属する二本鎖DNAウイルスである．公式名称はhuman herpesvirus 5であるが，臨床においてはCMVが広く用いられている．宿主特異性が高く，ヒトCMVはヒトにしか感染しない．

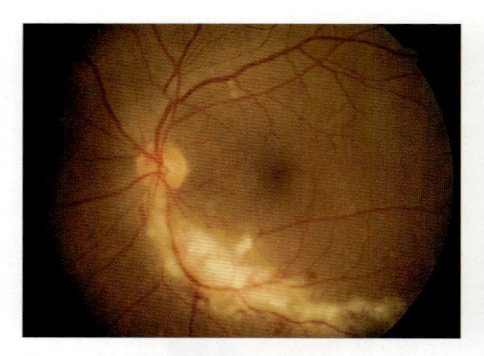

図5 劇症型 CMV 網膜炎
49歳，男性．HIV 陽性．ニューモシスチス肺炎のため加療中．眼科的精査のため受診．自覚症状はない．アーケード血管に沿って，出血を伴った黄白色の病変が広がっている．

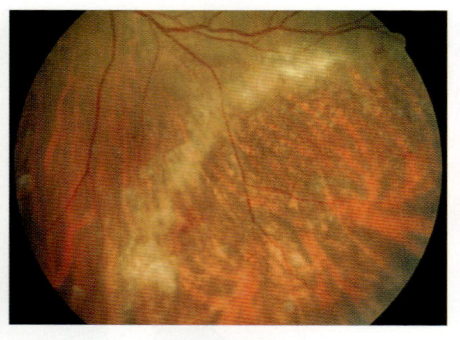

図6 顆粒型 CMV 網膜炎
41歳，男性．HIV 陽性．ニューモシスチス肺炎のため加療中．自覚症状はないが，眼科的精査のため受診．眼底周辺部に扇形に広がる病変を認めた．健常網膜との境界に白色顆粒状病変が連なっており，その内側の網膜は萎縮している．

感染，思春期以降の性感染などにより，成人に達するまでに初感染を受けるが，全身の諸臓器に潜伏して不顕性に経過する．しかし，免疫能が著しく低下すると潜伏していた CMV が再活性化し，肺や食道，腸，肝，副腎，皮膚，脳，網膜などに感染症を起こす．

眼所見：眼底所見から，後極部の網膜血管に沿って出血や血管炎を伴った黄白色病変として生じる劇症型（図5）と，眼底周辺部に白色の顆粒状混濁として出現する顆粒型（図6）がある．両型とも活動性病変の健常部側に白色の点状病変が散在してみられるのが特徴である．病変の拡大とともに中央から萎縮していくが，萎縮網膜に裂孔が生じて網膜剥離を来たすこともある．前房内や硝子体の炎症は，初期には軽微であるが，眼底病変の進行とともに悪化する．適切な治療を行わなければ，網膜全体あるいは視神経に及んで失明に至る．

自覚症状：黄斑部や視神経が侵された場合には視力低下や視野欠損を訴えるが，病変が周辺部にある場合は無症状のことが多い．

診断：特徴的な眼底所見だけで診断は可能である．さらに，眼局所における CMV の活性化を証明するために，前房水や硝子体液から CMV の DNA を検出することが有用である．

血清抗体価は感染の既往を示すだけで診断的意義はない．抗原血症（アンチゲネミア）は，全身における CMV の活動性を反映しているにすぎないので，抗原血症が陽性だからといって眼病変を CMV 網膜炎と診断することはできない．これは，CMV 感染症は全身に同時多発的に生じるため，他臓器に CMV 感染症が起きていれば眼病変が何であっても抗原血症は陽性となるからである．

末梢血中 CD4 陽性 T 細胞数は通常 50/μL 未満であるが，抗 HIV 治療開始後は 50/μL 以上でも起こりうる．

治療：わが国で認可されている抗 CMV 薬には，ガンシクロビル（デノシン®，バリキサ®）とホスカルネット（ホスカビル®）がある（表 2）．

まず，初期治療を 3 週間行い活動性病変の鎮静化を図った後，再燃を防ぐための維持療法に移行する．ガンシクロビルには骨髄抑制，ホスカルネットには腎毒性といった副作用があるので，内科医と密に連携をとりながら，治療効果や副作用，全身状態などに応じて投与量の増減，投与方法や薬剤の変更を行っていく．

両者とも静ウイルス作用しかないため，免疫能が低下した状態で抗 CMV 薬の投与を中止すると，CMV は再活性化し網膜炎は再燃する．したがって，抗 CMV 治療とともに抗 HIV 治療により免疫能の改善を図ることが不可欠である．

表 2　サイトメガロウイルス網膜炎の治療

内服
バルガンシクロビル（バリキサ®）
初期治療　4 錠　分 2 維持療法　2 錠　分 1

点滴
ガンシクロビル（デノシン®）
初期治療 5 mg/kg/回　1 日 2 回 維持療法 5 mg/kg/回　1 日 1 回

硝子体注射
ガンシクロビル（デノシン®）
初期治療および維持療法 800 μg/回　毎週 1 回

カコモン読解　第 19 回　一般問題 49

AIDS にみられる眼病変はどれか．3 つ選べ．

a 眼部帯状疱疹
b 眼トキソカラ症
c カポジ水痘様発疹
d サイトメガロウイルス網膜炎
e ニューモシスチスカリニ脈絡膜炎

解説　AIDS 患者には，細菌性結膜炎や麦粒腫などの一般的な感染症も，健常人と同様にみられる．したがって，本来の正解は a～e すべてである．しかし，出題者の意図は日和見感染症としての知識を問うものであろうから，正解は a, d, e となる．

眼部帯状疱疹は高齢者にみられることが多いが，青壮年の場合は免疫不全の可能性に留意すべきである．ニューモシスチスカリニ脈絡膜炎は，ニューモシスチス肺炎[*2] に伴って生じるきわめてまれな日和見感染症である．なお，用語としてはニューモシスチス脈絡膜症が適切である．眼トキソカラ症はイヌ回虫の感染によるもので，免疫状態に関係なく発症する．カポジ水痘様発疹は，アトピー性皮膚炎などを背景に単純ヘルペスウイルスの感染による皮疹が広範囲に広がった重症型であるが，日和見感染症ではない．

模範解答　a, d, e

（永田洋一）

[*2] **ニューモシスチス肺炎**
この病原体は，当初イヌから発見されたためニューモシスチス・カリニ（*Pneumocystis carinii*）と呼ばれていた．しかし，ヒトに肺炎を起こすのは異なる種類であることが判明し，国際動物命名規則に則りニューモシスチス・イロベチイ（*Pneumocystis jiroveci*）と命名された．その後，原虫ではなく真菌であることがわかり，国際植物命名規則に基づき *Pneumocystis jirovecii* と修正された．それに伴い，病名も"カリニ肺炎"から"ニューモシスチス肺炎"に変更された．

16. 心因性視覚障害

非器質的視覚障害

非器質的視覚障害という用語

　従来，非器質的視覚障害は"心因性視覚障害"と"詐盲"との二つに分類されていた．特に心因性は，ヒステリーなどと呼ばれた時代を経て，わが国においては"心因性視覚障害"という用語が定着している．

　精神科学の米国精神医学会に準拠する DSM（Diagnostic and Statistical Manual of Mental Disorder）-IV 分類では，その大半が"身体表現性障害"の下位分類である"転換性障害"に属するとされる．一方，"心因性"という用語は，非常にあいまいであり，何か一つあるいは複数の心因があることが視覚障害の必要条件と考えて，医師が心因を探すなどという無駄なプロセスを踏む原因となった．しかし，実際にはそのような探索には各医師の主観が入り込み，非科学的な過程と考えられる．視覚障害が生ずる契機としては，社会生活における何らかのイベント（外傷，紛争，心理的葛藤など）がみられることはあるものの，発症機序はより複雑なプロセスと考えられ，医師による心因の同定や推定は，精神医学的にもしばしば不正確で客観性がないと考えられるようになった[1]．

　そうした流れのなかで，わが国でいう"心因性視覚障害"は，海外論文では"非器質的視覚障害"，"機能的視覚障害"，"説明不能の視覚障害"などと称されるようになっており，本項でも広義に"非器質的視覚障害"という用語を用いる．

非器質的視覚障害の分類

　表1は広義の非器質的視覚障害を分類したものである．従来は，ヒステリーなどといわれた，小児や比較的若年者にみられる機能的視覚障害が大半であったが，実際の臨床上では，表1のようなさまざまな場合が考えられる．

文献は p.281 参照．

表1　広義の非器質的視覚障害の分類

1. 転換性障害
器質的疾患を伴う場合 器質的疾患を伴わない場合
2. 解離性障害
3. 虚偽性障害
4. その他の精神医学的疾患に伴う場合
うつ病 身体化障害 認知症 その他
5. 薬物性の一過性視覚障害

転換性障害が多い

その考え方：医師は一般に単一の心因に関連するイベントを探ろうとする習性があるが，それはあくまで推定である．この疾患の成り立ちは実はより複雑であり，医師により考え方，とらえ方も変わる．つまり，再現性，同意性からいって，心因の推定は，結果として非科学的な過程となる[2]．

現在の精神医学では身体表現性障害（**表2**）の下位分類として"転換性障害"があり，従来の心因性視覚障害は大半がここに分類される．心理的葛藤やさまざまな欲求などの過程が関連して，抑制的な脳内機構が活発化して，身体のさまざまな状態に"転換（conversion）"することから，この名称がつけられている．

転換が視覚に生じることはまれなことではない．視力，視野，色覚異常が前面に出ることが多いが，輻湊けいれん（急性内斜視），近見けいれん，随意性眼振などの形で出ることもある．

ただし，小児においては，学校検診ではじめて気づかれるなど，受診動機が消極的で，転換の機転が考えにくく，疾病利得も乏しい機能性視力低下が非常に多い[1]．このような例を転換性障害の軽症例とすべきか，別の範疇で考えるべきかは今後の問題である．

なお，頭頸部外傷後，調節障害の形で出現するものは，転換性障害に分類されがちだが，おそらく中枢性調節機構の障害であろう．このように，転換性障害は，後述する虚偽性障害（詐盲など）とは明らかに異なり，現代の医学のレベルでは検出できないレベルの器質的疾患だとの考え方もできる．

視野の特徴：視野では，らせん状視野（**図1**），管状視野が教科書的に有名である．

筆者は単眼性半盲を呈した症例を経験している（**図2**）．本例は10歳の女子で，自宅で宿題をしているときに"右眼の耳側が見えにくい"ことを自覚，その2か月後には左眼の耳側が見えにくいと訴え，某病院で両耳側半盲から頭蓋内病変が疑われて頭部CT，MRIを撮影したが異常なかった．

その4か月後当院受診，矯正視力は右手動弁，左(0.2)で，視野は右眼不能，左眼は図2のようで，両耳側半盲とは矛盾し，左鼻側半盲様を呈した．相対的瞳孔求心路障害（relative afferent pupillary defect；RAPD）はなく，中間透光体，眼底にも異常はなかった．Titmus flyテスト[*1]では2cmのところで羽をつかむが，その他の検

表2 身体表現性障害の下位分類
（DSM-IV-TR*, 2000に準拠）

身体化障害
転換性障害
疼痛性障害
心気症
身体醜形障害
鑑別不能型身体表現性障害

*Text Revision of Diagnostic and Statistical Manual of Mental Disorder-IV

[*1] **Titmus flyテスト**
チトマネ社のfly（ハエ）立体視テスト．視差を用いての立体視ができるか，眼前40cmからみた図柄でテストする．ハエの羽（3,600秒角），400〜100秒角の動物の絵，800〜40秒角の輪（リング）の絵からなる．片眼の器質的視力低下では立体視不能になるので，非器質的との鑑別のためしばしば用いられる．

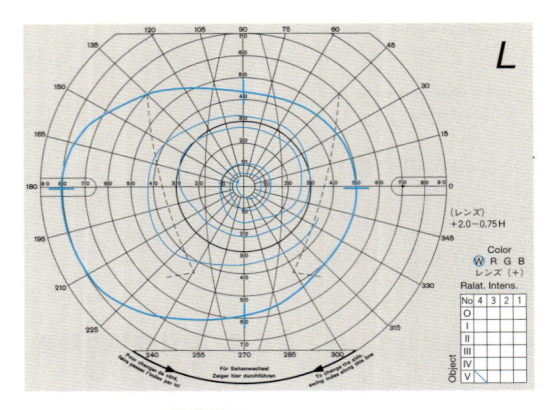

図1　らせん状視野（9歳，女子）
矯正視力が出ないことで来院．矯正視力右（0.2），左（0.1）．左眼のGoldmann視野を示すが，右眼も同様．

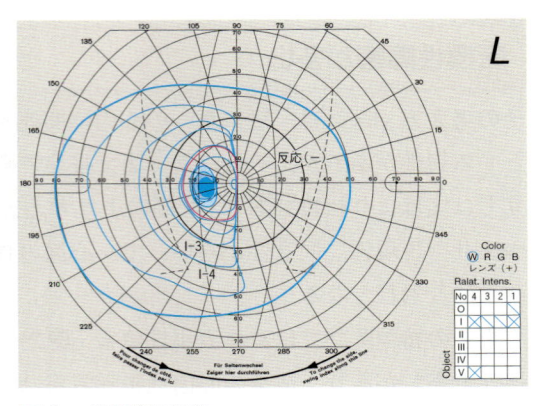

図2　単眼性半盲（10歳，女子）
左眼Goldmann視野では鼻側半盲様を示した．赤線はI-2を示す．

査は不能であった．

　生活に関する医療面接では，週4回塾，習字に通っていること，交友はあまりないこと，一人っ子で家では母親と勉強したり，ゲームをしたりし，本を読むのが好きとのことであった．ただし，教科書の文字が見づらい（ルーペを使用している），右側が見えないので，教室では右端の席にしてもらっているとのことであった．

　同様の半盲性視野の報告は過去にもみられる[3]．

　一般に，発症のきっかけには，外傷，紛争，病気などがありうるが，確認できないことも少なくない．実際に眼球や視路に器質的異常が存在し，そこにさらに転換性障害が加わることもある（器質的疾患を伴う転換性障害）．

治療をどうする：本人や親，キーパーソンを含めて，支持的なコミュニケーション（治療用語としてはカウンセリング）をもちながら，気長に経過を観察する必要がある．"だっこ点眼"を奨める向きもあるが[2]，発達障害が背景にある場合には有効であろう．

解離性障害に伴う例

　解離性障害は"意識，記憶，同一性，または環境の知覚という，通常は統合されている機能が破綻して解離し，行動や症状として出現する神経症"と定義することができる．心的外傷への自己防衛ともみられる．

　視力低下が生ずるのは，知覚の解離のひとつとして視覚障害が出現する場合や，転換性障害を示す解離性障害として一定の期間，視力低下がみられる場合がある．

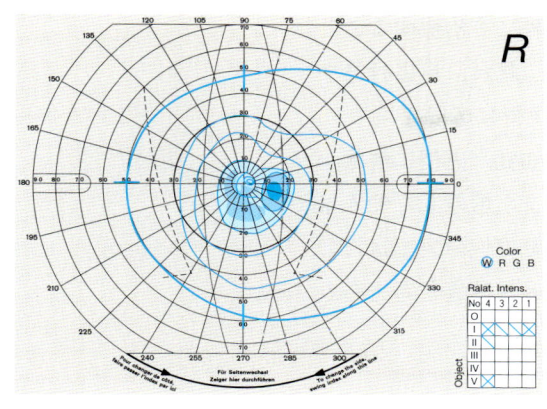

図3 解離性障害に伴う視力障害（24歳，男性）

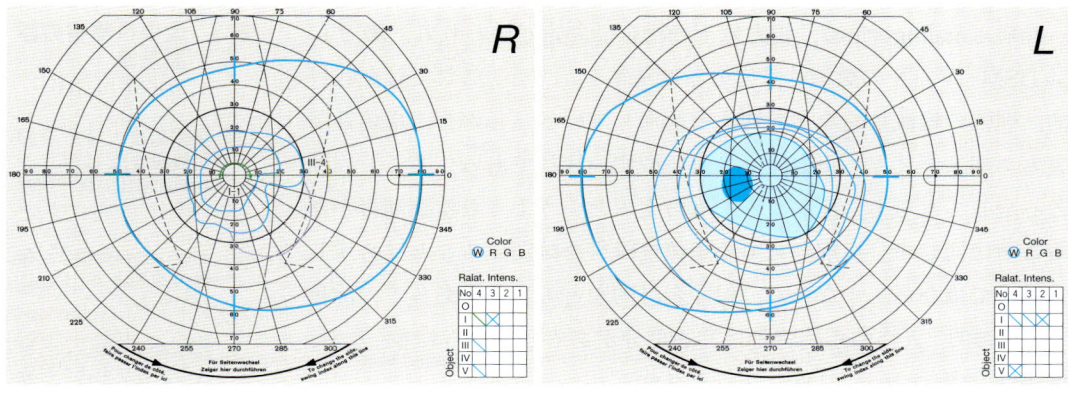

a. 初診時右眼 Goldmann 視野．I-4 確定，II-4 でも反応不良なこともあった．最終的に解離性障害とされた．
b. 左眼も視力低下を訴えるようになった時点での Goldmann 視野．検査中視線さまよう．本人に声を掛けると「チカチカして見えにくいため」とこたえる．
　左図：右眼．紫線は，再検したが反応不安定であったもの．
　右図：左眼．V-4 反応（＋）．I-2・I-3 内から反応はなく，I-2・I-3 外からは反応（＋）．

筆者が経験した症例：24歳男性，営業職．1か月前より右眼視力低下自覚，某病院で視神経炎を疑われ当院受診，矯正視力は右（0.02），左（1.2）であった．初診時，右の Goldmann 視野では右中心暗点（**図 3a**）がみられ，左眼は正常であった．相対的瞳孔求心路障害はなかった．間もなく，左眼も視力低下を訴えるようになり，受診2週目には左眼も（0.02）となった．精査のため入院となったが，入院時 Goldmann 視野は**図 3b**のとおりである．諸検査で器質的異常は発見できず，ミトコンドリア DNA 点変異もなかった．退院時期を探ったが，不安，不穏，嘔吐，自傷行為が出現し，ベッドからの転落事故も生じた．また，「夢が垂れ流しで，夢を見続けている状態で，非常に疲れる」といった言動があり，昼間も臥床している状態が続いた．大学のメンタルクリニックで解離性障害が疑われるとの

コメントが得られた．退院し実家の近くの精神科にて治療することが決まったが，退院時迎えにきた父親に怒鳴り，暴れ，自傷行為を行うなど退院に抵抗したが，5時間後ようやく説得に応じた．

解離性障害では，統合しているはずの身体，知覚，感情に解離が生じて，白昼夢，狂乱，記憶障害などが生じ，また解離した他人格による自傷行為がみられることがある．通常の転換性障害ではこのような症状が合併しないので，本例は解離性転換性障害と考えられる．

虚偽性障害・詐盲も考えておく

詐病（malingering），視力低下の場合は詐盲といわれる．表3にはDSM-IV-TRの虚偽性障害の診断基準を示すが，ここでは金銭目的，刑罰の軽減目的などの詐病と区別している．しかし，虚偽性障害も，病気を装う（視力低下は装いやすい症状である）ことで周囲に心配してもらえ，面倒をみてもらえるというような疾病利得があることは同じで，疾病としての虚偽性障害を区別することは必ずしも簡単ではない．すなわち，保険金目的などの犯意があっての詐盲と，精神的，人格的疾病背景は共通部分があると考えられる．なお，虚偽性障害は治療の対象になるとされる．

その他の精神医学的疾患に伴う視力低下，視機能異常

視力や視野を測定してもまったく異常はみられないが，さまざまな視覚障害を訴える症例がある．常時視野全体に細かい光が見える，光が四方八方に線状に広がり見にくい，まぶしくて眼を開いていられない等々である．光視症（ムーアの稲妻[*2]など眼科的なものと，中枢性のものがある）に属するものもあるが，統合失調症，パニック障害，身体化障害に合併もしくは分類できるもの，眼瞼けいれんの感覚過敏に伴うもの，片頭痛に伴うもの，Charles Bonne症候群[*3]と思われるものなどさまざまで，原因を同定できない難治例もある．

見落としがちな薬物性一過性視覚障害

抗精神病薬，抗不安薬，睡眠導入薬などで，一過性に「見えにくい」と訴えることがある[4]．これについてはほとんど研究がないが，調節系の変動と推定できる．三環系抗精神病薬では三分の一の症例で霧視（調節障害によるものとも考えられる）を経験するという[5]．

（若倉雅登）

表3　虚偽性障害の診断基準
（DSM-IV-TR）

1. 身体的または心理的な徴候または症状の意図的産出，またはねつ造
2. その行動の動機は，病者の役割を演じることである
3. 経済的利益や法的責任の回避などの，行動の外的動機が欠如している

[*2] ムーアの稲妻
片眼の視野の周辺部に稲妻線条が生ずる現象で，20世紀初頭，英国の眼科医 R. Foster Moore が記載した．硝子体収縮に伴う生理的現象とされる．

[*3] Charles Bonne症候群
1760年，スイスの自然科学者 Charles Bonne（1720-1793）が最初に記載した．精神的には健康だが，著しく視力の低下した人に生ずる幻視．そこには存在しない人，動物，建物など，具体的なものが見えることが多いが，本人は仮想であることを自覚している．

17. 網膜色素変性とその類縁疾患

全身症状を伴う網膜色素変性

病因と病態

　網膜色素変性は進行性の夜盲，求心性視野狭窄，視力低下を主な症状とする遺伝性の網膜変性疾患で，"視細胞と網膜色素上皮細胞の機能を原発性，びまん性に傷害する遺伝性かつ進行性の疾患群"と定義されている．すなわち，網膜の外層にある視細胞や網膜色素上皮細胞に発現している遺伝子の異常により，一般には若年期に発症して緩徐に進行し，中年ないし老年で高度な視力障害に至る疾患の総称である（図1）．わが国における頻度は，3,400〜8,000人に一人で，先天盲の第1位で，中途失明原因でも上位を占める．

　Dryjaらにより，1990年に視細胞に特異的に発現しているロドプシン遺伝子が常染色体優性網膜色素変性の原因遺伝子であることが報告された[1]．その後，約40種類の原因遺伝子が同定されているが，未知のものがまだまだ存在すると推定されている．遺伝形式は，常染色体優性遺伝，常染色体劣性遺伝，X染色体性劣性遺伝などさまざまで，わが国ではそれぞれ17%，25%，2%の割合を占めるが，遺伝形式がはっきりしない孤発例も約半分存在する[2]．

　網膜色素変性に共通するメカニズムは，視細胞のアポトーシスである．形態学的な変化としては，視細胞外節の短縮より始まり，最終的には視細胞の消失，網膜色素上皮細胞の消失と部分的過形成となるのが特徴的である．

文献は p.281 参照．

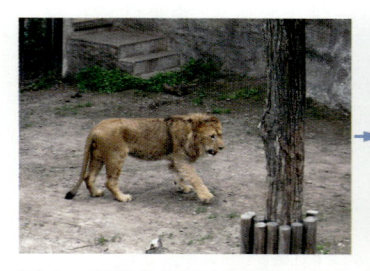

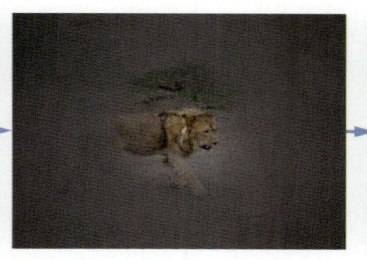

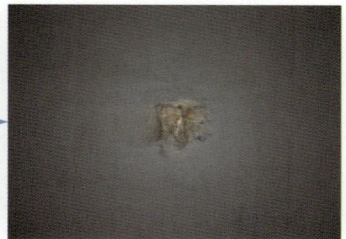

図1　網膜色素変性患者の見え方
見える範囲が少しずつ周辺部から狭くなり，50円玉の穴からのぞいているような見え方になっていく．狭窄した視野周りは，真っ暗ではなく画像のようなものが見えている場合が多い．最終的には，真ん中の部分もはっきり見えなくなる．

表1 網膜色素変性の診断基準

1. 自覚症状
(1) 夜盲　(2) 視野狭窄　(3) 視力低下

2. 臨床検査所見
(1) 眼底所見
　　網膜血管狭小，粗糙胡麻塩状網膜，骨小体様色素沈着，白点状
(2) 網膜電図の振幅低下または消失
(3) 蛍光眼底造影所見で網膜色素上皮萎縮による過蛍光

[診断の判定]
① 進行性の病変である．
② 自覚症状で，上記のいずれか1つ以上がみられる．
③ 眼底所見で，上記のいずれか2つ以上がみられる．
④ 網膜電図で，上記の所見がみられる．
⑤ 蛍光眼底造影で，上記の所見がみられる．
　　（アレルギーがあり検査不可能な場合は除外）
⑥ 炎症性または続発性でない．

上記，①〜⑥のすべてを満たすものを，特定疾患としての網膜色素変性（症）と診断する．

(厚生労働省特定疾患治療研究事業．網膜脈絡膜・視神経萎縮に関する調査研究班．)

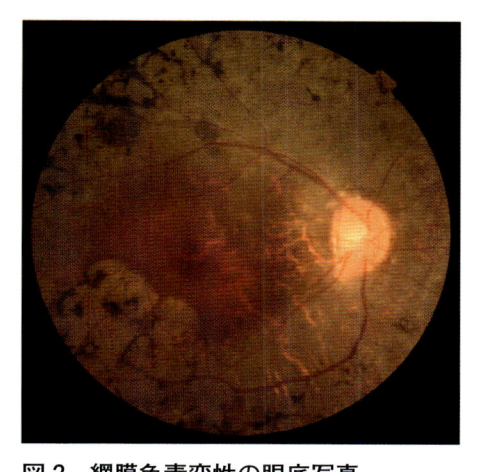

図2　網膜色素変性の眼底写真
50歳，女性．右眼．網膜に特徴的な色素沈着（骨小体様色素沈着）が認められる．また，網膜血管は狭小化している．

診断と治療

　厚生労働省特定疾患治療研究事業，網膜脈絡膜・視神経萎縮に関する調査研究班の定める診断基準（**表1**）により診断される．臨床検査所見としては，眼底所見が特徴的で，網膜血管の狭小化，網膜色素上皮の粗糙化，骨小体様色素沈着などが認められる（**図2**）．網膜電図（electroretinogram；ERG）は，自覚症状がはっきりしない早期より，その振幅の低下ないし消失が認められ診断的意義は高い．その他，視野検査では進行度に応じた暗点が観察され，最終的には求心性狭窄となる．外傷や感染症（風疹や梅毒）などの続発性網膜変性を来たす疾患の鑑別は重要である．

　これまでに，患者へのビタミンA大量投与（15,000 IU/日）によって進行を予防できたという米国からの報告があるものの[3]，わが国ではあまり普及していない．現状では臨床的に明確な効果を有する治療法はないとされており，予後は不良である．したがって，患者の現状の視力を有効に利用するための情報提供が重要であり，補装具の紹介・処方，特定疾患の認定とそれによるサービスの情報提供，診断書（身体障害者手帳・障害年金）の交付，リハビリテーションの紹介など，患者のQOLを高めるための総合的な支援が求められている．

表2 全身症状を伴う網膜色素変性

	遺伝形式	全身症状	その他の眼症状
Alagille 症候群	常染色体優性遺伝	黄疸，椎骨異常	瞳孔異常
Bassen-kornzweig 症候群	常染色体劣性遺伝	脂肪吸収障害，有棘赤血球症	眼振
Cockayne 症候群	常染色体劣性遺伝	低身長，早老症，難聴	視神経萎縮
Hallervorden-Spatz 症候群	常染色体劣性遺伝	知能低下，錐体外路症状	眼瞼けいれん
Hunter 症候群	X染色体劣性遺伝	ムコ多糖症	視神経萎縮，角膜混濁
Hurler 症候群	*2 参照		
Kearns-Sayre 症候群	母性遺伝（ミトコンドリア遺伝子異常）	ミオパチー，心伝導障害，難聴	外眼筋麻痺（両側性，進行性）
Laurence-Moon-Bardet-Biedl 症候群	*1 参照		
Refsum 症候群	常染色体劣性遺伝	慢性多発性神経炎，小脳性運動失調，難聴，魚鱗癬	白内障，瞳孔異常
Rud 症候群	X染色体劣性遺伝	知能障害，てんかん，性腺機能不全，魚鱗癬	白内障，斜視
Sanfilippo 症候群	常染色体劣性遺伝	ムコ多糖症	視神経萎縮
Scheie 症候群	常染色体劣性遺伝	ムコ多糖症	視神経萎縮
Usher 症候群	*3 参照		

*1 Laurence-Moon-Bardet-Biedl 症候群

肥満，網膜色素変性，性器発育不全，精神遅滞，指趾の奇形（多指症，合指症）を主徴とする遺伝性疾患．常染色体劣性遺伝．定型網膜色素変性とは異なり，黄斑部の萎縮が比較的早期に認められ，視力が低下する．

*2 Hurler 症候群

α-L-iduronidase の先天的な欠損によるムコ多糖症．常染色体劣性遺伝．ムコ多糖症に共通する，Gargoyle 顔貌，知能障害，水頭症，感音性難聴，関節拘縮，ヘルニア（臍，鼠径）などが認められる．眼所見としては，網膜色素変性とともに進行性の角膜実質混濁が認められる．

*3 Usher 症候群

感音性難聴を伴う網膜色素変性．常染色体劣性遺伝．臨床症状から以下の三つのタイプに分類される．

Type 1
幼少期より高度の難聴を呈する．めまいがある．

Type 2
若年期より高音障害型の難聴を呈する．めまいなし．

Type 3
難聴が思春期以降に生じ，難聴は徐々に進行する．

全身症状を伴う網膜色素変性

網膜色素変性を合併する全身疾患としては，Laurence-Moon-Bardet-Biedl 症候群*1，ムコ多糖症（Hurler 症候群*2，Hunter 症候群など），Kearns-Sayre 症候群などがある（表2）．また，感音性難聴を伴うものに Usher 症候群*3 がある．

カコモン読解 第18回 臨床実地問題19

32歳の男性．夜盲を主訴に来院した．視力は両眼ともに 0.06（0.9×−4.00D）．左眼眼底写真を図に示す．右眼も同様である．正しいのはどれか．2つ選べ．

a 視力は早期に低下する．
b 求心性視野狭窄が進行する．
c 中心フリッカ値が早期に低下する．
d EOG の L/D 比は低下する．
e ERG は陰性 b 波を示す．

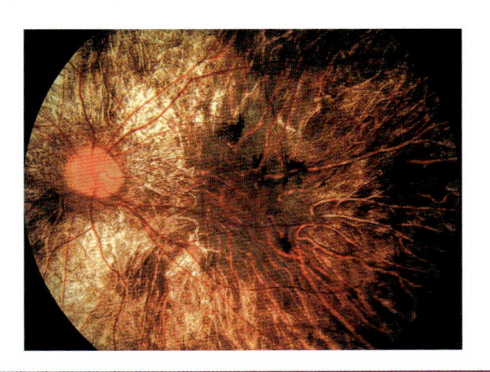

解説 特徴的な眼底写真と病歴から診断を確定し，その疾患の特徴を問う問題である．診断は，コロイデレミア．眼底写真では，広範な網膜色素上皮細胞と脈絡膜の萎縮が観察され，脈絡膜血管の透見，さらには強膜が透見される白色眼底と呼ばれる特徴的な所見を呈している．

　コロイデレミアは，コロイデレミア遺伝子（Rab escort protein-1；REP-1）の異常により生じる X 染色体劣性遺伝の疾患で，幼少期より発症して，網脈絡膜萎縮は緩徐に進行する．網膜色素変性と同様，幼少期より夜盲を自覚することが多く，進行性の視野障害，

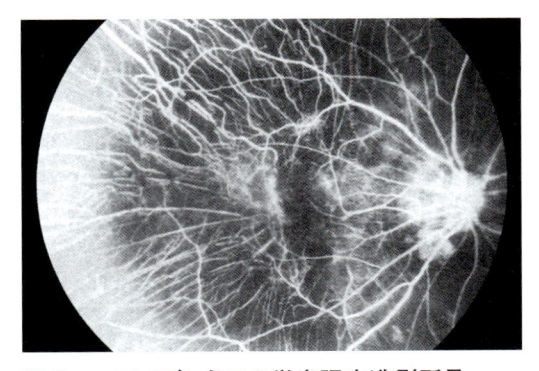

図3　コロイデレミアの蛍光眼底造影所見
脈絡膜背景螢光は消失し，脈絡膜大血管のみ造影される．
（田上伸子：コロイデレミア〈全脈絡膜萎縮症〉．丸尾敏夫ら編．眼科学〈Ⅰ〉．東京：文光堂；2005. p.394.）

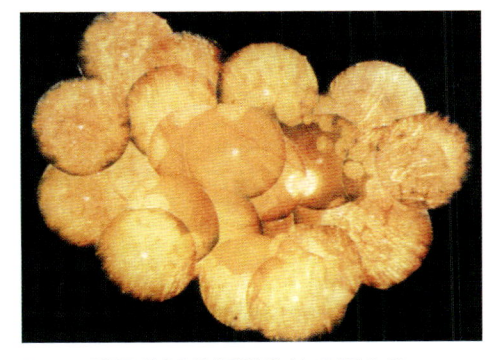

図4　脳回状脈絡網膜萎縮の眼底像
赤道部を中心に萎縮巣が融合し，特徴的な脳回状となっている．
（塩野　貴：脳回状網脈絡膜萎縮．丸尾敏夫ら編．眼科診療プラクティス 16 眼科診療に役立つ遺伝学．東京：文光堂；1995. p.66.）

視力障害を呈するが，視力は比較的後期まで健常に保たれることが多い．視野検査では，初期は輪状暗点を示すが，後期には求心性狭窄を示す．蛍光眼底造影検査では，網膜色素上皮細胞の萎縮により，脈絡膜血管が容易に透見できる（図3）．網膜電図（ERG）は，初期より減弱～消失型であり，眼球電図（electro-oculogram；EOG）は，初期より減弱する．保因者は，眼底に軽度の異常所見が認められることがあるが，視力，視野障害はほとんどなく，電気生理学的検査所見も正常であることが多い．鑑別診断としては，脳回状脈絡網膜萎縮[*4]がある．

[模範解答] b，d

（池田康博）

[*4] 脳回状脈絡網膜萎縮
オルニチンアミノトランスフェラーゼ（ornithine aminotransferase；OAT）の先天的な欠損による代謝性，進行性の網膜脈絡膜の変性疾患である．常染色体劣性遺伝．OAT欠損のため，著明な高オルニチン血症ならびに高オルニチン尿症がみられる．初期症状として夜盲が認められ，進行性の視野狭窄と視力低下を認めるようになる．中間周辺部に認められる網脈絡膜萎縮像（図4）と後嚢下白内障は特徴的な所見である．

18. 遺伝性眼疾患の遺伝形式

遺伝性眼疾患の遺伝形式

遺伝の基本原則・遺伝形式

　遺伝子の塩基配列や遺伝子数の異常が関連する病気の種類は多く，単一の遺伝子の異常によって起こる病気，染色体の数や構造の異常が原因で起こる病気，複数の遺伝子の塩基置換が形成する体質に，環境要因や生活習慣が影響して起こる病気などに分けられる．遺伝子が容易に検査できるようになり，多数の遺伝性眼疾患の原因遺伝子が解明されつつあり，家系調査等では理解できなかった遺伝性眼疾患のメカニズムが明らかになりつつある．しかし，多因子疾患[*1]や，染色体異常の症状発現のメカニズムは，まだはっきりしないことが多いので，本項では，主として単一遺伝子疾患について述べる．主要な遺伝性眼疾患と，遺伝形式，原因遺伝子を表1にまとめた．

家系図の書き方

　家系内に複数の患者がいるときには遺伝性疾患が疑われるが，親族に眼疾患があっても同じ病気とは限らない．したがって，可能であれば，罹患者についても診察できれば，より正確な家系図を作成することができる．一般的には，調査するきっかけとなった患者（発端者）と家系内の親族の関係を問診によって調査する．図1に示す

[*1] **多因子病**
単一遺伝子病の種類は多いが，出生時の頻度は低く，遺伝要因が関与する病気全体から考えると，複数の遺伝子が原因となる多遺伝子病のほうが多い．多因子病は，多数の遺伝子と環境要因の相互作用で発病すると考えられている．中等度の近視は多因子病と考えられている．ゲノム上には，1塩基の置換が多数か所に存在し，それらを単塩基置換（single nucleotide polymorphism；SNP）と呼ぶ．その存在頻度は，1,000塩基に一つ程度である．多因子病の発症に深くかかわる感受性遺伝子や，抵抗性遺伝子の検出にSNPが用いられている．また，薬剤に対する感受性などの研究も進んでいる．遺伝情報による患者個々の体質に応じた，より適切な医療（テーラーメイド医療，個別化医療）が期待されている．

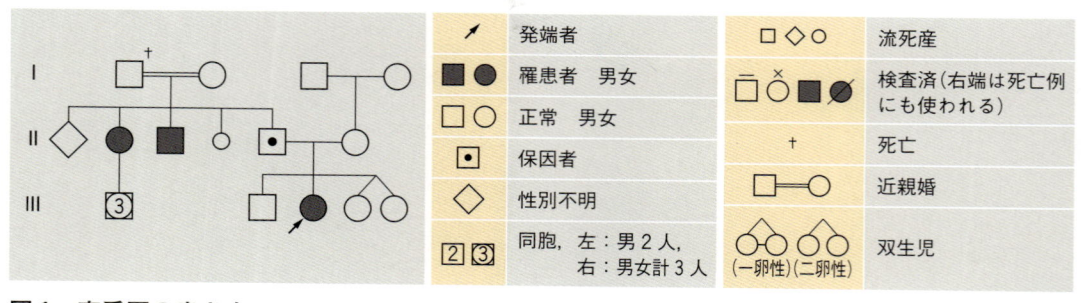

図1　家系図の書き方

(Bennett RL et al：Recommendations for standardized human pedigree nomenclature. Pedigree Standardization Task Force of the National Society of Genetic Counselors. Am J Hum Genet 1995；56：745-752.)

表1 遺伝性眼疾患とその原因遺伝子

疾患名	遺伝形式	原因遺伝子
角膜疾患		
膠様滴状角膜ジストロフィ	常劣	TACSTD2 (M1S1, 1p)
顆粒状, 格子状, Avellino, Reis-Bücklers 角膜ジストロフィ	常優	TGFBI (5q)
Meesmann 角膜ジストロフィ	常優	KRT3 (ケラチン3, 12q), KRT12 (ケラチン12, 17q)
斑状角膜ジストロフィ	常優	CHST6 (16q)
水晶体疾患		
先天白内障	常優	GJA8 (1q), CRYGC (2q), CRYGD (2q), BFSP2 (3q), PITX3 (10q), CRYAB (11q), MIP (12q), GJA3 (13q), HSF4 (16q), CRYBA1 (17q), CRYAA (21q), CRYBB1 (22q), CRYBB2 (22q)
	常劣	LIM2 (19q), CRYAA (21q)
Marfan 症候群	常優	FBN1 (フィブリリン, 15q)
緑内障関連疾患		
先天緑内障	常劣	CYP1B1 (2p)
開放隅角緑内障	常優	MYOC (ミオシリン, 1q), WDR36 (5q), OPTN (オプチニューリン, 10p)
Rieger 症候群	常優	PITX2 (4q), FOXC1 (6p)
網膜・脈絡膜・硝子体疾患		
常染色体優性網膜色素変性	常優	PRPF3 (1q), SEMA4A (1q), SNRNP200 (2q), RHO (ロドプシン, 3q), PRPH2 (ペリフェリン／RDS, 6p), GUCA1B (6p), KLHL7 (7p), RP9 (7p), IMPDH1 (7q), RP1 (8q), TOPORS (9p), ROM1 (11q), NRL (14q), RDH12 (14q), NR2E3 (15q), PRPF8 (17p), CA4 (17q), FSCN2 (17q), PRPF31 (19q), CRX (19q)
常染色体劣性網膜色素変性	常劣	RPE65 (1p), ABCA4 (1p), CRB1 (1q), USH2A (アッシャリン, 1q), ZNF513 (2p), C2orf71 (2p), FAM161A (2p), MERTK (2q), CERKL (2q), SAG (2q), IMPG2 (3q), RHO (3q), PDE6B (4p), PROM1 (4p), CNGA1 (4p), LRAT (4q), PDE6A (5q), TULP1 (6p), EYS (6q), RP1 (8q), RBP3 (10q), CDHR1 (10q), RGR (10q), NRL (14q), SPATA7 (14q), NR2E3 (15q), RLBP1 (15q), CNGB1 (16q), PRCD (17q), PDE6G (17q), IDH3B (20p)
X 連鎖性網膜色素変性	X	RP2 (Xp), RPGR (Xp)
Leber 先天盲	常優	IMPDH1 (7q), OTX2 (14q), CRX (19q)
	常劣	RPE65 (1p), CRB1 (1q), RD3 (1q), LRAT (4q), TULP1 (6p), LCA5 (6q), CEP290 (12q), RPGRIP1 (14q), RDH12 (14q), SPATA7 (14q), GUCY2D (17p), AIPL1 (17p), CRX (19q)
黄斑変性	常優	HMCN1 (1q), EFEMP1 (2p), PROM1 (4p), PRPH2 (ペリフェリン／RDS, 6p), ELOVL4 (6q), GUCA1B (6p), BEST1 (11q), C1QTNF5 (11q), FSCN2 (17q), TIMP3 (22q)
	常劣	ABCA4 (1p), CFH (1q), CDH3 (16q)*
	X	RPGR (Xp)

(表1のつづき)

疾患名	遺伝形式	原因遺伝子
錐体（杆体）ジストロフィ	常優	*SEMA4A* (1q), *PROM1* (4p), *GUCA1A* (6p), *PRPH2*（ペリフェリン／RDS, 6p）, *RIMS1* (6q), *GUCY2D* (17p), *AIPL1* (17p), *PITPNM3* (17p), *UNC119* (17q), *CRX* (19q)
	常劣	*ABCA4* (1p), *CERKL* (2q), *ADAM9* (8p), *CNGB3* (8q), *KCNV2* (9p), *PDE6C* (10q), *CDHR1* (10q), *CACNA2D4* (12p), *RDH5* (12q), *RPGRIP1* (14q), *RAX2* (19p)
	X	*RPGR* (Xp), *CACNA1F* (Xp)
先天停在性夜盲	常優	*GNAT1* (3p), *RHO* (3q), *PDE6B* (4p)
	常劣	*SAG* (2q), *GRM6* (5q), *CABP4* (11q), *RDH5* (12q), *GRK1* (13q), *TRPM1* (15q)
	X	*CACNA1F* (Xp), *NYX* (Xp)
小口病	常劣	*SAG*（アレスチン, 2q）, *GRK1* (13q)
眼底白点症	常優	*PRPH2* (6p)
	常劣	*RDH5* (12q), *RHO* (3q)
白点状網膜症	常劣	*RLBP1* (15q)
クリスタリン網膜症	常劣	*CYP4V2* (4q)
脳回状脈絡網膜萎縮	常劣	*OAT* (10q)
コロイデレミア	X	*CHM* (Xq)
若年網膜分離症	X	*RS1* (Xp)
enhanced S-cone 症候群, Goldmann-Favre 病	常劣	*NR2E3* (15q)
オカルト黄斑ジストロフィ	常優	*RP1L1* (8p)
Norrie 病	X	*NDP* (Xp)
家族性滲出性硝子体網膜症	常優	*TSPAN12* (7q), *LRP5* (11q), *FZD4* (11q)
	常劣	*LRP5* (11q)
	X	*NDP* (Xp)
Stickler 症候群	常優	*COL11A1* (1p), *COL11A2* (6p), *COL2A1* (12q)
	常劣	*COL9A1* (6q)
Usher 症候群	常劣	*USH2A*（アッシャリン, 1q）, *CLRN1* (3q), *GPR98* (5q), *DFNB31* (9q), *PCDH15* (10q), *CDH23* (10q), *USH1C* (11p), *MYO7A* (11q), *USH1G* (17q)
Bardet-Biedl 症候群	常劣	*BBS5* (2q), *ARL6* (3q), *BBS7* (4q), *BBS12* (4q), *BBS9* (7p), *TRIM32* (9q), *BBS1* (11q), *BBS10* (12q), *CEP290* (12q), *TTC8* (14q), *BBS4* (15q), *BBS2* (16q), *MKKS* (20p)
Kearns-Sayre 症候群	母系	（ミトコンドリア）欠失

(表1のつづき)

疾患名	遺伝形式	原因遺伝子
Refsum 病	常劣	PEX7 (6q), PEX1 (7q), PEX2 (8q), PHYH (10p), PEX26 (22q)
脊髄小脳変性7型	常優	ATXN7 (3p)
網膜芽細胞腫	常優	RB1 (13q)
1, 2型色覚	X	OPN1LW (赤, Xq), OPN1MW (緑1, Xq), OPN1MW (緑2, Xq)
3型色覚	常優	OPN1SW (7q)
杆体1色覚	常劣	GNAT2 (1p), CNGA3 (2q), CNGB3 (8q)
視神経疾患		
Leber 病	母系	(ミトコンドリア)
遺伝性視神経萎縮	常優	OPA1 (3q), OPA3 (19q)
	常劣	TMEM126A (11q)
外眼筋疾患		
先天性外眼筋線維症 (1型)	常優	KIF21A (12q)
先天性外眼筋線維症 (2型)	常劣	PHOX2A (ARIX, 11q)
先天性外眼筋線維症 (3型)	常優	TUBB3 (16q)
進行性外眼筋麻痺	常優	SLC25A4 (4q), RRM2B (8q), C10Orf2 (10q), POLG (15q), POLG2 (17q)
	常劣	POLG (15q)
その他		
小眼球症	常優	SOX2 (3q), PAX6 (11q), OTX2 (14q), CRYBA4 (22q)
	常劣	VSX2 (14q), RAX (18q)
眼白子	X	GRP143 (Xp)
眼・皮膚白子症	常劣	SLC45A2 (5q), TYRP1 (9p), TYR (11q), OCA2 (15q)
無虹彩	常優	PAX6 (11p)
結節性硬化症	常優	TSC1 (9q), TSC2 (16p)
Waardenburg 症候群	常優	PAX3 (2q), MITF (3p), SNAI2 (8p), EDNRB (13q), EDN3 (20q), SOX10 (22q)
von Hippel-Lindau 病	常優	VHL (3p)
von Recklinghausen 病	常優	NF1 (17q)

重要な遺伝子は赤字で強調した. ( ) 内は遺伝子の位置する染色体を示す. p:染色体短腕, q:染色体長腕, 汎用されている名称がある場合には ( ) 内に追加した. 常優:常染色体優性遺伝, 常劣:常染色体劣性遺伝, X:X連鎖性遺伝.
＊乏毛症を伴う黄斑変性.

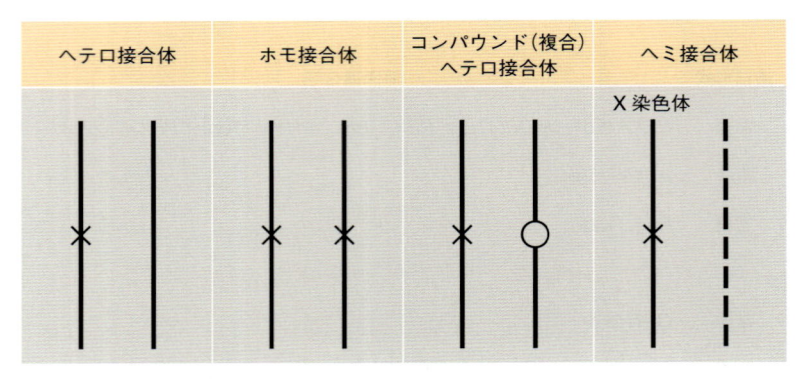

図2 遺伝子異常の種類
○，×：遺伝子変異を模式的に示す．

ような家系図を作成して遺伝形式を推測する．家系図から遺伝形式を推測するが，最近では孤発例のことが多い．

常染色体優性遺伝

常染色体優性遺伝の疾患では，家系図において縦の世代に続けて患者が出現する．表現型にばらつきがあり，発病に気づかない個体があると，家系図上は世代の飛び越えとなる．常染色体優性遺伝の疾患では，図2に示すように，一方のアレル[*2]の変異（ヘテロ接合体）で発症する[*3]．

遺伝子変異をもつ個体のうち，実際に発病する個体の割合を浸透度という．常染色体優性疾患における遺伝子変異のほとんどは，欠失，点変異，挿入などであるが，筋緊張性ジストロフィなど，一部の神経疾患では3塩基の繰り返し回数の大幅な増加が疾患の原因となっており，トリプレットリピート病という．この繰り返し回数は世代を経るごとに増加する傾向があり，患者の症状も重篤化する表現促進現象がみられる．

常染色体劣性遺伝

常染色体劣性遺伝の疾患では，家系図において横の関係（同胞）に患者が出現する（図3）．両親は通常変異遺伝子のヘテロ接合体（保因者）であり，患者は変異遺伝子がホモ接合体になっている（図2）．わが国では20世紀のあいだに急速にいとこ結婚が減少した．常染色体劣性遺伝の疾患の原因遺伝子検索をすると，父方由来と母方由来の遺伝子異常が同一の遺伝子の異常であっても，異常の種類が異なることが多く，これをコンパウンド（複合）ヘテロ接合体と呼ぶ（図2）．

[*2] アレル
allele．対立遺伝子の片方を指す．

[*3] 常染色体優性疾患の変異遺伝子がホモ接合体の場合には致死性になることが多いが，Avellino角膜ジストロフィにおける *TGFBI* 遺伝子 Arg124His 異常のホモ接合体は，角膜所見が重症化することが知られている．

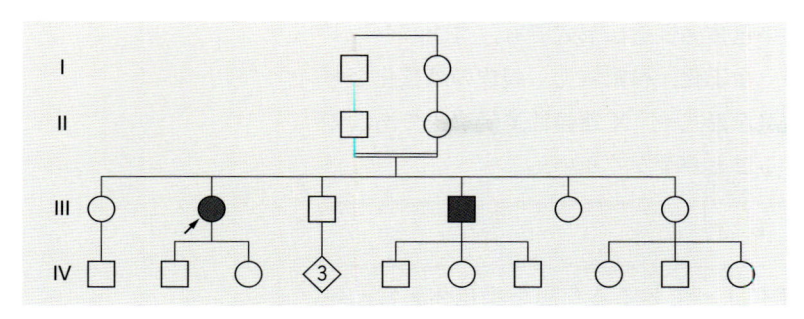

図3 常染色体劣性遺伝形式の家系図
矢印：発端者，■●：罹患者．この家系は，いとこ結婚（血族結婚）である．

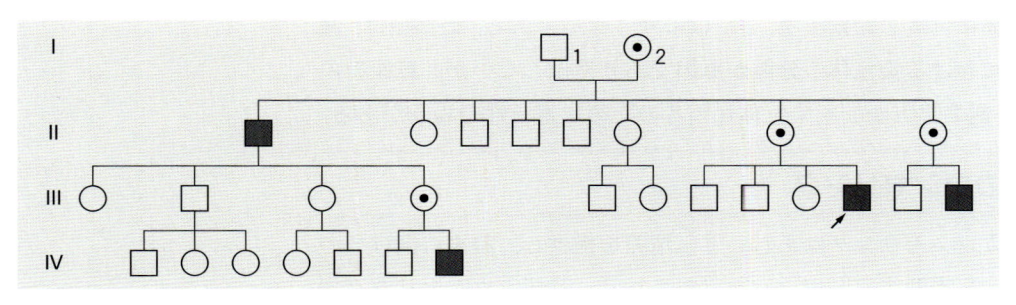

図4 X連鎖性遺伝形式の家系図
矢印：発端者，■：罹患者．

X連鎖性遺伝

X連鎖性遺伝では，患者のほとんどが男性である（図4）．男性はX染色体が1本であり，そのX染色体に変異遺伝子が存在する（これをヘミ接合体という，図2）．女性はX染色体が2本であり[*4]，1本に変異遺伝子があると保因者となる．

母系遺伝

ミトコンドリア遺伝子（mtDNA）の塩基配列が明らかになり，その点変異や，欠失が疾患に密接に関係していることがわかった．精子のmtDNAは，そのほとんどが受精の際に分解されるため，胚のmtDNAはほぼすべて母親由来である．父親が保因者にならないのは，X連鎖性遺伝形式と同じであるが，母系遺伝では，女性の患者も存在する．眼科領域で，mtDNAが疾患と関連するのには，Leber病，ミトコンドリア脳筋症などがある．

孤発例

遺伝病の家系調査をすると孤発例であることが少なくない．いと

[*4] lyonization
女性の2本のX染色体のうち，1本は胎児期の初期に不活化されるが，これをlyonizationという．最近，このメカニズムが明らかにされつつある．

こ結婚の減少によって，常染色体劣性遺伝形式でも，コンパウンドヘテロ接合体のことが多い．少子化，核家族化，親族の疎遠化などが重なって，常染色体劣性遺伝形式や，X連鎖性遺伝形式であっても，みかけは孤発例にみえることが少なくない．

染色体異常

染色体の数や構造の異常によって起こる疾患を染色体異常という．Down症候群は，1,000人に1人という頻度で，決してまれではない．95％は標準型（21トリソミー），4％は染色体が折れてほかの染色体に付着した転座型，1％はモザイク型である．標準型は，減数分裂における染色体不分離が原因であり遺伝しないが，転座型の場合は，親の片方が転座染色体保因者のために遺伝性の場合がある．

遺伝カウンセリング

遺伝カウンセリングは正しい遺伝情報を提供し，将来に向けての意思決定を援助する医療行為と定義される．遺伝カウンセリングでは話し合いの過程がとても重要である．その時点での正しい遺伝情報を提供し，選択肢を出して患者自らに決めてもらう．したがって，十分に時間をかけ，非指示的でなければならない．看護師など，他職種にも参加してもらうことが望ましい．親子間の問題，結婚にかかわる問題，周産期の問題だけでなく，出生前診断，発症前診断も含む遺伝子診断など，難しい問題を多く含んでいる．遺伝子の検査技術は飛躍的に進歩しており，検査可能な疾患も増えている．遺伝子検査[*5]を行う場合には，検査の前後に遺伝カウンセリングを行う．

> **カコモン読解** 第18回 一般問題22
>
> 家系図を図に示す．考えられる疾患はどれか．2つ選べ．
> a 眼底白点症
> b 若年網膜分離症
> c コロイデレミア
> d 顆粒状角膜ジストロフィ
> e 家族性滲出性硝子体網膜症

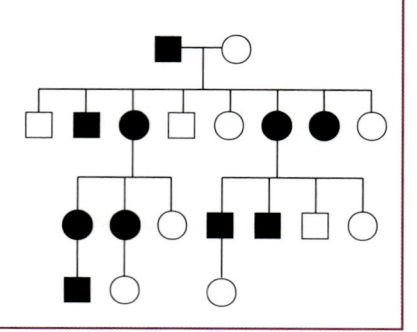

[*5] **遺伝子検査**
遺伝子検査が普及しつつあるが，検査にあたっては，種々のガイドラインが策定されている．遺伝子検査の対象となる眼科における遺伝病は，ごく一部の症例を除いてまだ治療に直接結びつくことは少ないのが現状である．網膜，視神経疾患については，"RetNet"というウェブページが便利である．臨床的に同一疾患のようでも異なる遺伝形式を示す，すなわち，異なった遺伝子の変異により発症していることがあり，これを遺伝的異質性（genetic heterogeneity）という．網膜色素変性が代表的である．一部の例外を除くと，残念ながら遺伝子異常と疾患の重篤さには強い相関がないことのほうが多い．

[解説] 家系図から遺伝形式を推測し疾患を問う問題である．縦の世代に続けて患者が出現しており，常染色体優性遺伝形式が推測される．aの眼底白点症は常染色体劣性遺伝，bの若年網膜分離症と，cのコロイデレミアはX連鎖性遺伝，dの顆粒状角膜ジストロフィは常染色体優性遺伝形式．eの家族性滲出性硝子体網膜症は，常染色体優性遺伝形式とX連鎖性遺伝形式が知られている．したがって，正解はdとe．

[模範解答] d, e

カコモン読解 第18回 一般問題87

保因者に眼底異常がみられるのはどれか．3つ選べ．

a 小口病
b コロイデレミア
c Laurence-Moon-Biedl 症候群
d Nettleship-Falls 型眼白子症
e X染色体劣性網膜色素変性

[解説] X染色体の不活化の程度によって女性保因者が種々の臨床症候を示すことがある．眼白子，コロイデレミア，X連鎖性網膜色素変性の女性保因者における特有なモザイク様の眼底変化が知られている．わが国でみられる眼白子症は，ほとんどが，保因者の眼底変化が認められる Nettleship-Falls 型である．したがって，正解はbとdとe．

[模範解答] b, d, e

カコモン読解 第20回 一般問題54

常染色体優性遺伝を示すのはどれか．2つ選べ．

a Fuchs 角膜内皮ジストロフィ
b Leber 遺伝性視神経症
c von Recklinghausen 病
d 太田母斑
e 脳回状脈絡網膜萎縮

[解説] 常染色体優性遺伝形式の疾患を問う問題である．aの Fuchs 角膜内皮ジストロフィは常染色体劣性遺伝，bの Leber 遺伝性視神経症は母系遺伝，cの von Recklinghausen 病とdの太田母斑は常染

色体優性遺伝形式，eの脳回状脈絡網膜萎縮は常染色体劣性遺伝形式．したがって，正解はcとd．

模範解答 c, d

カコモン読解 第21回 一般問題15

X染色体に原因遺伝子座があるのはどれか．2つ選べ．
a Coats病　　b Norrie病　　c 無虹彩　　d 網膜芽細胞腫
e 若年網膜分離症

解説 X連鎖性遺伝形式の疾患を問う問題である．aのCoats病は遺伝性ではない．bのNorrie病はX連鎖性遺伝形式．cの無虹彩とdの網膜芽細胞腫は，それぞれ原因遺伝子が，11番染色体，13番染色体に存在する．eの若年網膜分離症はX連鎖性遺伝形式．したがって，正解はbとe．

模範解答 b, e

（堀田喜裕）

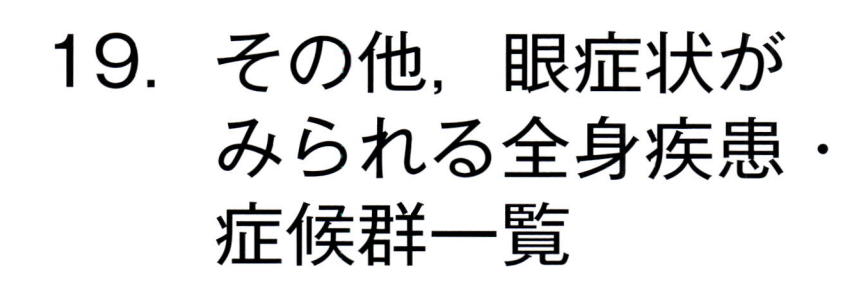

19. その他，眼症状がみられる全身疾患・症候群一覧

精神発達遅滞を伴う頻度が高い疾患，水晶体偏位を起こす疾患，虹彩異色がみられる疾患，網膜分離症がみられる疾患

精神発達遅滞を伴う頻度が高い疾患

文献は p.281 参照．

　精神発達遅滞とは，ICD-10 によると"精神の発達停止あるいは発達不全の状態であり，発達期に明らかになる全体的な知能水準に寄与する能力，たとえば，認知，言語，運動および社会的能力によって特徴づけられる"とされている．

　日常診察において，ある疾患の患者が精神発達遅滞を有するかどうかを理解しておくことは，診察をスムーズに行うためにも重要である．眼症状に精神発達遅滞を伴う疾患は多岐にわたる．眼症状・主な眼外症状について特徴的なものを表1に示す．

[*1] CHARGE 症候群は，Coloboma of uvea, Heart anomalies, Atresia of choannae, Retardation of growth and mental development, Genital anomalies, Ear anomalies の頭文字に由来する．

表1　精神発達遅滞を伴う頻度が高い疾患

疾患名	主な眼症状	主な眼外症状
aniridia-Wilms tumor 症候群（Miller 症候群）	無虹彩，虹彩部分欠損，緑内障，先天白内障	小頭症，成長発達遅延，知能低下，Wilms 腫瘍
Aicardi 症候群	脈絡網膜症，網膜黄白色色素沈着，乳頭異常	点頭てんかん，脳梁欠損，精神発達運動障害
Biemond 症候群	虹彩欠損，網膜色素変性	下垂体性幼稚症，精神発達遅滞，多指症
cat's-cry 症候群（猫鳴き症候群，5p−症候群）	両眼隔離，内眼角贅皮，外斜視，視神経萎縮	精神発達遅滞，小頭症，小下顎症，耳介低位，口唇裂
CHARGE 症候群[*1]	ぶどう膜欠損，小眼球	心奇形，後鼻孔閉鎖，身体知能発育不良，性器低形成，耳奇形
Cockayne 症候群	網膜色素変性，視神経萎縮，眼球陥凹	小人症，精神発達遅滞，鳥様顔貌，小脳失調，脳内石灰沈着，難聴
de Lange 症候群	長くカールした睫毛，眼瞼下垂，眼振，乳頭コロボーマ，両眼隔離	低出生体重，小頭症，短首，精神発達遅滞，四肢奇形
Down 症候群（トリソミー 21 症候群）	瞼裂上外方傾斜，内眼角贅皮，白内障，屈折異常，眼振，眼位異常	鼻梁扁平，耳介変形，舌挺出，短首，先天性心疾患，低身長，猿線，精神発達遅滞，運動機能発達遅延
fragile X 症候群（脆弱 X 症候群）	斜視，屈折異常，眼振	精神発達遅滞，突出した前額部
Gorlin-Goltz 症候群	下眼瞼基底細胞上皮腫，眼球突出，眼瞼下垂，斜視，白内障，緑内障，視神経欠損	前頭・頭頂部突出，精神発達遅滞，骨嚢腫，基底細胞上皮腫の多発

(表1のつづき)

疾患名	主な眼症状	主な眼外症状
Greig 症候群	両眼隔離，内眼角贅皮，青色強膜	高口蓋弓，上顎骨形成不全，精神発達遅滞，発達遅延
Jacobs 症候群（triple X 症候群，super female 症候群）	両眼隔離，内眼角贅皮，斜視，瞼裂斜走	小頭，精神発達遅滞，高口蓋，性器未発達，月経困難，早期閉経
Kabuki make-up 症候群	切れ長の瞼裂，眼瞼外反，屈折異常，白内障，斜視	濃い睫毛，弓型の眉，口唇裂，精神発達遅滞，脊柱側彎，低身長
Laurence-Moon-Biedl 症候群	網膜色素変性	肥満，精神発達遅滞，合指，多指，性器発育不全
Lowe 症候群	先天白内障，牛眼，縮瞳，眼振	精神発達遅滞，発達遅延，小人症，アシドーシス
Niemann-Pick 病	cherry-red spot*2，視神経萎縮	精神発達遅滞，肝・脾腫
Norrie 病	全盲，白色瞳孔	精神発達遅滞，中枢神経障害
Rud 症候群	網膜色素変性，白内障，斜視，眼瞼下垂，眼振	魚鱗癬，精神発達遅滞，性器発育不全，てんかん
Sanfilippo-Good 症候群（ムコ多糖症 III 型）	網膜色素変性	精神運動発達遅滞，ガルゴイリズム，中枢神経症状，肝腫，骨変化
Sjögren-Larsson 症候群	両眼隔離，小眼球，水晶体偏位，先天白内障	精神発達遅滞，魚鱗癬，痙性麻痺
Sturge-Weber 症候群	脈絡膜血管腫，牛眼，緑内障	顔面皮膚血管腫，脳軟膜血管腫，頭蓋内石灰化病変，けいれん発作，片麻痺，精神発達遅滞

表中の赤字で示されたものは，過去の専門医認定試験において眼症状に精神発達遅滞を伴う疾患として出題されたものである．

水晶体偏位を起こす疾患

　水晶体は毛様体小帯（Zinn 小帯）により，硝子体前方に位置する硝子体窩（Berger space）に固定される．また，水晶体は後方でWieger 靱帯によって硝子体に強く接着している．毛様体小帯の脆弱性や機械的な損傷により，水晶体の位置異常が生じる．これを水晶体偏位と呼ぶ*3．外傷や遺伝性疾患のほか，さまざまな病態にも生じる（表2）．

　水晶体偏位では，位置異常が軽度で矯正視力が良好であれば治療は不要で経過観察とする．位置異常が大きくなり，視力障害や続発緑内障，水晶体の硝子体腔への落下を認めた際には手術的な摘出の適応となる．

　ここでは水晶体偏位を起こす遺伝性疾患（Marfan 症候群，Weill-Marchesani 症候群，ホモシスチン尿症，Ehlers-Danlos 症候群）に

*2 Niemann-Pick 病の cherry-red spot は，A 型（乳児型，急性神経型）の半数で認められる．B 型（慢性型，非神経型）では，リング状の白色病巣が中心窩を取り囲むような macula halo を示すことがある．

*3 水晶体（完全）脱臼と亜脱臼
水晶体偏位において，毛様体小帯が全体的に断裂した場合は"（完全）脱臼"，部分的に断裂した際は"亜脱臼"と表現される．

表2　水晶体偏位を起こす疾患

遺伝性疾患	Marfan 症候群 Weill-Marchesani 症候群 ホモシスチン尿症 Ehlers-Danlos 症候群

外傷，強度近視，牛眼，腫瘍性病変，梅毒，過熟白内障（図1）

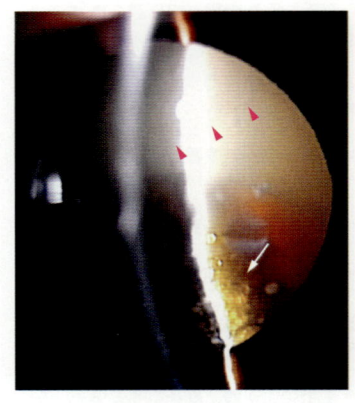

図1　Morgani 白内障
85歳，女性．過熟白内障において皮質が液化し（矢頭），核が下方に沈下している（矢印）．

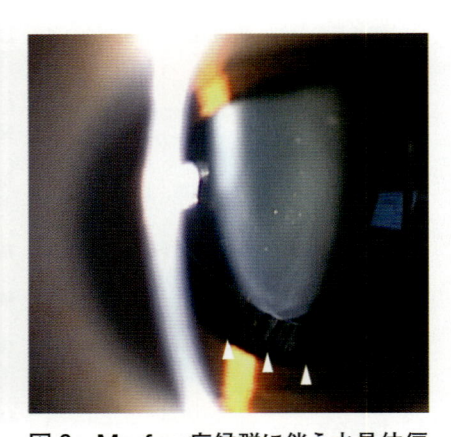

図2　Marfan 症候群に伴う水晶体偏位
24歳，男性．水晶体の上方偏位を認める．下方には毛様体小帯がみえている（矢頭）．

ついて述べる．

Marfan 症候群：常染色体優性遺伝であり，中胚葉由来の結合組織が低形成を呈する．最も特徴的な眼所見は両眼性の上方への水晶体偏位である（図2）．水晶体は正常者に比べてやや小さく，球状水晶体がみられることもある．全身的には骨格系（クモ指，長身痩躯，脊柱側彎症），循環器系（大動脈閉鎖不全症など），視覚器系に特徴的な症状（三主徴）を認める．

Weill-Marchesani 症候群：常染色体劣性遺伝であり，眼所見としては水晶体偏位，小球状水晶体，続発緑内障がみられる．全身的には短躯，短指症などを認める．

ホモシスチン尿症：常染色体劣性遺伝であり，シスタチオニン合成酵素の先天的な欠損により発症する．眼所見は水晶体偏位（典型的には下方が多い），白内障，網膜剝離，続発緑内障がみられる．全身的には精神発達遅滞，心血管異常などを認める．

Ehlers-Danlos 症候群：多様な臨床像からいくつかの病型に分類され，さまざまな遺伝形式をとる．眼所見としては，よく知られる青色強膜や網膜色素線条などに加え，しばしば水晶体偏位みられる．フィ

表3 虹彩異色がみられる疾患

虹彩脱色	虹彩色素沈着
先天, 後天 Horner 症候群 白子症 びまん性無色素性母斑 Waardenburg 症候群 Parry-Romberg 症候群 特発性, 外傷性虹彩炎 肉芽腫性虹彩炎 Fuchs 虹彩異色性虹彩毛様体炎 若年性黄色腫 転移性腫瘍	先天性眼, 眼皮膚メラノーシス びまん性虹彩母斑 びまん性虹彩メラノーマ 鉄錆症, 血鉄錆症 逆 Fuchs 虹彩毛様体炎 虹彩角膜内皮（ICE）症候群

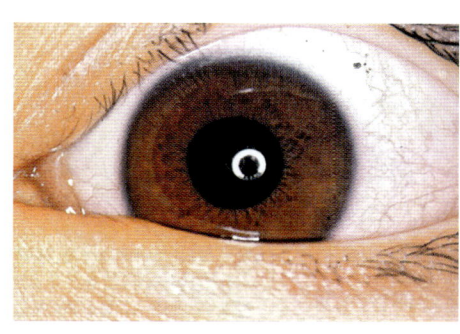

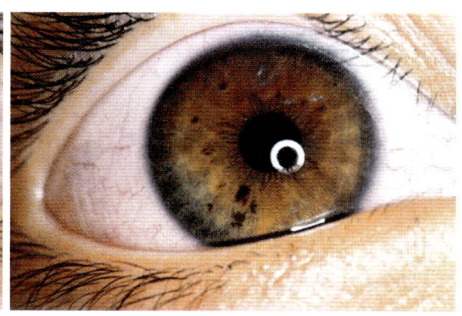

図3 先天 Horner 症候群
a. 正常眼.
b. 患眼. 正常眼に比べて, 色素が淡く, 縮瞳を認める.
（塩野 貴：ぶどう膜の先天異常. 丸尾敏夫編. 眼科学〈I〉. 東京：文光堂；2002. p.255.）

ブリル形成コラーゲン遺伝子やその修飾酵素であるリジル・ヒドロキシラーゼ, リジル・オキシダーゼの遺伝子異常および発現異常により, 全身的には皮膚の過伸展・脆弱性, 関節の可動亢進を認める.

虹彩異色がみられる疾患

　虹彩の色調に左右差が認められる, または場所によって虹彩色素の濃さに差があるものを虹彩異色（heterochromia iridis）と総称する. 色素脱色・沈着, 両方の原因により虹彩異色は起こりうる. 表3に虹彩異色の鑑別診断について示した. 次に虹彩異色の代表的な疾患である先天 Horner 症候群, Waardenburg 症候群, Fuchs 虹彩異色性虹彩毛様体炎について述べる.

先天 Horner 症候群：出生時, 鉗子分娩などにより眼, 顔面への交感神経遠心路が障害されることにより発症する. 縮瞳, 瞼裂狭小, 片眼の軽度眼瞼下垂, 同側の発汗異常, 虹彩異色（図3）などを認める[*4]. 視覚の感受性期である乳幼児期に眼瞼下垂, 瞼裂狭小が高

[*4] 新生児の虹彩は色調が淡く, 成長に伴い交感神経の刺激により色調は濃くなる. そのため, 出産時に交感神経が損傷され刺激がなくなると, 虹彩の色調は淡いままとなり虹彩異色を呈する.

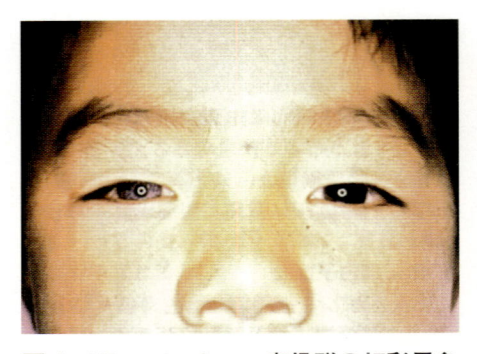

図4 Waardenburg症候群の虹彩異色
(塩野　貴：ぶどう膜の先天異常．丸尾敏夫編．眼科学〈I〉．東京：文光堂；2002．p.255．)

表4　Fuchs虹彩異色性虹彩毛様体炎の診断基準

基本所見	関連所見
激しい充血，眼痛，羞明などの急性症状を欠く	片眼性
	虹彩異色
特徴的角膜後面沈着物または軽度虹彩炎	虹彩後面色素上皮萎縮
	後嚢下白内障
びまん性虹彩実質萎縮	眼圧上昇
	硝子体混濁
虹彩後癒着を欠く	脈絡膜病変

度であれば視機能の発達に影響を及ぼすことも考えられる．

Waardenburg症候群：感音性難聴，内眼角と涙点の外方偏位，鼻根部過発育，眉毛鼻側部の増生，前頭部の白髪化，皮膚の白斑，虹彩異色（図4）を呈する症候群である[*5]．白子様眼底を呈するが黄斑は正常であり，視機能に異常は認めない．虹彩異色は片眼性，両眼性がある．視機能は正常であるので医学的な治療は必要としないが，美容上，問題があるようならば虹彩つきコンタクトレンズ，カラーコンタクトレンズを使用することが望ましい．

Fuchs虹彩異色性虹彩毛様体炎：Fuchsにより白内障，ぶどう膜炎，虹彩異色を三主徴とする疾患として報告された．日本人のような有色人種では異色は明らかではなく，萎縮が重要であるという報告もある．明確な診断基準はないが，La Heyらは表4のような四つの基本所見すべてを満たし，七つの関連所見のうち二つ以上を満たすことを診断基準として提唱している．虹彩毛様体炎に対し，ステロイド治療は消炎効果をもつが中止すると再発することが多いので注意を要する．眼圧上昇に対して薬物療法，白内障に対しては通常の手術を行う．

[*5] Waardenburg症候群はさまざまな病型をとるが，I型では2q35にある*PAX*3，II型では3q14の*MITF*遺伝子異常が原因である．

網膜分離症がみられる疾患

　網膜剝離では，感覚網膜が全体として網膜色素上皮から剝離するのに対し，感覚網膜の一部が内外2層に分かれるのが網膜分離症である．網膜および硝子体に家族性・遺伝性の変化を呈し網膜分離症を伴う先天網膜分離症・Goldmann-Favre症候群，加齢に伴い網膜分離症を認める後天網膜分離症などが挙げられる．

先天網膜分離症（X染色体若年網膜分離症）：X染色体劣性遺伝の遺

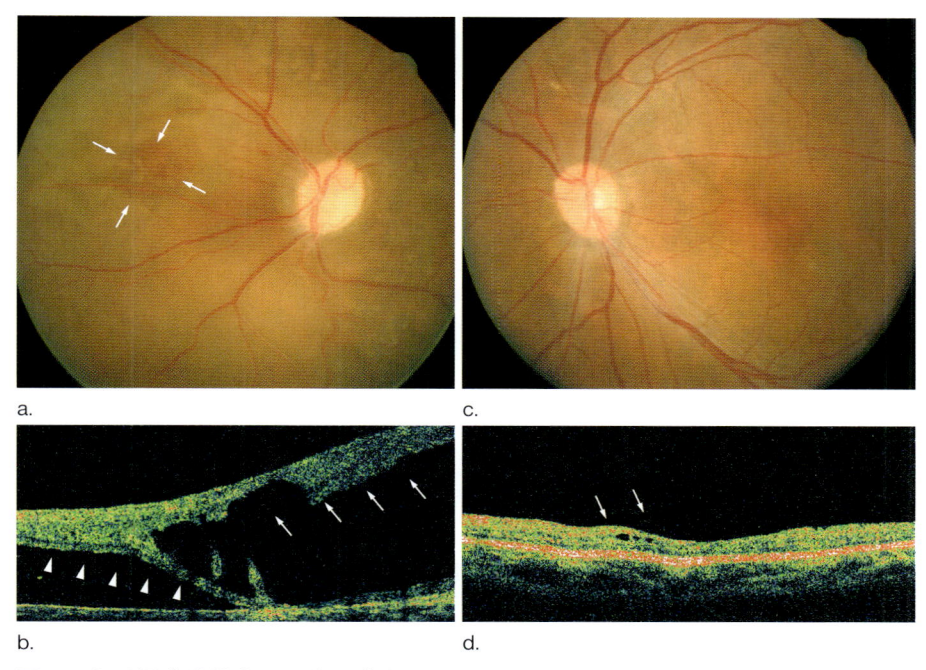

図5 先天網膜分離症の眼底写真とOCT
50歳，男性．RV＝(0.09)，LV＝(0.4)．
a. 中心窩に車軸状のひだが認められる（矢印）．
b. OCTでは中心窩を含む網膜分離（矢印）とその耳側に網膜剥離を認める（矢頭）．
c. 僚眼の眼底写真となるが，検眼鏡的には明らかな所見は認められない．
d. OCTでは網膜分離を疑わせる嚢胞所見を認める（矢印）．

伝形式をとる疾患[*6]で，黄斑部に車軸状のひだを形成することが特徴として知られている．組織学的に網膜分離は神経線維層レベルに起こりMüller細胞の異常であると考えられている．約半数の割合で周辺部に内層孔を伴う網膜分離を認める．周辺部網膜分離は，外層孔が併発すれば裂孔原性網膜剥離に進展する．また，周辺眼底に銀箔様・金箔様網膜反射や萎縮に陥った網膜血管の白色状樹枝状変化が観察されることもある．蛍光眼底造影検査では異常蛍光は認められない，もしくはwindow defectを示すのみである．本疾患が疑われた際には，網膜電図（electroretinogram；ERG）を施行し，negative ERGを確認する必要がある．また，近年ではOCTの発達に伴い，検眼鏡的には観察困難なわずかな網膜分離も確認できるようになってきた（図5）．基本的には経過観察でよいが，外層孔を生じれば予防的に光凝固を，網膜剥離への進行を認めれば強膜バックリング・硝子体手術による外層孔の閉鎖が必要である．

Goldmann-Favre症候群：常染色体劣性遺伝の遺伝形式をとる疾患で，網膜硝子体の変性疾患である．自覚的には夜盲があり，視力

[*6] 先天網膜分離症の原因遺伝子はX-linked retinoschisis gene (*XLRS*1) と同定されている．

低下と視野障害の進行を認める．黄斑部・周辺部の網膜分離症と硝子体の変性を認める．蛍光眼底検査造影検査では黄斑部には異常を認めず，周辺部障害部位で過蛍光を示す．皮質白内障を合併することが多い．根本的な治療方針はない．

後天網膜分離症：眼底周辺部の嚢胞様網膜変性から網膜分離を生じる疾患．自覚的には分離部位の視野異常を認める．70〜90％が両眼性に生じ，耳下側が多く鋸状縁に接する表面平滑な隆起性病変を呈する．組織学的に網膜分離は外網状層に起こる．内層孔・外層孔両方を生じると網膜剝離へと進行する．

カコモン読解　第19回　一般問題56

Lowe症候群で正しいのはどれか．3つ選べ．
a 無虹彩　　b 先天白内障　　c 先天緑内障　　d 精神発達遅滞
e 常染色体劣性遺伝

解説　Lowe症候群はX染色体劣性遺伝でOCRL1遺伝子における変異が明らかにされているので，eの常染色体劣性遺伝は誤り．また，眼所見としてはほぼ全例にbの先天白内障，cの先天緑内障（牛眼）がみられる．虹彩は縮瞳しており，前房隅角と虹彩形成不全を伴うことが多いが，aの無虹彩の報告はない．全身症状としては，dの精神発達遅滞，尿細管性アシドーシス，筋力低下，骨異常などを伴う．

模範解答　b, c, d

カコモン読解　第21回　一般問題56

Marfan症候群で誤っているのはどれか．
a 水晶体脱臼　　b 心血管異常　　c 筋の発育不全
d 常染色体優性遺伝　　e 外胚葉由来組織の異常

解説　Marfan症候群は常染色体優性遺伝であり，中胚葉由来の結合組織が低形成を呈するので，eの外胚葉由来組織の異常が誤り．全身的には骨格系（クモ指，長身痩躯，脊柱側彎症など），循環器系（大動脈閉鎖不全症など），視覚器系（水晶体偏位，強度近視，青色強膜など）に特徴的な症状（三主徴）を認める．

模範解答　e

（平野隆雄）

文献

項目起始頁	文献番号	文献
		■ 染色体異常（21，13，18 トリソミーなど）
15	1	Down JL：Observations on an ethnic classification of idiots. Clin Lect Rep London Hosp 1866；3：259-262.
15	2	Patau K, et al：Multiple congenital anomaly caused by an extra autosome. Lancet 1960；1：790-793.
15	3	Edwards JH：A new trisomic syndrome. Lancet 1960；1：787-790.
15	i	山田哲也ら：染色体異常．眼科学 II．東京：文光堂；2002. p.1389-1391.
15	ii	古庄知己：13 トリソミー，18 トリソミーの予後．小児外科 2008；40：1126-1131.
15	iii	小池生夫：染色体異常．臨床眼科 2007；61：28-31.
		■ 糖代謝異常とムコ多糖症
23	1	Ashworth JL, et al：Mucopolysaccharidoses and the eye. Surv Ophthalmol 2006；51：1-17.
23	2	木内貴博ら：Galactosialidosis 成人兄弟の長期経過．臨床眼科 1996；50：173-177.
23	3	Jeyakumar M, et al：Glycosphingolipid lysosomal storage diseases：therapy and pathogenesis. Neuropathol Appl Neurobiol 2002；28：343-357.
		■ アミノ酸代謝異常とその他の疾患
31	1	青木菊麿：わが国の新生児マス・スクリーニング成績―先天性代謝異常症．マス・スクリーニング陽性者 そこが知りたい専門医紹介のタイミング．小児内科 2004；36：1846-1850.
31	2	伊藤道徳：先天性代謝異常症―ホモシスチン尿症．小児疾患診療のための病態生理．小児内科 2003；35：327-332.
31	3	大浦敏博：アミノ酸 脳回転状脈絡膜網膜萎縮症．日本臨床別冊 先天代謝異常症候群 遺伝子解析の進歩と成果（上巻）．1998；163-166.
31	4	太田一郎ら：脳回転静脈脈絡膜萎縮症の 1 家系．眼科臨床医報 1985；79：1221-1223.
31	5	Miyake Y：Gyrate Atrophy. In：Electrodiagnosis of retinal diseases. Tokyo：Springer-Verlag；2006. p.66-67.
31	6	Kawashima H, et al：Three cases of untreated classical PKU：a report on cataracts and brain calcification. Am J Med Genet 1988；29：89-93.
31	7	Pitt DB, et al：Phenylketonuria does not cause cataracts. Eur J Pediatr 1991；150：661-664.
31	8	鈴木祐子ら：シスチン症の 1 例．眼科臨床医報 1994；88：277-281.
31	9	Gahl WA, et al：Corneal crystals in nephropathic cystinosis：natural history and treatment with cysteamine eyedrops. Mol Genet Metab 2000；71：100-120.
31	10	中林啓記ら：先天性代謝異常症―Lowe 症候群．小児疾患診療のための病態生理．小児内科 2003；35：417-423.
		■ 脳血管障害
42	1	Castern JA：Pathogenesis and treatment of Terson-syndrome. Acta Ophthalmol 1963；41：430-434.
42	2	Sakamoto M, et al：Magnetic resonance imaging findings of Terson's syndrome suggesting a possible vitreous hemorrhage mechanism. Jpn J Ophthalmol 2010；54：135-139.

文献番号：アラビア数字（1，2，3…）は本文中に参照位置のある文献，ローマ数字（i，ii，iii…）は項目全体についての参考文献であることを示します．

項目起始頁	文献番号	文献
		■ 多発性硬化症
47	1	難病情報センター『多発性硬化症』 http://www.nanbyou.or.jp/sikkan/068_i.htm
47	2	田中正美：多発性硬化症の最近の話題—2008年．医療 2008；62：535-542.
47	3	吉良潤一：多発性硬化症：日本における最近の動向．医事新報 2006；4301：53-59.
47	4	東北大学大学院医学系研究科多発性硬化症治療学寄附講座：多発性硬化症の各病型と視神経脊髄炎の治療選択 http://www.ms.med.tohoku.ac.jp/therapy.html
47	5	Gordon-Lipkin E, et al：Retinal nerve fiber layer is associated with brain atrophy in multiple sclerosis. Neurology 2007；69：2085-2092.
47	6	中尾雄三ら：抗アクアポリン抗体陽性視神経炎の臨床的特徴．神経眼科 2008；25：327-342.
		■ 重症筋無力症
52	1	Oosterhuris HJ：The natural course of myasthenia gravis：a long term follow up study. J Neurol Neurosurg Psychiatry 1989；52：1121-1127.
52	2	村井弘ら：重症筋無力症の疫学—厚生労働省免疫性神経疾患に関する調査研究班臨床疫学調査結果から．脳21 2008；11：227-231.
52	3	Beekman R, et al：Myasthenia gravis：diagnosis and follow-up of 100 consecutive patients. J Neurol 1997；244：112-118.
52	4	Cogan DG：Myasthenia gravis：a review of the disease and a description of lid twitch as a characteristic sign. Arch Ophthalmol 1965；74：217-221.
52	5	Golnik KC, et al：An ice test for diagnosis of myasthenia gravis. Ophthalmology 1999；106：1282-1286.
52	6	Benatar M, et al：Evidence report：The medical treatment of ocular myasthenia（an evidenced-based review）. Neurology 2007；68：2144-2149.
		■ 筋ジストロフィ
59	1	川井 充：筋強直性ジストロフィー 最近の進歩と診療の課題．神経内科 2004；60：339-342.
59	2	金田穣次ら：筋緊張性ジストロフィの水晶体所見．臨床眼科 1999；53：77-82.
59	3	清澤源弘ら：筋緊張性ジストロフィーの眼症状．日本眼科紀要 1982；33：2505-2510.
59	4	山名忠巳ら：Myotonic cataract の1例の臨床的，電気生理学的検討．眼科臨床医報 1982；76：219-224.
59	5	Hayasaka S, et al：Ciliary and retinal changes. Arch Ophthalmol 1984；102：88-93.
59	6	郡司隆一ら：Myotonic dystrophy の眼球異常について．臨床眼科 1982；36：649.
59	7	Burian HM, et al：Ocular changes in myotonic dystrophy. Am J Ophthalmol 1967；63：22-34.
		■ Leber 遺伝性視神経症
62	1	Newman NJ, et al：Prophylaxis for second eye involvement in Leber's hereditary optic neuropathy：an open-labeled, nonrandomized multicenter trial of topical brimonidine purite. Am J Ophthalmol 2005；140：407-415.
62	2	Harding AE, et al：Occurrence of a multiple sclerosis-like illness in women who have a Leber's hereditary optic neuropathy mitochondrial DNA mutation. Brain 1992；115（Pt 4）：979-989.

項目起始頁	文献番号	文献
62 – i		Fraser JA, et al：The neuro-ophthalmology of mitochondrial disease. Surv Ophthalmol 2010； 55：299-334.
62 – ii		Newman NJ：Hereditary Optic Neuropathies. In：Miller NR, et al, editors. Walsh & Hoyt's Clinical Neuro-Ophthalmology. 6th ed. Philadelphia：Lippincott Williams & Wilkins；2005. p.465-501.

■ 眼虚血症候群（内頸動脈閉塞）

74 – 1		西川憲清：内頸動脈閉塞性疾患に続発する眼病変と対策に関する研究．日本眼科紀要 1991； 41：1099-1105.
74 – 2		Sivalingam A, et al：The ocular ischemic syndrome. III. Visual prognosis and the effect oftreatment. Int Ophthalmol 1991；15：15-20.

■ 片頭痛

78 – 1		高橋　広：偏頭痛．眼科診療プラクティス 25 眼と全身病ガイド．東京：文光堂；1996. p.105.
78 – 2		Headache Classification Subcommittee of the International Headache Society：The international Classification Of Headache Disorders, 2nd edition. Cephalalgia 2004；24（suppl 1）：9-160.
78 – 3		Detsky ME, et al：Does this patient with headache have a migraine or need neuroimaging? JAMA 2006；296：1274-1283.
78 – 4		Anttila V, et al；International Headache Genetics Consortium：Genome-wide association study of migraine implicates a common susceptibility variant on 8q22.1. Nat Genet 2010；42：869-873.
78 – 5		Suzuki M, et al：Defective membrane expression of the $Na^+-HCO_3^-$ cotransporter NBCe1 is associated with familial migraine. Proc Natl Acad Sci U S A 2010；107：15963-15968.

■ 糖尿病／診断，指標，分類，治療

84 – 1		京本敏行ら：糖尿病網膜症の新しい治療とその現状．日本医事新報 2005；4252：6-10.
84 – 2		今井弘毅ら：網膜症の始まりと終末糖化産物 AGE．樋田哲夫編．眼科プラクティス 7 糖尿病眼合併症の治療指針．東京：文光堂；2006. p.233-235.
84 – 3		佐藤幸裕：各種 stage 分類．樋田哲夫編．眼科プラクティス 7 糖尿病眼合併症の治療指針．東京：文光堂；2006. p.41-47.
84 – 4		福田雅俊：糖尿病網膜症の病期分類．堀　貞夫編．眼科 MOOK46 糖尿病と眼科診療．東京：金原出版；1991. p.117-125.
84 – 5		船津英陽：IV 糖尿病網膜症の病期分類-4．ETDRS 分類．堀　貞夫ら編．新糖尿病眼科学一日一課．東京：メディカル葵出版；2004. p.76-78.
84 – 6		大越貴志子：第 II 部 臓器別のアプローチ眼疾患 1 糖尿病網膜症．臨床透析 2008；24：271-273.
84 – 7		川崎　良ら：AAO による糖尿病網膜症新分類について．あたらしい眼科 2003；20：865-872.

■ 糖尿病／網膜症以外の合併症

98 – 1		船津英陽ら：糖尿病合併症の有病率と全身因子．日本眼科学会雑誌 1993；97：947-954.
98 – 2		Leske MC, et al：Hypertension, and Central Obesity as Cataract Risk Factors in a Black Population. The Barbadous Eye Study. Ophthalmology 1999；106：35-41.
98 – 3		Appen RE, et al：Diabetic papillopathy. Am J Ophthalmol 1980；90：203-209.
98 – 4		広兼知加ら：前部虚血性視神経症に移行した糖尿病乳頭症の一例．あたらしい眼科 1998；15：1033-1036.

項目起始頁	文献番号	文献
98 - 5		向野和雄ら：糖尿病の神経眼科 眼球運動障害．日本眼科紀要 1995；46：132-137.
		■ 白血病と悪性リンパ腫
102 - i		吉川　洋ら：内科領域の眼合併症．内科領域と視覚障害．血液疾患と眼．カレントテラピー 2001；19：851-853.
102 - ii		管原美香ら：造血器悪性腫瘍に伴い特異な虹彩腫瘤，毛様体腫張を呈した仮面症候群の2例．日本眼科紀要 2006；57：609-613.
		■ 悪性腫瘍随伴網膜症
110 - 1		Lennon VA：Paraneoplastic autoantibodies：the case for a descriptive generic nomenclature. Neurology 1994；44：2236-2240.
110 - 2		Jacobson DM, et al：A clinical triad to diagnose paraneoplastic retinopathy. Ann Neurol 1990；28：162-167.
110 - 3		Ohguro H, et al：Recoverin and Hsc 70 are found as autoantigens in patients with cancer-associated retinopathy. Invest Ophthalmol Vis Sci 1999；40：82-89.
110 - 4		Ohguro H, et al：Structural and enzymatic aspects of rhodopsin phosphorylation. J Biol Chem 1996；271：5215-5224.
110 - 5		Ohguro H, et al：Cancer-associated retinopathy induced by both anti-recoverin and anti-hsc70 antibodies in vivo. Invest Ophthalmol Vis Sci 1999；40：3160-3167.
		■ 膠原病
114 - 1		Tan EM, et al：The 1982 revised criteria for the classification of systemic lupus erythematosus. Arthritis Rheum 1982；25：1271.
		■ 自己免疫疾患
116 - 1		井上裕子ら：Sjögren 症候群の全身症状とその管理．あたらしい眼科 1999；16：1501-1506.
116 - 2		塩沢俊一：全身性エリテマトーデス Systemic Lupus Erythematosus（SLE）．膠原病学改訂2版．東京：丸善；2006. p.316-351.
116 - 3		Wilson WA, et al：International consensus statement on preliminary classification criteria for definite antiphospholipid syndrome：report of an international workshop. Arthritis Rheum 1999；42：1309-1311.
116 - 4		Cobo-Soriano R, et al：Antiphospholipid antibodies and retinal thrombosis in patients without risk factors：a prospective case-control study. Am J Ophthalmol 1999；128：725-732.
116 - 5		Durrani OM, et al：Primary anti-phospholipid antibody syndrome（APS）：current concepts. Surv Ophthalmol 2002；47：215-238.
116 - 6		中茎敏明ら：抗リン脂質抗体症候群が原因と考えられた網膜中心静脈閉塞症の1例．臨床眼科 2005；59：681-686.
116 - 7		Giorgi D, et al：Optic neuropathy in systemic lupus erythematosus and antiphospholipid syndrome（APS）：clinical features, pathogenesis, review of the literature and proposed ophthalmological criteria for APS diagnosis. Clin Rheumatol 1999；18：124-131.
116 - 8		塩沢俊一：進行性硬化症 Systemic Sclerosis（SSc）（強皮症 Scleroderma）．膠原病学改訂2版．東京：丸善；2006. p.316-351.
116 - 9		森　俊二：総括研究報告：厚生省特定疾患強皮症調査研究班平成元年報告書．1-3．厚生省特定疾患強皮症調査研究班；1990.
116 - 10		Subcommittee for scleroderma criteria of the American rheumatism Association diagnostic and therapeutic criteria committee：Preliminary criteria for the classification of systemic sclerosis（scleroderma）. Arthritis Rheum 1980；23：581-590.

項目起始頁	文献番号	文献

■ ヒトヘルペスウイルス感染症

124	1	Vestey JP, et al：Immune responses to herpes simplex virus in patients with facial herpes simplex and those with eczema herpeticum. Br J Dermatol 1988；118：775-782.
124	2	Goodyear HM, et al：Growth of herpes simplex type 1 on skin explants of atopic eczema. Clin Exp Dermatol 1996；21：185-189.
124	3	Amatsu A, et al：Detection of herpes simplex virus DNA in non-herpetic areas of patients with eczema herpeticum. Dermatology 2000；200：104-107.
124	4	Garrity JA, et al：Ocular complications of atopic dermatitis. Can J Ophthalmol 1984；19：21-24.
124	5	Yao Y-F, et al：Clinical characteristics of acyclovir-resistant herpetic keratitis and experimental studies of isolates. Graefe's Arch Clin Exp Ophthalmol 1996；234：S126-S132.

■ 梅毒

129	1	後藤　浩：ぶどう膜炎の治療における現状と進歩．臨床眼科 2000；54：193-199.
129	2	堀内知光：梅毒によるぶどう膜炎．ぶどう膜炎．東京：医学書院；1999．p.175-181.

■ 結核

132	1	鈴木克洋：結核の感染と発病．富岡洋海編．結核．第4版．東京：医学書院；2006．p.18-25.
132	2	後藤　浩：結核性ぶどう膜炎の現状と診断，治療上の問題点．日本眼科紀要 2001；52：461-467.
132	3	Gupta V, et al：Intraocular tuberculosis—an update. Surv Ophthalmol 2007；52：561-587.
132	4	渡辺　仁：結核による interstitial keratitis．あたらしい眼科 2007；22：1367-1368.
132	5	Sheu SJ, et al：Ocular manifestations of tuberculosis. Ophthalmology 2001；108：1580-1585.
132	6	日本結核病学会編：結核診療ガイドライン．東京：日本結核病学会・南光堂；2009.
132	7	Mori T, et al：Specific detection of tuberculosis infection, an interferon-γ-based assay using new antigens. Am J Respir Crit Care Med 2004；170：59-64.

■ トキソプラズマ症

137	1	Aouizerate F, et al：Detection of toxoplasma gondii in aqueous humour by the polymerase chain reaction. Br J Ophthalmol 1993；77：107-109.
137	2	春日恭照：トキソプラズマ網脈絡膜炎（眼トキソプラズマ症）．眼科 1999；41：1427-1433.

■ 視神経網膜炎

142	i	村山耕一郎：視神経網膜炎．根木　昭編．眼科プラクティス 5 これならわかる神経眼科．東京：文光堂；2005．p.170.
142	ii	中村　誠：視神経網膜炎．田野保雄編．眼科プラクティス 12 眼底アトラス．東京：文光堂；2006．p.300.

■ サルコイドーシス

146	1	石原麻美：サルコイドーシス．岡田アナベルあやめほか編．眼科プラクティス 16 眼内炎症診療のこれから．東京：文光堂；2007．p.163-169.
146	2	日本眼炎症学会・日本サルコイドーシス／肉芽腫性疾患学会：サルコイドーシス診断基準と診断の手引き―2006．日本眼科学会雑誌 2007；111：117-121.
146	3	森本泰介ら：2004年サルコイドーシス疫学調査．厚生科学研究特定疾患対策研究事業びまん性肺疾患研究班　平成18年度研究報告書．2007．p.55-60.

項目起始頁	文献番号	文献
146 - 4		Herbort CP, et al：International criteria for the diagnosis of ocular sarcoidosis：Results of the First International Workshop on Ocular Sarcoidosis（IWOS）. Ocular Immunol Inflamm 2009；17：160-169.
146 - 5		太田浩一ら：Blau 症候群同胞例の長期経過．あたらしい眼科 2009；26：542-546.
146 - 6		日本サルコイドーシス／肉芽腫性疾患学会ほか：サルコイドーシス治療に関する見解—2003. 日本呼吸器学会雑誌 2003；41：150-159.
146 - 7		大黒伸行：眼サルコイドーシスの眼合併症の治療．日本サルコイドーシス学会雑誌 2008；28：108-111.
■ Vogt-小柳-原田病		
154 - 1		Yamaki K et al：Tyrosinase family proteins are antigens specific to Vogt-Koyanagi-Harada disease. J Immunol 2000；165：7323-7329.
154 - 2		Sugita S, et al：Ocular infiltrating CD4$^+$ T cells from patients with Vogt-Koyanagi-Harada disease recognize human melanocyte antigens. Invest Ophthalmol Vis Sci 2006；47：2547-2554.
154 - 3		Kawano Y-I, et al：Ultrasound biomicroscopic analysis of transient shallow anterior chamber in Vogt-Koyanagi-Harada syndrome. Am J Ophthalmol 1996；121：720-723.
154 - 4		Oshima Y, et al：Indocyanine green angiographic findings in Vogt-Koyanagi-Harada disease. Am J Ophthalmol 1996；122：58-66.
154 - 5		Okada AA, et al：Videofunduscopy and videoangiography using the scanning laser ophthalmoscope in Vogt-Koyanagi-Harada syndrome. Br J Ophthalmol 1998；82：1175-1181.
■ 関節リウマチ，若年性関節リウマチ		
164 - 1		Arnett FC, et al：The American Rheumatism Association 1987 revised criteria for the classification of rheumatoid arthritis. Arthritis Rheum 1988；31：315-324.
164 - 2		浦部昌夫ら編：抗リウマチ薬．今日の治療薬 2010．東京：南江堂；2010．p.294-306.
164 - 3		Saag KG, et al：American College of Rheumatology 2008 recommendations for the use of non-biologic and biologic disease-modifying antirheumatic drugs in rheumatoid arthritis. Arthritis Rheum 2008；59：762-784.
164 - 4		Kanski JJ：Juvenile idiopathic arthritis. Clinical Ophthalmology. 5th ed. London：Butterworth-Heinemann；2003. p.695-696.
164 - 5		後藤　浩：若年性関節リウマチ．新図説臨床眼科講座 7 感染症とぶどう膜炎．東京：メジカルビュー社；1999．p.215-218.
■ HLA-B27 関連疾患		
169 - 1		Brewerton DA, et al：Acute anterior uveitis and HL-A27. Lancet 1973；2：994-996.
169 - 2		Brewerton DA, et al：Ankylosing spondylitis and HL-A27. Lancet 1973；1：904-907.
169 - 3		Brewerton DA, et al：Reiter's disease and HL-A27. Lancet 1973；2：996-998.
169 - 4		Sieper J：Developments in the scientific and clinical understanding of thespondyloarthritides. Arthritis Res Ther 2009；11：208.
169 - 5		Chang JH：Acute anterior uveitis and HLA-B27. Surv Ophthalmol 2005；50：364-388.
169 - 6		Chung YM, et al：Prevalence of spondyloarthritis in 504 Chinese patients with HLA-B27-associated acute anterior uveitis. Scand J Rheumatol 2009；38：84-90.
169 - 7		Colbert RA, et al：From HLA-B27 to spondyloarthritis：a journey through the ER. Immunol Rev 2010；233：181-202.

項目起始頁	文献番号	文献
169 - 8		菊池三季：HLA-B27 抗原関連前部ぶどう膜炎の臨床像についての検討．東京女子医科大学雑誌 1997；67：961-972.
169 - 9		Park SC, et al：Clinical features and prognosis of HLA-B27 positive and negative anterior uveitis in a Korean population. J Korean Med Sci 2009；24：722-728.
169 - 10		Guignard S, et al：Efficacy of tumour necrosis factor blockers in reducing uveitis flares in patients with spondylarthropathy：a retrospective study. Ann Rheum Dis 2006；65：1631-1634.

■ 甲状腺・副甲状腺疾患

176 - 1		Werner SC：Modification of the classification of the eye changes of Graves' disease. Am J Ophthalmol 1977；83：725-727.
176 - 2		井上洋一ら：Dysthyroid Ophthalmopathy における眼球突出の病態．眼科臨床医報 1984；80：680-684.

■ 副腎疾患，Cushing 症候群

182 - 1		宗　友厚ら：副腎皮質疾患．黒川清ら編．内科学 2 分冊版（II）．東京：文光堂；2003. p.1228-1233.
182 - 2		大村昌夫監修：副腎疾患．医療情報科学研究所編．病気がみえる vol.3 糖尿病・代謝・内分泌．東京：メディックメディア；2002. p.200-227.
182 - 3		吉川啓司ら：副腎疾患．増田寛次郎ら編．眼科学大系 4B．東京：中山書店；1999. p.70-71.
182 - 4		佐藤幸裕：Cushing 症候群．丸尾敏夫ら編．眼科診療プラクティス 25 眼と全身病ガイド．東京：文光堂；1998. p.56.
182 - 5		武山正行ら：Cushing 症候群にみられた緑内障症例．臨床眼科 2006；60：p.1279-1282.
182 - 6		繦繃侑子ら：高眼圧を呈した Cushing 症候群の 1 例．あたらしい眼科 1997；14：p.762-764.
182 - 7		西川哲男ら：内分泌性高血圧症の頻度とスクリーニング法．最新医学 2004；59：p.2272-2277.

■ Stevens-Johnson 症候群，多形滲出性紅斑，天疱瘡／類天疱瘡

190 - 1		海道美奈子：Stevens-Johnson 症候群・眼類天疱瘡．坪田一男編．眼科プラクティス 3 オキュラーサーフィスのすべて．東京：文光堂；2005. p.235-239.
190 - 2		Nishida K, et al：Corneal reconstruction with tissue-engineered cell sheets composed of autologous oral mucosal epithelium. N Engl J Med 2004；351：1187-1196.
190 - 3		Foster CS：Cicatricial pemphigoid. Trans Am Ophthalmol Soc 1986；84：527-663.

■ 網膜色素線条を伴う皮膚疾患

195 - i		青木瑠美子ら：網膜色素線条に合併したポリープ状脈絡膜血管症に光線力学療法を行った 1 例．眼科臨床 2007；101：902-904.
195 - ii		目時知美：Grönblad-Strandberg 症候群．臨床眼科 2007；61（増刊号）：274-277.
195 - iii		吉田茂生：Ehlers-Danlos 症候群．臨床眼科 2007；61（増刊号）：278-280.

■ Werner 症候群

200 - 1		Werner CWO：On Cataract in Combination with Scleroderma：Inaugural Dissertation. Kiel：Schmidt and Klauning；1904.
200 - 2		Oppenheimer BS, et al：Werner's syndrome：A heredo-familial disorder with scleroderma, bilateral juvenile cataract, precocious graying of hair and endocrine stigmatization. Trans Assoc Am Physicians 1934；49：358.
200 - 3		Thannhauser SJ：Werner's syndrome and Rothmund's syndrome. Ann Intern Med 1945；23：559.

項目起始頁	文献番号	文献
200	4	Epstein CJ, et al：Werner's syndrome. Medicine 1966；45：177.
200	5	石田蓮城：一種ノ栄養障碍（鞏皮症）ニ合併セル白内障ノ一例（二圖）. 日本眼科学会雑誌 1917；21：1025-1032.
200	6	Goto M, et al：Werner's syndrome. J Am Geriatr Soc 1978；26：341.
200	7	Goto M, et al：Urinary excretion of macromolecular acidic glycosaminoglycans in Werner's syndrome. Clin Chim Acta 1978；85：101.
200	8	Tanabe M, et al：Elevation of serum hyaluronan level in Werner's syndrome. Gerontology 2001；47：77-81.
200	9	Goto M, et al：Immunological abnormalities of aging. J Clin Invest 1979；64：695.
200	10	Goto M, et al：Reduced NK activity of lymphocytes from patients with Werner's syndrome and recovery of its activity by human leukocyte interferon. Scand. J. Immunol 1982；15：389-397.
200	11	Goto M, et al：Age-related changes in auto and natural antibody in the Werner's syndrome. Am J Med 1980；72：607.
200	12	Goto M, et al：Reduced natural killer cell activity of lymphocytes from patients with Werner's syndrome and recovery of its activity by purified human leukocyte interferon. Scand J Immunol 1982；15：389.
200	13	Goto M：Immunosenescent features of segmental progeroid syndrome：Werner's syndrome. Aging Immunol Infect Dis 1992；3：203-213.
200	14	Kyoizumi S, et al：In vitro somatic mutations in Werner's syndrome. Hum Genet 1998；103：405-410.
200	15	Goto M, et al：Genetic linkage of Werner's syndrome to five markers on chromosome 8. Nature 1992；355：735.
200	16	Yu C-E, et al：Positional cloning of the Werner's syndrome gene. Science 1996；272：258.
200	17	Goto M, et al：Analysis of helicase gene mutations in Japanese Werner's syndrome patients. Hum Genet 1997；99：193.
200	18	Kitao S, et al：Mutations in RecQL4 cause a subset of Rothmund-Thomson syndrome. Nature Genet 1999；22：82-84.
200	19	Yamagata K, et al：Bloom's and Werner's syndrome genes suppress hyperrecombination in yeast sgs1 mutant:implication for genomic instability in human diseases. Proc Natl Acad Sci USA 1998；95：8733-8738.
200	20	Satoh M, et al：Prevalence of Werner's syndrome heterozygotes in Japan. Lancet 1999；353：1766.
200	21	Matsumoto T, et al：Genetic diagnosis of Werner's syndrome, a premature aging disease, by mutant allele specific amplification（MASA）and oligomer ligation assay（OLA）. J Anti-Aging Med 1998；1：131-140.
200	22	Goto M, et al：Family analysis of Werner's syndrome：a survey of 42 Japanese families with a review of the literature. Clin Genet 1981；19：8-15.
200	23	Hayflick L：The limited lifespan of human diploid cell strains. Exp Cell Res 1965；37：614.
200	24	Martin G M, et al：Replicative life-span of cultivated human cells. Effects of donor's age, tissue, and genotype. Lab Invest 1970；23：86-92.
200	25	進藤泰子ら：Werner 症候群．培養線維芽細胞を用いた実験．日本皮膚科学会雑誌 1984；94：21-28.
200	26	坂東桂子ら：水晶体摘出後に水疱性角膜混濁を発症した Werner 症候群の 1 症例．日本眼科紀要 1975；26：740-745.

項目起始頁	文献番号	文献
200 – 27		池田定嗣ら：Werner症候群における白内障手術，晩期眼内炎を経験して．臨床眼科 1984；38：679-683.
200 – 28		谷原秀信ら：Werner症候群における白内障術後合併症と角膜障害．臨床眼科 1986；40：409-413.
200 – 29		松下琢雄ら：Werner症候群の白内障について．臨床眼科 1987；29：363-367.
200 – 30		Rosenthal G, et al：Werner's syndrome. Br J Ophthalmol 1996；80：576-577.
		■ 母斑症
205 – 1		von Hippel E：Uber eine sehr seltene Erkrankung der Netzhaut. Arch Ophthalmol 1904；59：83-86.
205 – 2		Latif F, et al：Identification of the von Hippel-Lindau disease tumor suppressor gene. Science 1993；260：1317-1320.
205 – 3		Kreusel KM：Ophthalmological manifestations in VHL and NF 1：pathological and diagnostic implications. Fam Cancer 2005；4：43-47.
205 – 4		Sullivan TJ, et al：The ocular manifestations of the Sturge-Weber syndrome. J Pediatr Ophthalmol Strabismus 1992；29：349-356.
205 – 5		Lagos JC, et al：Tuberous sclerosis：reappraisal of a clinical entity. Mayo Clin Proc 1967；42：26-49.
205 – 6		Rosser T, et al：The diverse clinical manifestations of tuberous sclerosis complex：a review. Semin Pediatr Neurol 2006；13：27-36.
205 – 7		Bloom SM, et al：Photocoagulation for serous detachment of the macula secondary to retinal astrocytoma. Retina 1991；11：416-422.
		■ 白子症
210 – 1		松橋正和：白子症（albinism）．日本眼科学会生涯教育通信講座 No. 23．全身疾患と眼．東京：日本眼科学会；2000．追-3.
210 – 2		Tomita Y, et al：Human oculocutaneous albinism caused by single based insertion in the tyrosinase gene. Biochem Biophys Res Commun 1989；164：990-996.
210 – 3		Apkarian P, et al：Component specificity in albino VEP asymmetry：Maturation of the visual pathway anomaly. Exp Brain Res 1984；53：285-294.
		■ 腎疾患に合併する眼疾患（腎性網脈絡膜症，尿細管間質性腎炎を伴うぶどう膜炎，Reiter症候群，妊娠高血圧症候群）
216 – 1		猪俣 孟ら：腎性網膜症の血管病変．日本眼科学会雑誌 1972；76：1079-1088.
216 – 2		Paris G, et al：Reversible bullous retinal detachment in chronic renal disease. Am J Ophthalmol 1969；67：249-251.
216 – 3		Mandeville JTH, et al：The tubulointerstitial nephritis and uveitis syndrome. Surv Ophthalmol. 2001；46：195-208.
216 – 4		黛 豪恭ら：良好な経過をたどった尿細管間質性腎炎・ぶどう膜炎症候群の2例．臨床眼科 2009；63：897-901.
216 – 5		Lee DA, et al：The clinical diagnosis of Reiter's syndrome. Ophthalmic and nonophthalmic aspects. Ophthalmology 1986；93：350-356.
216 – 6		斉藤善博：妊娠中毒症の網膜脈絡膜変化―高血圧性網膜，脈絡膜症との関係．日本眼科学会雑誌 1990；94：748-755.
216 – 7		Weinstein L：Syndrome of hemolysis, elevated liver enzymes, and low platelet count：A severe consequence of hypertension in pregnancy. Am J Obstet Gynecol 1982；142：159-167.

項目起始頁	文献番号	文献
216 - 8		Sibai BM：The HELLP syndrome（hemolysis, elevated liver enzymes, and low platelets）： much ado about nothing ? Am J Obstet Gynecol 1990；162：311-316.
216 - 9		Tranos PG, et al：Bilateral serous retinal detachment as a complication of HELLP syndrome. Eye 2002；16：491-492.
		■ 薬剤の副作用
224 - 1		嘉村由美：薬物の眼科的副作用（一般の内服薬）．眼科 1998；40：791-803.
224 - 2		Kitazawa Y：Increased intraocular pressure induced by corticosteroids. Am J Ophthalmol 1976；82：492-495.
224 - 3		宋　鄂ら：中心性漿液性網脈絡膜症とステロイド剤の関係の検討．日本眼科学会雑誌 1997；101：257-264.
224 - 4		中馬智巳：B 型肝炎，C 型肝炎（インターフェロン網膜症）．眼科診療プラクティス 25 眼と全身病ガイド．臼井正彦編．東京：文光堂；1996. p.31-32.
224 - 5		D'Amico DJ, et al：Amiodarone keratopathy：drug-induced lipid storage disease. Arch Ophthalmol 1981；99：257-261.
224 - 6		大鹿哲郎：向精神薬による角膜浮腫．臨床眼科 1991；45：198-199.
224 - 7		Chikama T, et al：Noninvasive direct detection of ocular mucositis by in vivo confocal microscopy in patient treated with S-1. Mol Vis 2009；15：2896-2904.
224 - 8		徳田久弥：結核治療と眼の副作用．眼科 1980；22：623-626.
224 - 9		Chang DF, et al：Intraoperative floppy iris syndrome associated with tamsulosin（Flomax）J Cataract Refract Surg 2005；31：664-673.
		■ 化学物質中毒
232 - 1		村山耕一郎ら：化学物質中毒．薬物・化学物質中毒．眼科専門医に必要な「全身疾患と眼」のすべて．臨床眼科 2007；61：316-321.
232 - 2		三村　治：メチルアルコール中毒性視神経症．シンナー中毒性視神経症．眼科における薬剤副作用．あたらしい眼科 2008；25：471-477.
232 - 3		宮田幹夫ら：有機リン中毒．中毒と眼．眼科 2005；47：141-148.
232 - 4		石川　哲ら：神経感覚器毒性を中心に．慢性有機リン中毒．眼科における薬剤副作用．あたらしい眼科 2008；25：479-490.
232 - 5		Nohara M, et al：Ocular symptoms due to organophosphorus gas（Sarin）poisoning in Matsumoto. Br J Ophthalmol 1996；80：1023.
232 - 6		Morita H, et al：Sarin poisoning in Matsumoto, Japan. Lancet 1995；346：290-293.
232 - 7		山口達夫：サリン中毒の眼症状と治療．眼科における薬剤副作用．あたらしい眼科 2008；25：491-496.
232 - 8		石川　哲ら：シックハウス症候群・化学物質過敏症．中毒と眼．眼科 2005；47：149-160.
		■ 非器質的視覚障害
242 - 1		横山尚洋：精神医学からみた転換性障害．神経眼科 2004；21：400-404.
242 - 2		野田航介ら：心因性視力障害と詐病．神経眼科 2004；21：391-399.
242 - 3		三宅俊之：突発した片側の鼻側半盲．神経眼科 2009；26：169-172.
242 - 4		若倉雅登：抗精神薬，抗不安薬の眼副作用．あたらしい眼科 2008；25：461-464.
242 - 5		Richa S, et al：Ocular adverse effects of common psychotropic agents：a review. CNS drugs 2010；24：501-526.

項目起始頁	文献番号	文献
		■ 全身症状を伴う網膜色素変性
248	1	Dryja TP, et al：A point mutation of the rhodopsin gene in one form of retinitis pigmentosa. Nature 1990；343：364-366.
248	2	早川むつ子ら：原発性定型網膜色素変性の遺伝的異質性と予後に関する 18 施設調査．臨床眼科 1992；46：1025-1029.
248	3	Berson EL, et al：A randomized trial of vitamin A and vitamin E supplementation for retinitis pigmentosa. Arch Ophthalmol 1993；111：761-772.
		■ 精神発達遅滞を伴う頻度が高い疾患，水晶体偏位を起こす疾患，虹彩異色がみられる疾患，網膜分離症がみられる疾患
264	i	内田幸男ら：眼科症候群辞典（増補改訂版）．東京：メディカル葵出版；2002.
264	ii	丸尾敏夫ら：眼科診療ガイド．東京：文光堂；2008.
264	iii	大鹿哲郎ら：眼科プラクティス 6 眼科臨床に必要な解剖生理．東京：文光堂；2005.
264	iv	丸尾敏夫ら：眼科学．東京：文光堂；2005.
264	v	La Hey E, et al：Clinical analysis of Fuchs' heterochromic cyclitis. Doc Ophthalmol 1991；78：225-235.

索引

あ行

アクアポリン4	49
悪性黒色腫関連網膜症	110
悪性腫瘍随伴症候群	110
悪性リンパ腫	102, 236, 237
朝顔症候群	8
アザチオプリン	112, 152, 162
朝のこわばり	164
アシクロビル	127
アスピリン	120
アセチルコリン	52
アセチルコリンエステラーゼ	232
亜脱臼	265
アダリムマブ	173
角膜上皮障害	227
アッシャリン	255, 256
アテローム	69
アトピー性角結膜炎	125
アトピー性皮膚炎	125, 188, 239
アトピー素因	188
アトピー白内障	125
アドレナリン	182
アトロピン	167, 233
アミオダロン	226, 231
アミノ酸代謝異常	31
アモキシシリン	130
アリルスルファターゼB	25
アルカプトン尿症	210
アルゴンレーザー光凝固	5
アルデヒド	234
アルドステロン症	182
アレスチン	256
アレムツズマブ	112
アレルギー反応	190
アロ角膜輪部移植	193
アロプリノール	229
アンギオテンシンII	182
鞍結節髄膜腫	46
アンチゲネミア	238
アンドロゲン	182
医原性Cushing症候群	183
石田蓮城	200
移植片対宿主病	105
異所性ACTH産生腫瘍	183
異染性白質ジストロフィ	28
イソニアジド	136, 228
一過性遠視	100
一過性黒内障	74
一過性視力消失	44
遺伝カウンセリング	260
遺伝子検査	260
遺伝性眼疾患	255
遺伝的異質性	260
イノシトールポリリン酸	36
イノシトールリン脂質	35
イムノブラダー®	219
インターフェロン	49, 135, 146, 163, 225, 229
インターフェロン網膜症	230
インターロイキン-1	164
インドシアニングリーン蛍光眼底造影	97
インドメタシン	228
インフリキシマブ	133, 152, 162, 173
インフルエンザ	142
うっ血乳頭	44
上向き眼振	45
壊死性強角膜炎	115
エタンブトール	136, 228, 229, 231
エチレンジアミン四酢酸	167
エドロホニウム試験陽性	53
エプスタイン-バーウイルス	125
エポキシド	232
エリテマトーデス	228
エルゴタミン	229
炎症性筋疾患	111
円錐角膜	125, 188, 198
黄斑前膜	148, 171
黄斑剝離	4
黄斑光凝固	95
黄斑浮腫	89, 93, 128, 148
黄斑部毛細血管拡張症	122
太田母斑	205, 261
オカルト黄斑ジストロフィ	256
斧様顔貌	59
オプソクローヌス・ミオクローヌス症候群	111
オプチニューリン	255
オリゴクローナルバンド	47
オルニチンアミノトランスフェラーゼ	32, 251
温度感受性型	210
黄斑円孔	172

か行

外眼筋麻痺	98, 100
開放隅角緑内障	255
外膜	68
海綿静脈洞部腫瘍	46
解離性障害	246
下顎低形成	38
化学発光法	12
核酸系逆転写酵素阻害薬	128
核白内障	99
角膜後面沈着物	167
角膜実質炎	13, 129, 134
角膜沈着	226
角膜内皮炎	127
角膜表層切除	167
角膜びらん	118
角膜輪部移植	193
家系図	254
過誤腫	205
眼サルコイドーシス	134
渦状角膜	28
仮性糖尿病白内障	98
家族性滲出性硝子体網膜症	6, 37, 256, 261
家族性脾性貧血	20
褐色細胞腫	183, 205
カテコールアミン	182, 225
過熟白内障	266
カポジ水痘様発疹	125, 239
カポジ肉腫	128, 236, 237
カポジ肉腫関連ヘルペスウイルス	125
鎌状赤血球性貧血	195
粥状硬化	69
ガラクトシアリドーシス	26
ガラクトース血症	31
ガラクトセレブロシダーゼ	29
ガラス板法	12
顆粒球肉腫	102
顆粒状角膜ジストロフィ	261
ガルゴイリズム	25, 27
加齢黄斑変性	97
感音性難聴	38, 140, 268
眼窩減圧術	180
眼窩内線維芽細胞	176
癌関連網膜症	110
眼球電図	212, 234, 251
眼球突出	178
眼球癆	161
眼虚血症候群	74, 75, 84
眼結核	132
眼瞼下垂	16, 53
眼瞼けいれん	181

眼瞼内反症	16, 193	
ガンシクロビル	11, 104, 128, 237, 239	
カンジダ感染	103	
間質性肺炎	218	
環状紅斑	118	
管状視野	81, 243	
眼白子	257	
眼白子症	210	
乾性角結膜炎	117, 165	
関節リウマチ	110, 114, 164, 228	
乾癬性関節炎	169	
完全ヒト化抗 TNF-α モノクローナル抗体	165	
杆体ジストロフィ	256	
杆体1色覚	257	
眼底白点症	256, 261	
眼トキソカラ症	134, 239	
眼トキソプラズマ症	134, 137, 138	
眼内悪性リンパ腫	106	
眼脳腎症候群	31, 35	
眼・皮膚白子症	210, 257	
眼部帯状疱疹	126	
眼類天疱瘡	193	
気管支肺胞洗浄	11, 147	
蟻酸	232	
偽樹枝状角膜炎	126	
キシレン	234	
逆転写ポリメラーゼ連鎖反応	141	
逆流波形	76	
牛眼	266, 270	
球後視神経炎	48	
球状層	182	
球状水晶体	266	
急性骨髄性白血病	102	
急性糸球体腎炎	216	
急性腎不全	216, 220	
急性前部ぶどう膜炎	169	
急性内斜視	243	
境界線	2	
凝集反応法	12	
橋腫瘍	45	
強直性脊椎炎	114, 169	
強皮症	114, 120	
強皮症性腎クリーゼ	121	
強膜炎	129	
強膜内陥術	189	
強膜バックリング手術	37	
強膜メラノーシス	206	
虚偽性障害	245	
極小未熟児	4	
虚血性視神経症	49, 98	
近位指節間関節	164	
筋強直	59	
筋強直性ジストロフィ	59	
筋強直性放電	59	
(筋) 緊張性ジストロフィ	59, 258	
近見けいれん	243	
金製剤	165	
銀線動脈	71	
緊張性頭痛	80	
グアネチジン	179	
隅角結節	149	
隅角切開術	207	
クエン酸シルデナフィル	229	
クォンティフェロン®TB-2G	132, 135	
くも膜下出血	43	
クモ指	266, 270	
クラミジア結膜炎	13	
クラミジア肺炎	13	
グリコスフィンゴ脂質	27	
クリスタリン網膜症	256	
グリッド光凝固	94	
クリプトコッカス脈絡膜炎	236	
クリンダマイシン	138	
グルココルチコイド	182	
グルコシルセラミド	28	
グルコセレブロシダーゼ	29	
グルタチオン	232	
クレアチンホスホキナーゼ	180	
クレチン症	210	
グロボシド	28	
クロルプロマジン	226, 230, 231	
クロロキン網膜症	228, 230	
群発頭痛	80	
蛍光抗体吸収法	131	
経上顎洞眼窩減圧術	180	
頸動脈ステント留置術	77	
血圧	69	
血液眼関門	102	
血液幹細胞移植	105	
血液網膜関門	84, 225	
結核	132, 136, 228	
結核性ぶどう膜炎	132, 133, 236	
血管けい縮性網膜症	73	
血管腫	207	
血管新生	92	
血管新生緑内障	115	
血管性頭痛	80	
血管内皮細胞	68	
血管内皮増殖因子	2, 84, 196	
血管れん縮	221	
血管れん縮性視神経網膜症	185	
血清反応陰性関節炎	219	
血清マトリックスメタロプロテアーゼ-3	164	
結節性硬化症	205, 207, 257	
結節性紅斑	146, 147	
結節性多発動脈炎	114, 116	
結節性動脈周囲炎	116	
結節性網膜静脈周囲炎	150	
血栓反射	68	
血鉄錆症	267	
結膜アミロイドーシス	106	
結膜炎	129	
ケトグルタル酸	33	
ケナコルト-A®	98, 152	
ケラチン	255	
牽引性網膜剥離	92, 93, 230	
血管新生緑内障	74, 92	
原発性眼内悪性リンパ腫	106	
原発性中枢神経系リンパ腫	106	
瞼裂狭小	16	
抗 AchR 抗体	53	
抗 CMV 抗体	128	
抗 dsDNA 抗体	114	
抗 HIV 治療	128	
抗 hsc 70 抗体	111	
抗 Hu 抗体	111	
抗 La/SS-B 抗体陽性	117	
抗 Purkinje 細胞抗体	111	
抗 RANKL 抗体	165	
抗 Ri 抗体	111	
抗 Sm 抗体	114	
抗 TNF-α 抗体	152, 173	
抗 VEGF 抗体	6	
抗 YO 抗体	111	
抗エノラーゼ抗体	111	
好塩基性封入体	11	
高オルニチン血症	32	
口蓋裂	38	
抗核抗体	166	
抗カルジオリピン抗体	119	
抗凝固療法	120	
後極部背景低蛍光	155	
口腔粘膜	193	
国際頭痛分類第2版	79	
黒内障	76	
高グロブリン血症	104, 105	
抗けいれん薬	229, 233	
高血圧	69, 74, 114, 185	
高血圧（性）網膜症	72, 183, 217	
高血圧・動脈硬化	68	
抗結核薬	228	
抗血管内皮増殖因子療法	42	
高血糖	84, 89	
膠原病	114	
抗甲状腺ミクロソーム抗体	180	
抗好中球細胞質抗体	116	
抗コリンエステラーゼ薬	57	
抗コリン作用	231	
虹彩異色	267, 268	
虹彩炎	126, 172	
虹彩角膜内皮症候群	267	
虹彩結節	149	
虹彩欠損	15	
虹彩後癒着	99, 153, 161, 167, 171, 189	
虹彩コロボーマ	15	
虹彩色素沈着	267	
虹彩脱色	267	
虹彩毛様体炎	98, 129, 165, 218, 268	
虹彩ルベオーシス	74, 76, 98, 116, 149	
抗サイログロブリン抗体	180	
交叉現象	71	
合指症	250	
鉱質コルチコイド	182	
抗腫瘍薬	227	
甲状腺眼症	176	
甲状腺機能亢進症	176	
甲状腺機能低下症	180	
甲状腺刺激ホルモン	176	
甲状腺ホルモン	210	
抗神経フィラメント抗体	111	

硬性白斑	90, 143, 216
光線力学療法	208
抗双極細胞抗体	111
後天性先天梅毒	131
後天性トキソプラズマ症	137
後天性免疫不全症候群	236
後天梅毒	12, 129, 130
抗トキソプラズマ IgM 抗体	139
後囊下混濁	189
後囊下白内障	98, 224, 251
後部水晶体線維増殖	3
高分解能 CT	147
膠様滴状角膜ジストロフィ	255
抗リカバリン抗体	111
抗リン脂質抗体	119, 122
国際糖尿病網膜症重症度分類	84
小口病	256, 262
高血圧眼底	72
骨小体様色素沈着	249
骨髄腫	105
骨髄ペルオキシダーゼ	102
骨髄抑制	11
ゴニオトミー	207
ごま塩（状）眼底	10, 130, 141
コラーゲン	164, 193, 198
コラーゲン遺伝子	38
コリンエステラーゼ	232
コルチゾール	182
コルヒチン	162
コロイデレミア	251, 256, 261, 262
コロボーマ	16
コンパウンドヘテロ接合体	258

さ 行

再興感染症	129
サイコシン	29
星細胞腫	45
サイトメガロウイルス	9, 10, 140, 237
サイトメガロウイルス虹彩炎	127
サイトメガロウイルス網膜炎	104, 127, 236, 237
再発-寛解型ニューロパチー	111
佐久の奇病	233
詐病	245
詐盲	242
サラゾスルファピリジン	165
サリン中毒	233
サルコイドーシス	142, 146
三叉神経第 1 枝	127
酸性スフィンゴミエリナーゼ	29
酸性セラミダーゼ	21
酸素飽和度	2
ジアゼパム	231
シアリダーゼ	26
シアリドーシス	26
視蓋瞳孔	45
色覚異常	228
色素失調症	6
糸球体腎炎	216
子宮内感染	9

シクロスポリン	115, 162, 189
シクロホスファミド	152
視交叉	211
視交叉近傍腫瘍	46
自己血清点眼	99
糸状菌	103
篩状板	99
視神経症	99
視神経脊髄炎	49
視神経乳頭炎	48
視神経網膜炎	142
シスタチオニン	32, 266
シスチノシン	34
シスチン症	34
システアミン	34
シスプラチン	231
シダ状の蛍光漏出	159
下向き眼振	45
膝蓋皮膚瘢痕浸潤	148
疾患修飾抗リウマチ薬	165
シックハウス症候群	234
実質型角膜炎	12, 126
ジヒドロエルゴタミン	229
視野狭窄	233
若年性関節リウマチ	114, 165, 166
若年性サルコイドーシス	148
若年性特発性関節炎	166
若年性慢性関節炎	166
若年網膜分離症	256, 261
斜台部腫瘍	46
遮断弱視	141
斜偏位	45
中耳結核	132
重症筋無力症	52
集団倍加率	203
周辺虹彩切除術	153
終末糖化産物	84
縮瞳	233, 267
数珠状混濁	148
術中虹彩低緊張症候群	231
腫瘍壊死因子	164
漿液性網膜剝離	115, 129, 143, 216
消化器結核	132
小眼球	16
小眼球症	257
上眼瞼後退	179
上眼瞼腫脹	178
硝子体窩	265
硝子体手術	37, 93, 128
小脳腫瘍	45
上皮型角膜炎	126
睫毛乱生	193
女児慢性虹彩毛様体炎	168
白子症	210
視力低下	228
心因性視覚障害	242
神経線維腫症 I 型	207
新興感染症	129
進行性外眼筋麻痺	257
進行性感覚運動性ニューロパチー	111
進行性多巣性白質脳症	237

進行性網膜外層壊死	127
人工涙液	165
滲出性網膜剝離	230
滲出性白斑	11
真珠の首飾り様混濁	148
新生血管緑内障	98
腎性網脈絡膜症	216
身体化障害	246
身体表現性障害	243
進行性硬化症	120
心的外傷後ストレス症候群	234
シンナー中毒	232
じん肺	133
腎不全	115, 220
随意性眼振	243
髄芽腫	45
水晶体線維増殖	3
水晶体脱臼	31, 35, 265
水晶体偏位	31, 35, 265, 266, 270
錐体ジストロフィ	230, 256
水痘角膜炎	127
水頭症	44
水疱性角膜症	204
水痘帯状疱疹ウイルス	125, 126
頭蓋内圧亢進症状	44
頭痛	78
ステロイド	57, 152, 156, 161, 162, 165, 167, 172, 182, 189, 191, 219, 224, 233, 268
ステロイドパルス療法	232
ストレプトマイシン	136
スピロヘータ	142
スフィンゴ脂質	27
スフィンゴシン	28
スフィンゴミエリナーゼ	20
スフィンゴミエリン	27, 28
スフィンゴリピドーシス	20, 27
星細胞腫	45
脆弱 X 症候群	264
青色強膜	198, 265, 266, 270
成人 T 細胞白血病	106
成人呼吸窮迫症候群	220
精神発達遅滞	264
脊柱側彎症	266
精製ツベルクリン	134
生物学的偽陽性	131
星芒状網膜炎	126
星芒状硬性白斑	143
脊髄小脳変性 7 型	257
脊柱側彎症	270
脊椎カリエス	132
赤血球凝集抑制反応	141
セラミダーゼ	29
セラミド	28
セラミドトリヘキソシド	28
セロトニン	81
線維芽細胞増殖因子	29
線維柱帯切開術	17
遷延性上皮欠損	99
閃輝性暗点	81
前交通動脈	43

染色体異常	15	単塩基置換	254	トマトケチャップ状網膜出血	104
全身性エリテマトーデス	110, 114, 118	単純ヘルペス	9, 142	ドライアイ	117, 193, 228
浅前房	154	単純ヘルペスウイルス	124, 125, 140, 239	トラコーマ	13
浅側頭動脈-中大脳動脈吻合	76	弾力線維性仮性黄色腫	7, 195, 197	トリアゾラム	229
前兆	78	地下鉄サリン事件	233	トリアムシノロン	95, 152
先天サイトメガロウイルス網膜症	11	チトクローム P450	232	トリソミー21症候群	264
先天性外眼筋線維症	257	遅発性先天梅毒	131	トリプレットリピート病	258
先天性サイトメガロウイルス感染症	10	中手指節間関節	164	トルエン	234
先天性トキソプラズマ症	11, 137	中心暗点	228, 231	トレポネーマ	129
先天性風疹症候群	9	中心性漿液性脈絡網膜症	225, 230	トロピカミド	167
先天停在性夜盲	256	中心盲暗点	62	豚脂様角膜後面沈着物	13, 126, 129, 133, 149, 158
先天トキソプラズマ網膜炎	12	中毒性視神経症	231		
先天梅毒	12, 129, 130	中毒性表皮壊死融解症	190, 229	**な 行**	
先天白内障	255, 270	中脳腫瘍	45		
先天風疹症候群	140	中膜	68	ナイアシン	228
先天緑内障	255, 270	中膜硬化	69	内眼角贅皮	16, 17, 198, 265
前嚢下混濁	189, 226	腸炎合併関節炎	169	内頸動脈後交通動脈分岐部	43
前部虚血性視神経炎	143	蝶形紅斑	114	内頸動脈ステント留置術	76
前部虚血性視神経症	99, 225	チロシナーゼ遺伝子	210	内頸動脈内膜剥離術	76
前房蓄膿	98, 129, 160, 167, 170	チロシナーゼ関連型	210	内頸動脈閉塞	74
前房フレア値	172	チロシナーゼ関連蛋白質-1遺伝子	210	内頸動脈瘤	100
前立腺肥大症	231	ツベルクリン反応	134, 151	内耳性難聴	12, 131
早期老化症候群	200	デキサメタゾン	167, 224	内膜	68
双手法	38	デキサメタゾン抑制試験	185	梨子地眼底	195
相対的求心性瞳孔反応欠損	48	デスモグレイン	193	ナチュラルキラー細胞リンパ腫	106
相対的瞳孔求心路障害	143, 243	テタニー	181	軟性白斑	73, 74, 91, 225, 230, 236
早発性先天梅毒	130	鉄錆症	267	粘膜炎	227
束状層	182	転座型	260	肉芽腫性血管炎	146
側頭動脈炎	114	点状表層角膜症	99, 118, 227	肉芽腫性前部ぶどう膜炎	133
続発性 Sjögren 症候群	165	テンシロン試験陽性	53	肉芽腫性ぶどう膜炎	158
続発緑内障	161, 168, 171, 266	伝染性軟属腫	236	ニコチン	233
粟粒結核	132, 133	テント下腫瘍	45	ニコチン酸欠乏症	228
側弯	38	テント状 PAS	148, 150	二次性眼内悪性リンパ腫	106
粗糙胡麻塩状網膜	249	テント上腫瘍	45	乳頭炎	129
		天疱瘡	190, 193	乳頭コロボーマ	264
た 行		瞳孔回避	100	ニューモシスチス肺炎	236, 238, 239
		統合失調症	246	ニューモシスチス脈絡膜炎	236
台形状 PAS	148	瞳孔反応	143	ニューモシスチス・イロベチイ	239
対座法	46	瞳孔ブロック	31, 161, 167	尿細管間質性腎炎	216, 218
帯状単純疱疹	125	糖質コルチコイド	182	妊娠高血圧症候群	216, 220
帯状ヘルペスウイルス	126	動眼神経麻痺	54	猫鳴き症候群	15, 264
大動脈炎症候群	120, 121	透析眼底	218	猫ひっかき病	142
大動脈閉鎖不全症	266, 270	銅線動脈	71	熱ショック蛋白質	159
胎児梅毒	130	糖尿病	74, 84, 202	脳回状脈絡網膜萎縮	251, 256, 261
タイプ1線維萎縮	59	糖尿病眼合併症	98	脳結核	132
多因子病	254	糖尿病虹彩炎	172	脳血管障害	43
第1次硝子体過形成遺残	6, 16	糖尿病性動眼神経麻痺	100	脳梗塞	43
高安動脈炎	120, 121	糖尿病乳頭症	100	囊子	11
タクロリムス	189	糖尿病網膜症	85, 89, 90, 216, 236	脳出血	43
多形滲出性紅斑	190	洞不全症候群	229	脳腫瘍	44
多指症	250	動脈管開存症	140	脳水腫	137
脱毛	154	動脈血柱	71	脳動脈瘤	43
多発性関節炎	120	動脈硬化	69	脳内石灰化	137
多発性筋炎	114	兎眼	178	囊胞様黄斑浮腫	131, 151, 161, 168, 171
多発性硬化症	47	トキソカラ	142	農薬中毒	232
多発性後極部色素上皮症	225	トキソプラズマ	9, 142	ノルアドレナリン	182
反発性多発軟骨炎	114	トキソプラズマ原虫	11, 137, 140		
タムスロシン	231	トキソプラズマ症	137, 163		
ダレン・フックス結節	158	トキソプラズマ網脈絡膜炎	236		
		ドキソルビシン	237		

は行

バイアグラ®	229
肺外結核	132
肺高血圧	121
肺線維症	121
肺動脈狭窄症	140
梅毒	9, 12, 129, 142, 266
梅毒血球凝集反応	131
梅毒血清反応	131
梅毒性強膜炎	130
梅毒性ぶどう膜炎	236
白色眼底	251
白点状	249
白点状網膜症	256
白内障	24, 95, 98, 100, 140, 189, 202, 224, 226, 231, 264, 266, 268, 270
白髪	154
破骨細胞分化因子	164
播種性血管内凝固	10, 220
パターンジストロフィ	60
白血病	102
発達緑内障	16
パニック障害	246
原田病	220, 230
バルガンシクロビル	128
ハルナールD®	231
パルボウイルス	9
反応性関節炎	169
瘢痕性網脈絡膜炎	12
反射亢進	71
斑状角膜ジストロフィ	255
半導体レーザー光凝固	5
汎ぶどう膜炎	148, 158
汎網膜光凝固（術）	76, 91
ヒアリン	143
ヒアルロン酸	201
ヒアルロン酸ナトリウム点眼薬	165
皮下運動性ニューロパチー	111
非核酸系逆転写酵素阻害薬	128
非化膿性関節炎	219
非乾酪性類上皮細胞肉芽腫	146
非結核性抗酸菌症	135
皮質性小脳変性症	111
皮質白内障	270
脾性貧血	20
ビタミンA	249
ビタミンB$_6$	32, 228
ヒトT細胞白血病ウイルス	9
ヒト化型IL-6受容体モノクローナル抗体	165
ヒトサイトメガロウイルス	125, 127
ヒトヘルペスウイルス	124, 125
ヒト免疫不全ウイルス	236
非肉芽腫性虹彩毛様体炎	167
非肉芽腫性線維性虹彩炎	98
皮膚結核	132
皮膚筋炎	114
皮膚線条	183
皮膚脱色	154
びまん性角膜実質炎	12
びまん性大細胞Bリンパ腫	106
鼻毛様体神経	127
標的黄斑症	230
表皮下水疱症	193
表皮細胞間物質	193
表皮内水疱症	193
ピラジナミド	136
フィタン酸	21
フィタン酸ヒドロキシダーゼ	22, 199
フィブリノイド	114
フィブリリン	32, 35, 255
フィブリル形成コラーゲン遺伝子	266
フィブリン	143
フィブリン血栓	105
フィブロネクチン	164, 201
風疹	9, 140, 141
風疹網膜症	10
フェニルアラニン水酸化酵素	33
フェニルケトン尿症	31, 33, 210
フェノチアジン	226, 231
副現象	224
複合ヘテロ接合体	258
複視	56
副腎皮質刺激ホルモン	182, 184
副腎皮質ステロイド	57, 224
輻湊けいれん	243
輻湊後退眼振	45
福田分類	84
ふくろうの目	11
ブシラミン	165
不整脈	226
ぶどう膜炎	98, 116, 129, 132, 160, 167, 169, 216, 218, 225, 236, 268
ぶどう膜外反	207
ブナゾシン塩酸塩	179
プラリドキシムヨウ化メチル	233
振子様眼振	212
フルオルセイン蛍光眼底造影検査	154
フルオレセインスコア	118
フルオロメトロン	224
プログルメタシンマレイン酸塩	228
プロコラーゲンリジン水酸化酵素遺伝子	198
プロジェリア症候群	200
プロテアーゼ阻害薬	128
プロテオグリカン	164
分子擬態	170
分子シャペロン	159
分類不能脊椎関節症	169
平滑筋細胞	68
併発白内障	161, 171
ヘキソサミニダーゼA	22
ベタイン療法	32
ベタメタゾン	156, 167, 192, 224
ペニシラミン	122, 165
ペニシリン	13, 131, 144
ベバシズマブ	6
ヘパラン-N-スルファターゼ	25
ヘミデスモゾーム	193
ヘモグロビン	104
ペラグラ	228
ペリフェリン	255
ヘルニア	250
ヘルペスウイルス虹彩毛様体炎	172
片頭痛	78, 79
ベンゾジアゼピン	231
扁平足	38
胞子体	11
胞状網膜剥離	155, 158, 217, 221
胞嚢体	137
母子感染症	9
ホスカルネット	11, 239
ホスホジエステラーゼ	230
補体結合反応法	12
ポートワイン血管腫	206
母斑症	205
ホモシスチン尿症	31, 266
ポリープ状脈絡膜血管症	195
ポリメラーゼ連鎖反応	11
ホルムアルデヒド	232

ま行

マイボーム腺	193
膜関連輸送蛋白質遺伝子	210
マクロライド系点眼薬	14
麻疹	142
松本サリン事件	233
マリオット盲点	228
マレイルアセト酢酸	210
満月様顔貌	183
慢性硬膜下血腫	43
慢性糸球体腎炎	217
慢性腎炎	228
マントル細胞リンパ腫	106
ミエロペルオキシダーゼ	116
ミオシリン	255
ミオトニア	59
ミオトニンプロテインキナーゼ遺伝子	59
未熟児網膜症	2, 3, 8
ミトコンドリア遺伝子	64, 259
ミトコンドリア脳筋症	259
ミドリンP®	234
ミネラルコルチコイド	182
未分化大細胞型リンパ腫	106
脈絡膜悪性黒色腫	134
脈絡膜結核腫	133
脈絡膜コロボーマ	17
脈絡膜循環障害型	220
脈絡膜新生血管	195
脈絡膜粟粒結核	133
ムーアの稲妻	246
無眼球	16
無灌流領域	91, 97, 153
無虹彩	257, 261, 270
ムコ多糖症	23, 250, 265
ムコリピドーシス	21, 25, 26
ムコリピン-1	27

霧視	62, 220, 228, 233, 246
ムスカリン	231, 233
メタノール	232
メチオニン	32
メチルコバラミン	32
メチレンテトラヒドロ葉酸	32
メトトレキサート	152, 165
メープルシロップ尿症	31
メラニン欠損	210
メラノサイト	154, 157
メラノーマ	267
綿花様白斑	114, 116
メンケルベルグ型硬化	69
蒙古ひだ	16
毛細血管拡張性運動失調症	208
網状層	182
網状網膜色素上皮ジストロフィ	60
網膜外線維血管増殖	4
網膜過誤腫	208
網膜芽細胞腫	257, 261
網膜血管炎	129, 132, 133
網膜血管新生	91
網膜血管閉塞	91
網膜格子状変性巣	37
網膜細動脈瘤	122
網膜色素上皮	249
網膜色素上皮障害	225
網膜色素線条	7, 195, 266
網膜色素沈着	230
網膜色素変性	231, 248, 251, 255
網膜皺襞	154
網膜出血	230
網膜循環障害型	220
網膜症	98, 140, 228
網膜硝子体ジストロフィ	37
網膜上膜	128
網膜静脈分枝閉塞症	161, 225
網膜静脈閉塞症	72
網膜滲出斑	160
網膜中心静脈閉塞症	119
網膜中心動脈閉塞	116
網膜電図	10, 60, 76, 111, 212, 233, 249, 269
網膜動脈分枝閉塞症	225
網膜動脈閉塞症	74
網膜内細小血管異常	85
網膜剥離	125, 189, 266
網膜浮腫	143, 216
網膜無灌流（領）域	84, 87, 114
網膜毛細血管周皮細胞	84
網膜冷凍凝固術	76
網脈絡膜萎縮	251
網脈絡膜炎	129, 130, 137, 160
網脈絡膜滲出斑	151
毛様体皺襞部裂孔	189
毛様体小帯	265
毛様体剥離	155
毛様体浮腫	155
モザイク型	260

や 行

薬剤アレルギー	224
薬物性一過性視覚障害	246
夜盲	249
有機リン中毒	232
有機溶剤中毒	232
夕焼け眼底	154, 157
雪土手状混濁	148
雪玉状混濁	150

ら 行

ラクトシルセラミド	28
らせん状視野	243
ラミニン5	193
リウマトイド因子	164
リカバリン	111
リジル・オキシダーゼ	267
リジル・ヒドロキシラーゼ	267
リソソーム	20
リソソーム膜トランスポーター	34
リズチウム	151
リファンピシン	136
リポアラビノマンナン抗原	135
両眼隔離	17, 265
両側肺門リンパ節腫脹	146
緑内障	24, 98, 153, 224, 266, 270
緑色腫	102
淋菌性結膜炎	14
輪部上皮	192, 193
涙液分泌減少	229
涙小管狭窄	227
類上皮細胞肉芽腫	133
涙点プラグ	118, 119
類天疱瘡	190, 193
ループスアンチコアグラント	119
ルベオーシス	92
冷却試験	55
レーザー虹彩切開術	153
裂孔原性網膜剥離	39
レプトスピラ症	142
レフルノミド	165
連合暗点	46
レンサ球菌	159
連続円形切囊	189
ろう様網脈絡膜滲出斑	152
ロト斑	104, 105
ロドプシン	111, 248, 255
濾胞性リンパ腫	106

わ 行

ワルファリン	120
腕-網膜循環時間	75

数字

1，2型色覚	257
一次結核症	132
2型プロコラーゲン遺伝子	38
二次結核症	132
二次作用	224
二次性糖尿病	183
III型アレルギー反応	190
3型コラーゲン遺伝子	198
3型色覚	257
三環系抗精神病薬	246
5型コラーゲン遺伝子	198
5-FU	227
5H	183
5p−症候群	264
13トリソミー	15
17-hydroxycorticosteroid	185
17-OHCS	185
18トリソミー	15
21トリソミー	15
55 Kd	176
67 Kd	176

ギリシャ文字

α−ガラクトシダーゼ	21
α−グルコサミニダーゼ アセチルトランスフェラーゼ	25
α−ケトグルタル酸	33
α 遮断薬	179
$α_1$ 受容体	231
α-L-iduronidase	24, 30, 250
α−N−アセチルグルコサミニダーゼ	25
β−ガラクトシダーゼ	25, 27
β−グルコシダーゼ	20
β 遮断薬	179, 229
β−ヘキソサミニダーゼ A	27
$β_1$ 受容体	231
$β_2$−グリコプロテイン I	119
$β_2$ 受容体	231
$β_2$−ミクログロブリン	218
γ グロブリン	151

A−E

AAU	169
ABCC 6	197
acetylcholine	52
aCL	119
A-com	43
acquired immunodeficiency syndrome	236
ACTH	182, 184
acute anterior uveitis	169
acute myelogenous leukemia	102
AD	125
Addison 病	182
adrenocorticotropic hormone	182
Adult Progeria	200
adult T cell leukemia	106
advanced glycation endproducts	84
AGE	84

索引

aggressive posterior retinopathy of
　prematurity　　　　　　　　　4
Aicardi 症候群　　　　　　　　264
AIDS　　　　　128, 129, 137, 236
Alagille 症候群　　　　　　　　250
Åland Island eye disease　　　211
alemtuzumab　　　　　　　　112
Alport 症候群　　　　　　　　　29
AML　　　　　　　　　　　　102
ANA　　　　　　　　　　　　166
ANCA　　　　　　　　　　　116
aneurysm　　　　　　　　　　43
angioid streaks　　　　　　7, 195
aniridia-Wilms tumor 症候群　264
ankylosing spondylitis　　　　169
ANNA　　　　　　　　　　　111
antigenemia　　　　　　　　　128
antineuronal nuclear autoantibody　111
antineutrophil cytoplasmic antibody
　　　　　　　　　　　　　　116
antinuclear antibody　　　　　166
antiphospholipid antibody syndrome
　　　　　　　　　　　　　　119
Apert 症候群　　　　　　　　　30
APROP　　　　　　　　　　　　4
APS　　　　　　　　　　　　119
arthritis associated inflammatory
　bowel disease　　　　　　　170
AS　　　　　　　　　　　　　169
AT　　　　　　　　　　　　　208
ataxia telangiectasia　　　　　208
ATL　　　　　　　　　　　　106
atopic dermatitis　　　　　　　125
ATP-binding cassette trans porter
　C6　　　　　　　　　　　　197
aura　　　　　　　　　　　　　78
A/V 比　　　　　　　　　　　　68
Avellino 角膜ジストロフィ　　　258
B 型肝炎　　　　　　　　　　　142
BAL　　　　　　　　　　　　147
BALF　　　　　　　　　　　　 11
Bardet-Biedl 症候群　　　　　256
Bartonella henselae　　　　　142
Basedow 病　　　　　　　　　176
Bassen-kornzweig 症候群　　　250
Batten 病　　　　　　　　　　　29
Behçet 病　　　　　　152, 159, 172
Berger space　　　　　　　　265
Bergmeister 乳頭部　　　　　　　7
BHL　　　　　　　　　　　　146
Biemond 症候群　　　　　　　264
bilateral hilar lymphoid adenopathy
　　　　　　　　　　　　　　146
Blau 症候群　　　　　　　　　148
blind spot of Mariotte　　　　228
Bloch-Sulzberger 症候群　　　6, 7
blood-brain-barrier　　　　　　96
blood-retinal-barrier　　　　84, 96
Bourneville-Pringle 症候群　　207
BP180　　　　　　　　　　　193
BPAG2　　　　　　　　　　　193

bronchial alveolar lavage fluid　 11
broncholveolar lavage　　　　147
Bruch 膜　　　　　　　　　　195
Bruns 眼振　　　　　　　　　　45
bull's eye　　　　　　　　　　228
Burkitt リンパ腫　　　　　　　108
Busacca 結節　　　　　　148, 149
Caldwell-Luc の切開　　　　　180
CAR　　　　　　　　　　　　110
carcinoma-associated retinopathy　110
carotid artery stenting　　　　 76
carotid endarterectomy　　　　76
CAS　　　　　　　　　　　　　76
Castleman 病　　　　　　　　105
cataracta myotonica　　　　　 60
cat's-cry 症候群　　　　　　　264
CBS　　　　　　　　　　　　　32
CCC　　　　　　　　　　　　189
CEA　　　　　　　　　　　　　76
CHARGE 症候群　　　　　　264
Charles Bonne 症候群　　　　246
Chédiak-東症候群　　　　　　211
cherry-red spot　20, 26, 27, 29, 265
chlamydial conjunctivitis　　　 13
chlamydia trachomatis　　　　 13
chloroma　　　　　　　　　　102
choroidal neovascularization　195
chronic iridocyclitis in young girls　168
classic CNV　　　　　　　　　196
classic MS　　　　　　　　　　47
clinically significant macular edema　93
CME　　　　　　　　　　　　171
CMV　　　　　　　　　　10, 237
CMV 網膜炎　　　　　104, 237, 238
CNV　　　　　　　　　　　　195
Coats 病　　　　　　　　　　261
Cockayne 症候群　　　　　250, 264
Cogan's lid twitch sign　　　　 54
congenital cytomegalovirus
　infection　　　　　　　　　　10
congenital rubella syndrome　9, 140
congenital syphilis　　　　　　 12
congenital toxoplasmosis　　　 11
continuous curvilinear capsulor-
　rhexis　　　　　　　　　　　189
CRH　　　　　　　　　　　　184
Crohn 病　　　　　　　　　　114
Crouzon 病　　　　　　　　29, 30
CRS　　　　　　　　　　　　140
CRYO-ROP study　　　　　　　5
CSME　　　　　　　　　　89, 93
Cushing 症候群　　　　　　　182
CYP3A4　　　　　　　　　　229
cyst　　　　　　　　　　　　　11
cystoid macular edema　　　　171
Cytomegalovirus　　　　　9, 140
cytomegalovirus　　　　　　　237
Dalen-Fuchs nodule　　　　　158
Dalrymple 徴候　　　　　　　177
dark background　　　　　　155
Davis 分類　　　　　　　　84, 89

de Lange 症候群　　　　　　　264
demarcation line　　　　　　　　2
denosumab　　　　　　　　　165
Descemet 膜皺襞　　　　　　　170
DHPG　　　　　　　　　　　104
Diagnostic and Statistical Manual of
　Mental Disorder　　　　　　242
DIC　　　　　　　　　　　10, 220
diffuse large B-cell lymphoma　106
disease-modifying antirheumatic
　drugs　　　　　　　　　　　165
disseminated intravascular coagula-
　tion　　　　　　　　　　10, 220
DLBCL　　　　　　　　　　　106
DM　　　　　　　　　　　　　59
DMARDs　　　　　　　　　　165
DMPK　　　　　　　　　　　 59
DNA ヘリカーゼ　　　　　　　201
Down 症候群　　　　　15, 260, 264
downbeat nystagmus　　　　　45
drug allergy　　　　　　　　　224
DSM-IV　　　　　　　　　　242
Eales 病　　　　　　　　　6, 134
Early Treatment for ROP study　5
early treatment of diabetic retinopa-
　thy study　　　　　　　　　　95
early worsening　　　　　　　　90
EB　　　　　　　　　　　　　136
eczema herpeticum　　　　　125
Edmund-Jensen 型　　　　　139
EDTA　　　　　　　　　　　167
Edwards 症候群　　　　　　15, 17
EEM　　　　　　　　　　　　190
EH　　　　　　　　　　　　　125
Ehlers-Danlos 症候群　　　195, 266
electro-oculogram　　　　234, 251
electroretinogram
　　　　　　10, 60, 76, 233, 249, 269
Elevated Liver enzymes　　　220
enhanced S-cone 症候群　　　256
EOG　　　　　　　　　　234, 251
epicanthal fold　　　　　　　　16
epicenter　　　　　　　　　　　92
Epstein-Barr virus　　　　125, 128
ERG　　　10, 60, 76, 233, 249, 269
erythema exsudativum multiforme
　　　　　　　　　　　　　　190
ETDRS　　　　　　　　　　　 95
ethambutol　　　　　　　　　136
ETROP　　　　　　　　　　　　5
extranodal marginal zone B-cell
　lymphoma　　　　　　　　　105

F-J

FA　　　　　　　　　　　　　154
FAB　　　　　　　　　　　　　102
Fabry 病　　　　　　　　　21, 28
familial exudative vitreoretinopathy
　　　　　　　　　　　　　　6, 38
Fanconi 症候群　　　　　　　　34

Farber 病	21, 29	HHH 症候群	32	International Headache Society	79
FEVR	6, 38	HHV	124, 128	Intraoperative Floppy Iris Syndrome	231
FGF	29	HI	141		
fibrillin	35	highly active anti-retroviral therapy	128	intraretinal microvascular abnormalities	85
fibroblast growth factor	29	high resolution	147	intravenous hyperalimentation	103
Fisher 症候群	54	HIV	9, 135, 236	iPTH	180
FL	106	HLA-B27	169, 219	iris bombé	153
Fleischer 型	60	HLA-B27 関連ぶどう膜炎	163	IRMA	85
fluorescein angiography	154	HLA-B51	159	isoniazid	136
FNβ-1b	49	HLA-B*2705	170	isopropyl methylphosphonofluoridate	233
follicular lymphoma	106	HLA-DR4	154, 158	IV 型アレルギー	134
Forsius-Eriksson 型	211	HLA-DR5	146, 167	IVH	103
Foster-Kennedy 症候群	45	Hoeve	205	Jacobs 症候群	265
fragile X 症候群	264	Horner 症候群	267	juvenile chronic arthritis	166
FT$_4$	180	HRCT	147	juvenile idiopathic arthritis	166
FTA-ABS 法	12, 131	hsc70	112	juvenile rheumatoid arthritis	166
Fuchs 角膜内皮ジストロフィ	261	HSP	159		
Fuchs 虹彩異色性虹彩毛様体炎	267, 268	HSV	124	**K－O**	
^{67}Ga シンチグラフィ	151	HTLV-I 関連ぶどう膜炎	152	Kabuki make-up 症候群	265
G$_{A1}$	28	human cytomegalovirus	125, 127	Kaposi's sarcoma-associated herpesvirus	125
G$_{A2}$	28	human herpes virus	124, 125, 237	Kaposi's varicelliform eruption	125
Gargoyle 顔貌	250	human immunodeficiency virus	236	Kearns-Sayre 症候群	250, 257
Gass 分類	195	Hunter 症候群	24, 250	Keith-Wagener (K-W) 分類慶大変法	68, 72
Gaucher 病	20, 29	Hurler 症候群	24, 250	KL-6	218
genetic heterogeneity	260	Hurler 病	30	Klinefelter 症候群	15
globoid cell leukodystrophy	29	Hurler-Scheie 症候群	24	Koeppe 結節	148
G$_{M1}$ ガングリオシドーシス	21, 27	Hutchinson 歯（牙）	12, 131	Krabbe 病	28, 29
G$_{M2}$ ガングリオシドーシス	20, 27	Hutchinson 瞳孔	45	KVE	125
Goldmann 視野計	43	Hutchinson の法則	127	Kveim 反応	149, 152
Goldmann-Favre 症候群	268, 269	Hutchinson 三徴（候）	12, 131	LA	119
Goldmann-Favre 病	37, 256	Hutchinson・Gilford・Progeria 症候群	200	LAM 抗原	135
gonococcal conjunctivitis	14	hyperornithinemia-hyperammonemia-homocitrullinuria	32	Laurence-Moon-Bardet-Biedl 症候群	250
Gorlin-Goltz 症候群	264	IA	97	Laurence-Moon-Biedl 症候群	262, 265
Graefe 徴候	177	ICE 症候群	267	LE 因子	114
Greig 症候群	265	I-cell 病	26	Leber 遺伝性視神経症	49, 62, 261
Griscelli 症候群	211	ice pack test	54	Leber 星芒状視神経網膜炎	143
Grönblad-Strandberg 症候群	7, 195, 197, 209	ICHD-II	79	Leber 先天盲	255
Guillain-Barré 症候群	111	IC-PC	43	Leber 病	257, 259
GVHD	105	iduronidase	24	Leber's plus	63
HAART	128	IFIS	231	Leber's stellate neuroretinitis	143
Hallervorden-Spatz 症候群	250	IFN	225	LGL 症候群	63
halo	11	IFNβ-1a	49	Lhermitte 徴候	47
Hans Reiter	219	IFN-γ	135	lid sign	54
Harvey-Masland 試験陽性	53	IgM-FTA-ABS 抗体	13	Lisch 結節	207
HCMV	127	IL-1	164	Löfgren 症候群	147
heat shock cognate protein 70	110	IL-6	107, 164	Lowe 症候群	31, 35, 265, 270
heat shock protein	159	IL-10	107	Lown-Ganong-Levine 症候群	63
Heerfordt 症候群	148	IL-11	164	Low Platelet	220
HELLP 症候群	220	IL-17	164	Lumbert-Eaton 症候群	111
hemagglutination inhibition	141	IL-23/Th17 系	170	Lyell 症候群	190
hemodialized fundus	218	immune recovery uveitis	128	Lyme 病	142
Hemolysis	220	inclusion body	26	lyonization	259
Henle 層	143	incontinentia pigmenti	6	Macular cube	90
Hermansky-Pudlak 症候群	211	INH	136		
herpes simplex	9, 124, 125, 140	Intact PTH	180		
herpes zoster ophthalmicus	126	interferon	225		
Hertel の眼球突出度計	177	International Classification of Headache Disorders 2nd edition	79		
Hess 赤緑試験	56				
heterochromia iridis	267				

malignant melanoma-associated retinopathy	110	
malingering	245	
MALT リンパ腫	105	
mantle cell lymphoma	106	
MAR	110	
Marfan 症候群	31, 35, 255, 266, 270	
Maroteaux-Lamy 症候群	24	
MASA 法	201	
MATP	210	
matrix metallo-proteinase-3	164	
MCL	106	
Meesmann 角膜ジストロフィ	255	
membrane-associated transporter protein	210	
MG	52	
MGFA 分類	58	
microangiopathy	146	
migraine	78, 79	
Mikulicz 症候群	105	
mild-NPDR	85	
Miller 症候群	264	
misfolding	170	
MITF 遺伝子	268	
ML I	26	
ML III	26	
ML IV	27	
MMP-3	164	
molding	105	
molecular mimicry	170	
Mönckeberg's arteriosclerosis	69	
monocytoid	106	
Morgani 白内障	266	
Morquio 症候群	24	
MP 関節	164	
MPO	102	
MPO-ANCA	116	
MPPE	225	
MPS	23	
MR ワクチン接種	141	
MS	47	
mtDNA	259	
mucolipidosis	21	
mucolipin-1	27	
mucopolysaccharidosis	23	
mucosa-associated lymphoid Tissue	105	
mucositis	227	
Muenke 症候群	30	
Müller 筋	179	
Müller 細胞	269	
multifocal posterior pigment epitheliopathy	225	
multiple sclerosis	47	
mutant allele specific amplification	201	
mutton-fat keratic precipitates	13	
myasthenia gravis	52	
Myasthenia Gravis Foundation of America	58	
Mycobacterium tuberculosis	132	
myeloperoxidase	102	
myotonic discharge	59	
myotonic dystrophy	59	
myotonic iridorescent dust	60	
MZBCL	105	
Natowicz 症候群	24	
negative ERG	110, 269	
Neisseria gonorrhea	14	
Nettleship-Falls 型	211	
Nettleship-Falls 型眼白子症	262	
neurofibromatosis type I	207	
neuromyelitis optica	49	
nevus of Ota	205	
NF-κB	164	
NF-1	207	
Niemann-Pick 病	20, 22, 29, 265	
NK 細胞リンパ腫	106	
NMO	49	
NOD2	148	
Norrie 病	256, 261, 265	
NO SPECS 分類	177	
NPC1	29	
nucleotide-binding oligomerization domain	148	
OA	210	
OAT	32, 33, 251	
OB	47	
OCA	210	
occult CNV	196	
OCP	193	
OCRL	36	
OCRL1 遺伝子	270	
ocular albinism	210	
ocular cicatricial pemphigoid	193	
ocular ischemic syndrome	74	
oculocerebrorenal syndrome of Lowe	36	
oculocutaneous albinism	210	
oculodermal melanocytosis	205	
OLA 法	201	
oligoclonal bands	47	
oligomer ligation assay	201	
ONTT	49	
oocyst	11, 137	
optic neuritis treatment trial	49	
opticspinal MS	47	
orner 症候群	54	
ornithine aminotransferase	32, 251	
OSMS	47	
ovoid lesion	47	
owl's eye	11

P-T

P	210	
P 蛋白関連型	210	
Paget 病	30, 195	
PAH	33	
palisades of Vogt	192, 193	
PAM	233	
paraneoplastic syndrome	110	
Parrot 徴候	12	
Parry-Romberg 症候群	267	
partial retinal detachment	4	
PAS	148	
Patau 症候群	15, 16	
P cell	65	
PCNSL	106	
PCR	11	
PCV	196	
PDE-5	230	
PDR	85	
PDT	208	
peau d'orange, mottled fundus	195	
pepper-and-salt-fundus	130	
peripheral anterior synechia	148	
persistent hyperplastic primary vitreous	6	
Pfeiffer 症候群	30	
phacomatosis	205	
phenylalanine hydroxylase	33	
photodynamic therapy	208	
phototherapeutic keratectomy	167	
PHPV	6	
PIH	220	
PIOL	106	
PIP 関節	164	
placoid 型	129	
"plus" disease	4	
PML	237	
polypoidal choriodal vasculopathy	196	
PORN	127	
Posner-Schlossman 症候群	152	
post traumatic stress disorder	234	
POV	192, 193	
PPD	134	
pregnancy-induced hypertension	220	
primary aberrant oculomotor regeneration	46	
primary CNS lymphoma	106	
primary intraocular lymphoma	106	
progressive multifocal leukoencephalopathy	237	
progressive outer retinal necrosis	127	
proliferative diabetic retinopathy	85	
Propionibacterium acnes	146	
pseudo-Hurler polydystrophy	26	
pseudoxanthoma elasticum	195, 197	
psoriatic arthritis	169	
PTK	168	
PTSD	234	
pupil sparing	100	
PXE	197	
pyrazinamide	136	
PZA	136	
RA	164	
Rab escort protein-1	251	
RANKL	164	
RAPD	48, 143, 243	
Raynaud 現象	118, 120	
R-CHOP	105

reactive arthritis	169	Sjögren 症候群	117	tuberculin purified protein derivative	134
receptor activator of NF-κB ligand	164	Sjögren-Larsson 症候群	265	tuberous sclerosis	207
Refsum 症候群	21, 22, 250	SJS	190	tubulointerstitial Nephritis and Uveitis	218
Refsum 病	257	skew deviation	45	Turner 症候群	15
Reis-Bücklers 角膜ジストロフィ	255	SLE	110, 114, 118	*TYR*	210
Reiter 症候群	216, 219	Sly 症候群	24	tyrosinase related protein-1	210
Reiter 病	114, 169	SM	136		
relative afferent pupillary defect	48, 143, 243	SNP	254	**U–Z**	
REP-1	251	sphingolipidosis	20	Uhthoff	47, 62
retinopathy of prematurity	2	SPK	227	undifferentiated spondyloarthropathy	169
RetNet	260	SRD	216	upbeat nystagmus	45
reverse transcription polymerase chain reaction	141	staining	75	Usher 症候群	250, 256
		stem cell transplantation	105	van Bijsterveld スコア	118
RFP	136	Stevens-Johnson 症候群	190, 229	varicella keratitis	127
rheumatoid arthritis	164	Stickler 症候群	37, 38, 256	varicella-zoster virus	125, 126
ridge	2	STIR 画像	48	vascular endothelial growth factor	2, 42, 84, 91, 196
ridge with extraretinal fibrovascular proliferation	4	streptomycin	136		
		STS (法)	12, 131	VDRL 法	12
Rieger 症候群	255	Sturge-Weber 症候群	205, 206, 265	VEGF	2, 42, 84, 91, 196
rifampicin	136	super female 症候群	265	VHL	205
RNA ウイルス	9	superficial punctate keratopathy	227	Virchow-Robin 腔	43
ROP	2	swinging flash test	143	Vogt 型	60
抗 Ro/SS-A 抗体陽性	117	systemic lupus erythematosus	114, 118	Vogt-小柳-原田病	144, 154, 158
RPR 法	12	systemic sclerosis	120	von Hippel-Lindau 病	205, 257
RT-PCR	141	T_3/T_4 濃度比	176	von Recklinghausen 病	205, 207, 257, 261
rubella	9	Tay-Sachs 病	20, 27		
rubella retinopathy	141	T-Cho	180	VZV	126
rubella virus	9, 140	temperature sensitive	210	Waardenburg 症候群	257, 267, 268
Rud 症候群	250, 265	TEN	190, 229	Wagner 病	37
S-1	227	terminal bulb	126	waning 現象	53
Sabin の四徴	137	Terson 症候群	43	Wegener 肉芽腫症	114, 115
salt-and-pepper	10, 141	*TGFBI* 遺伝子	258	Weill-Marchesani 症候群	266
Sandhoff 病	27	threshold ROP	5	Werner 症候群	200
Sanfilippo 症候群	24, 250	thyroid stimulating hormone	176	white uveitis	167
Sanfilippo-Good 症候群	265	TINU 症候群	218	Wieger 靱帯	265
Sa_{O_2}	2	Titmus fly テスト	243	Wilms 腫瘍	17
Sapporo criteria	119	TNF-α	133, 162, 164, 165	Wolff-Parkinson-White 症候群	63
sarin	233	TORCH 症候群	9, 140	Wolf-Hirschhorn 症候群	15
Scheie 症候群	24, 250	*Toxoplasma*	9	Wong-Mitchell 分類	68, 72
Scheie 分類	68, 72	*Toxoplasma gondii*	11, 140	WPW 症候群	63
Schirmer 試験	105	TP 抗体法	12	X 染色体若年網膜分離症	268
scleroderma	120	TPHA (法)	12, 131	X 染色体性網膜分離症	37
SCT	105	TPPA 法	12	X 染色体劣性網膜色素変性	262
secondary effect	224	TRAb	176	X 連鎖性網膜色素変性	255
see-saw lid 現象	54	Treponema	9	X-linked retinoschisis gene	269
serologic tests for syphilis	131	*Treponema pallidum*	12, 129	*XLRS1*	269
seronegative arthritis	219	treponema pallidum Latex agglutination	131	XVII 型コラーゲン	193
serous retinal detachment	216			Zinn 小帯	35, 189, 265
severe-NPDR	85	triple X 症候群	265	Zone 分類	5
short T1 inversion recovery	48	*TRP 1*	210	zosteriform simplex	125
side effect	224	TS-1	227		
single nucleotide polymorphism	254	TSH 受容体抗体価	176		

Santen

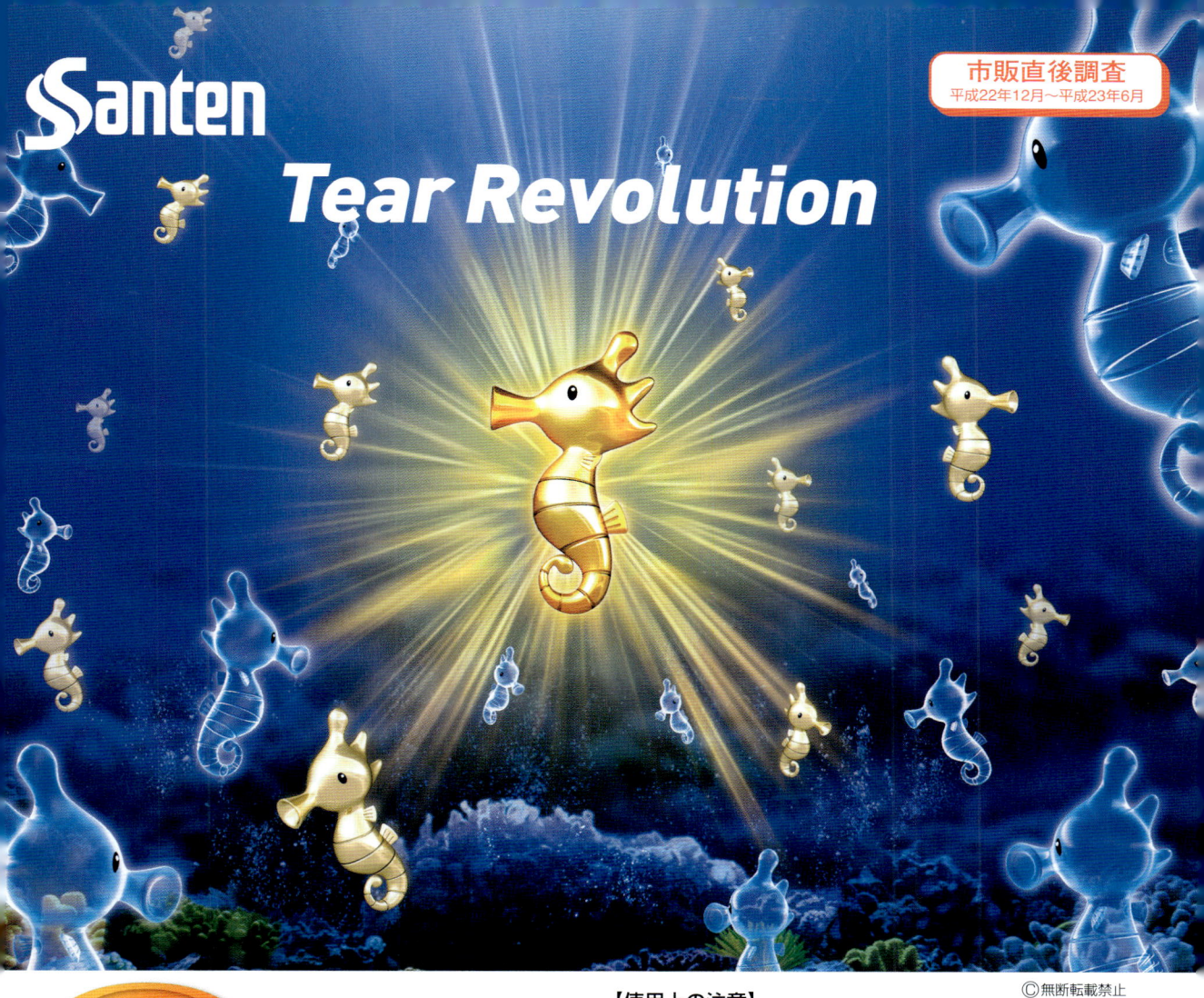

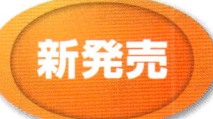

Tear Revolution

市販直後調査
平成22年12月～平成23年6月

© 無断転載禁止

新発売

ドライアイ治療剤（ムチン/水分分泌促進点眼剤）

処方せん医薬品（注意－医師等の処方せんにより使用すること） 薬価基準収載

ジクアス®点眼液3%
DIQUAS® ophthalmic solution 3%
ジクアホソルナトリウム点眼液

禁忌（次の患者には投与しないこと）
本剤の成分に対し過敏症の既往歴のある患者

【効能・効果】
ドライアイ
＜効能・効果に関連する使用上の注意＞
涙液異常に伴う角結膜上皮障害が認められ、ドライアイと診断された患者に使用すること。

【用法・用量】
通常、1回1滴、1日6回点眼する。

製造販売元
参天製薬株式会社
大阪市東淀川区下新庄3-9-19
資料請求先 医薬事業部 医薬情報室

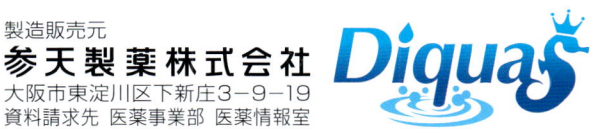

Diquas

【使用上の注意】
1.副作用
総症例655例中、副作用（臨床検査値異常変動を含む）が認められたのは155例（23.7%）であった。主な副作用は、眼刺激感44件（6.7%）、眼脂31件（4.7%）、結膜充血24件（3.7%）、眼痛18件（2.7%）、眼そう痒感16件（2.4%）、異物感14件（2.1%）、眼不快感7件（1.1%）等であった。（承認時）
副作用が認められた場合には投与を中止するなど適切な処置を行うこと。

頻度 種類	5%以上	0.1〜5%未満
過敏症	—	眼瞼炎
眼	刺激感	眼脂、結膜充血、眼痛、そう痒感、異物感、不快感、結膜下出血、眼の異常感（乾燥感、違和感、ねばつき感）、霧視、羞明、流涙
その他	—	頭痛、好酸球増加、ALT（GPT）上昇

2.小児等への投与
低出生体重児、新生児、乳児、幼児又は小児に対する安全性は確立していない（使用経験がない）。

3.適用上の注意
1)投与経路:点眼用にのみ使用すること。
2)投与時:
（1）薬液汚染防止のため、点眼のとき、容器の先端が直接目に触れないように注意するよう指導すること。
（2）他の点眼剤と併用する場合には、少なくとも5分間以上の間隔をあけて点眼するよう指導すること。
（3）含水性ソフトコンタクトレンズ装用時の点眼は避けるよう指導すること。
［本剤に含まれているベンザルコニウム塩化物はソフトコンタクトレンズに吸着されることがある。］

投薬期間制限医薬品に関する情報:本剤は新医薬品であるため、厚生労働省告示第97号（平成20年3月19日付）に基づき、薬価基準収載後1年を経過する月の末日までは、1回14日分を限度として投薬すること。

● 詳細は添付文書をご参照下さい。
● 添付文書・使用上の注意（解説）の記載には十分ご留意しご使用下さい。

2010年12月作成
DA10L000B51TC_A

眼科用3次元CG病気解説・眼球描画・CG描画ツール

■東京都眼科医会監修　■東京都中小企業振興公社助成事業

インフォームドコンセント支援システム

iCeye
アイシーアイ

アップグレード版

WindowsXP/Vista/7対応
標準価格 ¥79,800

医師と患者のコミュニケーションツール

病気解説ツールによる患者様の予習と描画ツールによるお医者様の説明で、意思の疎通を円滑にし、インフォームドコンセントの質を向上させます。

病気解説ツール

「何度も同じ説明をしなければならない」
「何度説明してもわかってもらえない」

眼科の知識を持たない患者さんへのインフォームドコンセントの一端を iCeye が担い、診療時間の短縮と医師の負担軽減を実現。医療スタッフの研修、検査や術前の説明にもご活用可能。

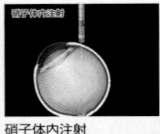

硝子体内注射／超音波乳化吸引術／滲出型加齢黄斑変性
萎縮型加齢黄斑変性／視神経の損傷／レーザー線維柱帯形成術 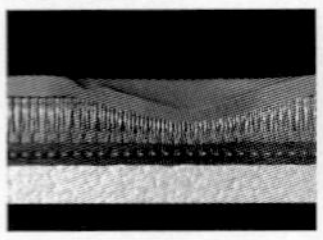

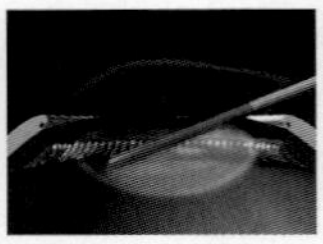

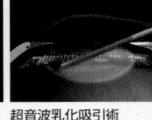

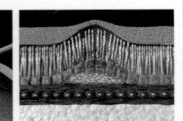

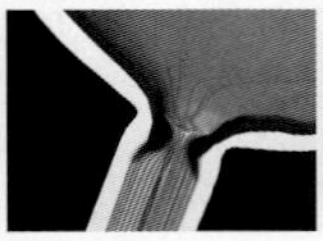

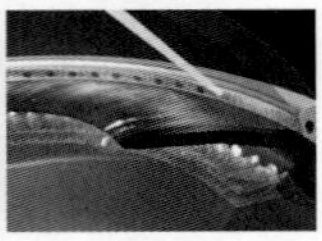

眼球描画ツール

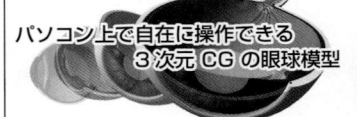

パソコン上で自在に操作できる
3次元CGの眼球模型

・拡大縮小機能で見せたい部分を大きく表示。
・回転機能で、いろいろな方向から患部を示すことが可能。
・眼球のようすを眼球内から見ることも可能。

CG描画ツール

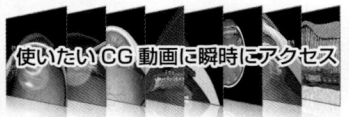

使いたいCG動画に瞬時にアクセス

・病気解説ツールで使用しているCGの見たい部分だけ選べる。
・患部、症状の変化、手術などのポイントを選択可能。
・静止画ではわかりにくい症状も動画なので理解しやすい。

新ツール共通機能
説明を加筆し静止画書出し

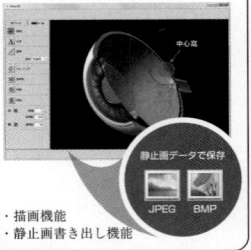

静止画データで保存　JPEG　BMP

・描画機能
・静止画書き出し機能

ご注文・お問合せ

Mimir Sun-Bow
有限会社ミミル山房

TEL 042-577-3299
（平日 10:00～20:00）
FAX　042-577-3705
E-mail　iceye@mimir.ne.jp
Web　http://iceye.mimir.ne.jp

〒186-0004
東京都国立市中1-9-4 国立ビル506
iCeye はミミル山房の登録商標です。

詳細は Web で　http://iceye.mimir.ne.jp　**デモ版無料貸出**

専門医認定をめざす, 専門医の資格を更新する眼科医必携！
変化の速い眼科領域の知見をプラクティカルに解説

専門医のための
眼科診療クオリファイ

大好評刊行中!!

●シリーズ総編集　大鹿哲郎（筑波大学）　大橋裕一（愛媛大学）

●B5判／各巻約250頁／並製／本体予価：12,000～15,000円

❶ 屈折異常と眼鏡矯正　　　　　定価15,225円（本体14,500円）
❷ 結膜炎オールラウンド　　　　定価14,700円（本体14,000円）
❸ 緑内障診断ガイド　　　　　　定価14,700円（本体14,000円）
❹ 加齢黄斑変性：診断と治療の最先端　定価14,175円（本体13,500円）
❺ 全身疾患と眼　　　　　　　　定価14,175円（本体13,500円）
❻ コンタクトレンズ自由自在　　本体予価13,000円
❼ 視神経・視路の疾患　　　　　本体予価12,500円
❽ 網膜血管障害　　　　　　　　本体予価13,500円
❾ 子どもの眼と疾患　　　　　　本体予価13,500円
❿ 眼内レンズの使い方　　　　　本体予価13,500円

お得で確実な定期購読を!!
10冊予価合計 135,500円＋税
↓
定期購読料金 **120,000円＋税**
15,500円おトク!!
※送料サービス

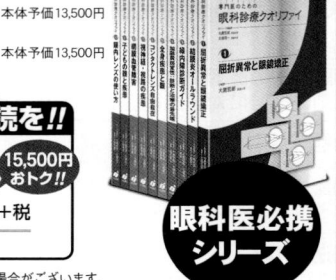

※配本順、タイトルなど諸事情により変更する場合がございます．
※白抜き数字は既刊．

眼科医必携シリーズ

中山書店　〒113-8666 東京都文京区白山1-25-14　TEL 03-3813-1100　FAX 03-3816-1015
http://www.nakayamashoten.co.jp/

専門医のための眼科診療クオリファイ　5
全身疾患と眼

2011年6月13日　初版第1刷発行©〔検印省略〕

シリーズ総編集	大鹿哲郎
	大橋裕一
編集	村田敏規
発行者	平田　直
発行所	株式会社 中山書店

〒113-8666　東京都文京区白山 1-25-14
TEL 03-3813-1100（代表）　振替 00130-5-196565
http://www.nakayamashoten.co.jp/

本文デザイン・装丁……藤岡雅史（プロジェクト・エス）
印刷・製本…………中央印刷株式会社

ISBN 978-4-521-73326-5
Published by Nakayama Shoten Co., Ltd.　　　　　Printed in Japan
落丁・乱丁の場合はお取り替えいたします

・本書の複製権・上映権・譲渡権・公衆送信権（送信可能化権を含む）は株式会社中山書店が保有します。
・JCOPY ＜(社)出版者著作権管理機構 委託出版物＞
本書の無断複写は著作権法上での例外を除き禁じられています．複写される場合は，そのつど事前に，（株）日本著作出版権管理システム（電話 03-3817-5670，FAX 03-3815-8199，e-mail: info@jcls.co.jp）の許諾を得てください．

本書をスキャン・デジタルデータ化するなどの複製を無許諾で行う行為は，著作権法上での限られた例外（「私的使用のための複製」など）を除き著作権法違反となります．なお，大学・病院・企業などにおいて，内部的に業務上使用する目的で上記の行為を行うことは，私的使用には該当せず違法です．また私的使用のためであっても，代行業者等の第三者に依頼して使用する本人以外の者が上記の行為を行うことは違法です．